现代护理操作技能与实践

XIANDAI HULI CAOZUO JINENG YU SHIJIAN

主 编 孙洪巧 马传荣 姚良玉 吴淋淋 郭福燕

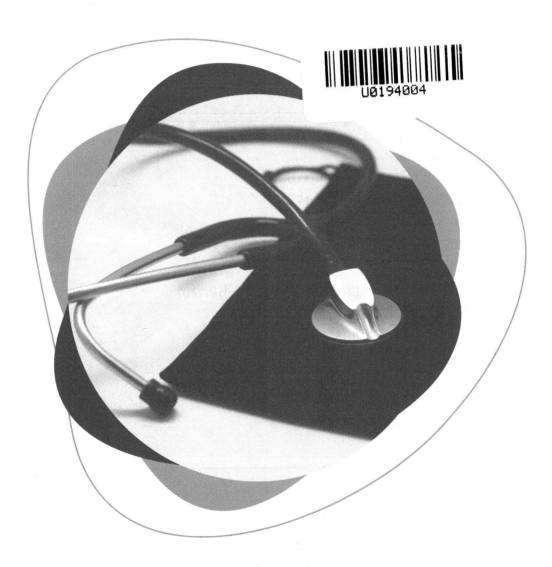

科学技术文献出版社
SCIENTIFIC AND TECHNICAL DOCUMENTATION PRESS
·北 京·

图书在版编目（CIP）数据

现代护理操作技能与实践 / 孙洪巧等主编. — 北京：科学技术文献出版社，2018.10
ISBN 978-7-5189-4858-1

Ⅰ.①现… Ⅱ.①孙… Ⅲ.①护理学 Ⅳ.①R47

中国版本图书馆CIP数据核字(2018)第227888号

现代护理操作技能与实践

策划编辑：曹沧晔	责任编辑：曹沧晔	责任校对：赵 瑷	责任出版：张志平

出 版 者	科学技术文献出版社
地　　址	北京市复兴路15号　邮编 100038
编 务 部	(010) 58882938，58882087（传真）
发 行 部	(010) 58882868，58882870（传真）
邮 购 部	(010) 58882873
官方网址	www.stdp.com.cn
发 行 者	科学技术文献出版社发行　全国各地新华书店经销
印 刷 者	济南大地图文快印有限公司
版　　次	2018年10月第1版　2018年10月第1次印刷
开　　本	880×1230　1/16
字　　数	406千
印　　张	13
书　　号	ISBN 978-7-5189-4858-1
定　　价	148.00元

前　言

近年来，随着医学科技的快速发展，使很多疾病的病因和发病机制得以进一步明确。临床上各种微技术的发展、新型有效药物的推广使用，使得疾病的治疗呈现多元化，大大地促进了护理学的发展。同时随着疾病谱变化、医学模式转变、护理对象增加、医疗费用增长等，由此导致的护理需求有了明显改变，护理工作逐渐从医院延伸至社区和家庭、从生理疾病至身心疾病、从患者到所有人，从个体向群体扩展，从以"疾病为中心"到以人的"健康为中心"更新、发展。

本书重点讲述了临床常用护理技术及临床常见疾病的护理理论及实践，本书内容上力求先进性和科学性，突出实用性，希望能成为临床医护人员的一本工具书。参编的各位作者紧密结合国家医疗卫生事业的最新进展和护理学的发展趋势，贴近护理工作实际，参考大量最新的护理文献，为护理工作增添了新观点和新内容。

由于参加编写的人员较多，文笔不尽一致，繁简程度也不尽相同，加之编者的时间和篇幅有限，不足之处在所难免，望广大读者批评指正。

编　者
2018 年 10 月

目　录

第一章

生命体征的观察和测量技术

生命体征是指体温、脉搏、呼吸及血压，是机体内在活动的一种客观反映。当机体出现异常时，生命体征可发生不同程度的变化，因而生命体征成为衡量患者身体健康状况的基本指标。正确观察生命体征可以为疾病的预防、诊断、治疗及护理提供参考资料和依据。

第一节　体温的观察与测量

体温（temperature）指身体内部的温度，正常情况下，人的体温保持在相对恒定的状态，通过大脑和丘脑下部的体温调节中枢的调节及神经体液的作用，使产热和散热保持动态平衡。人体产热主要是通过内脏器官尤其是肝代谢和骨骼肌运动而进行的，散热则是通过辐射、传导、对流、蒸发等方式进行的。

测量体温所采用的单位是摄氏度（℃）或华氏度（°F），一般常用摄氏度。两者换算关系为：

℃ =（°F − 32）×5/9 或°F = ℃×9/5 + 32

一、体温的观察

（一）正常体温

1. 体温的范围　正常体温常以口腔、直肠、腋下温度为标准。这3个部位测得的温度与机体深部体温相接近。正常人口腔舌下温度在36.3~37.2℃；直肠温度受外界环境影响小，故比口腔温度高出0.3~0.5℃；腋下温度受体表散热、局部出汗、潮湿等因素影响，比口腔温度低0.3~0.5℃。同时对这3个部位进行测量，其温度差一般不超过1℃。直肠温度虽然与深部体温更为接近，但由于测试不便，故临床上除小儿外，一般都测口腔温度或腋下温度。

2. 体温的生理性变动　体温可随年龄、昼夜、运动、情绪等变化而出现生理性变动，但在这些条件下体温的改变往往在正常范围内或呈一过性改变。

（1）年龄的差异：新生儿因体温调节中枢发育不完善，其体温易受环境温度的影响，并随之波动；儿童由于代谢旺盛，体温可略高于成人；老年人由于代谢低下，体温可在正常范围内的低值。

（2）昼夜差异：体温一般在清晨2~6时最低，下午2~8时最高，其变动范围不超过平均值±0.5℃。这种昼夜的节律波动与人体活动、代谢、血液循环等周期性变化有关，如长期夜班工作的人员，则可出现夜间体温升高，日间体温下降的现象。

（3）性别差异：女性体温略高于男性。女性的基础体温还随月经周期而出现规律性的变化，即月经期和月经后的前半期体温较低，排卵日最低，而排卵后到下次月经前体温逐步升高，月经来潮后，体温又逐渐下降，体温升降范围在0.2~0.5℃。这种体温的周期性变化与血液中孕激素（黄体酮）及其他激素浓度的变化有关。

（4）运动影响的差异：剧烈运动时，骨骼肌紧张并强烈收缩，使产热量激增；同时由于交感神经兴奋，释放肾上腺素、甲状腺素和肾上腺皮质激素增多，代谢率增高而致体温上升。

— 1 —

（5）受情绪影响的差异：情绪激动、精神紧张都可使体温升高，这与交感神经兴奋有关。

（6）其他：进食、沐浴可使体温升高，睡眠、饥饿可使体温降低。

（二）异常体温

1. 发热　在致热原的作用下或体温调节中枢的功能障碍时，机体产热增加，而散热减少，体温升高超过正常范围，称为发热。

发热时，体温升高（以口腔温度为准）不超过38℃为低热，38～38.9℃为中等热，39～40.9℃为高热，超过41℃为超高热。发热过程可分为3个阶段。

（1）体温上升期：患者主要表现为畏寒、皮肤苍白、无汗，甚至寒战。

（2）发热持续期：患者主要表现为颜面潮红、皮肤灼热、口唇干燥、呼吸和脉搏增快。

（3）退热期：患者主要表现为大量出汗和皮肤温度降低。

将发热时所测得的体温值绘制成曲线图，可呈现不同的形态，称为热型。常见的热型有稽留热、弛张热、间歇热和不规则热。热型常能提示某种疾病的存在。

2. 体温过低　体温在35℃以下称为体温过低。可见于早产儿及全身衰竭的危重患者。

体温过低，开始时可出现寒战，当体温继续下降时，四肢开始麻木，并丧失知觉，血压下降，呼吸减慢，甚至意识丧失，出现昏迷。

二、测量体温的方法

（一）体温计

最为常用的是玻璃汞（水银）柱式体温计。水银端受热后，水银膨胀沿毛细管上升，所达刻度即为体温的度数。摄氏体温计的刻度为35～42℃，每一大格为1℃，每一小格为0.1℃。测量不同部位的体温计，其外形也有所不同，如口表和肛表的玻璃管呈三棱状，腋表的玻璃管呈扁平状；口表和腋表的水银端细长，肛表水银端粗短。

此外，还有各种电子体温计，采用电子感温探头来测量体温，测量迅速，读数直观，使用方便；化学体温计（点阵式体温计）则是将对特定温度敏感的化学试剂制成点状，在体温计受热45s内，即可从试剂点颜色的改变上来得知所测得的体温值，该体温计为一次性用品，用后即可丢弃，不会引起交叉感染。

红外线耳式体温计是通过测量耳朵鼓膜的辐射亮度，非接触地实现对人体温度的测量，只需将探头对准外耳道，按下测量钮，仅有几秒钟就可得到测量数据，非常适合急重病患者、老年人、婴幼儿等使用。

（二）测量方法

1. 用物　测量盘内盛体温计、纱布、弯盘、记录本、笔及有秒针的表。

2. 操作方法　检查体温计有无破损，水银柱是否甩到35℃以下，以免影响测量结果。备齐用物，携至床边，向患者解释并交代注意事项，以取得配合，并根据病情需要选择测量体温的部位。

（1）口腔测量法：将口表水银端斜放于舌下靠近磨牙处的深部，此处称热袋（heatpocket）系舌动脉经过处，所测出的温度最接近身体深部体温。嘱患者闭口用鼻呼吸，勿咬体温计。3min后取出体温计，用纱布擦净，与视线平行，稍转动看清度数并记录，将水银柱甩至35℃以下，放在弯盘内。

（2）腋下测量法：沾干腋下汗液，将体温计的水银端放于腋窝中央，紧贴皮肤，屈臂过胸夹紧。10min后取出，余同口腔测量法。

（3）直肠测量法：患者取侧卧位，小儿可取俯卧位，露出臀部，用液状石蜡润滑肛表水银端，分开臀部，看清肛门，轻轻插入肛门内3～4cm。婴幼儿测量，只需插入肛门即可。3min后取出，用卫生纸擦净，余同口腔测量法。

将所测体温绘制于体温单上，口腔温度用蓝圆点表示，腋下温度用蓝叉表示，直肠温度用蓝圆圈表示，并以蓝线与前一次的相连。高热患者降温30min后，所测体温绘制在降温前体温的同一纵格内，用红圆圈表示，并以红虚线与降温前体温相连，下一次测得的体温仍与降温前的体温相连。

3. 注意事项

（1）体温计应轻拿轻放，甩动时注意勿触及周围物体，以防损坏。

（2）幼儿、精神异常或昏迷患者、口鼻部施行手术者、呼吸困难者，不可采用口腔测温；腹泻、直肠或肛门施行手术者，不可采用直肠测温。

（3）进食或面颊部做冷敷、热敷者，须过 30min 后再测口腔温度；坐浴或灌肠后须待 30min 后，方可测量直肠温度。

（4）幼儿、精神异常或昏迷患者测量时，护士应在旁守护并用手扶托，以防发生意外。

（5）发现体温与病情不符合时，应重新测量。如有异常应立即通知医生，并采取相应措施。

（6）若患者不慎咬碎体温计将水银吞下时，首先应及时清除口腔内玻璃碎屑，以免损伤口腔与消化道组织；再口服蛋清液或牛奶，以延缓汞的吸收；若不影响病情，还可给予粗纤维食物，以加快汞的排泄。

（三）体温计的消毒及检查法

1. 体温计的清洁与消毒　目的是保持体温计清洁，防止交叉感染。常用消毒液有 70% 酒精、1% 过氧乙酸、2 000mg/L 有效氯等。

（1）容器：所有盛消毒液和体温计的容器均应有盖，消毒液容器内有尼龙网兜。消毒液每天更换 1 次，容器每周消毒 1 次。

（2）方法：先将所用过的体温计全部浸没于一只盛有消毒液的容器内，5min 后取出，再放入另一盛有相同消毒液的容器内浸泡，30min 后取出，用冷开水冲净，再用消毒纱布擦干，存放于清洁盒内备用。肛表应按上述方法另行消毒。

2. 体温计的检查法　为保证测量准确，使用中的体温计应定期进行准确性检查。检查时，先将所有体温计的水银柱甩至 35℃ 以下，再同时置入 40℃ 的水中或恒温箱内，3min 后取出检视，若体温计误差超过 ±0.2℃ 或水银柱有裂隙者或自行下降者，则不再使用。

（孙洪巧）

第二节　脉搏的观察与测量

脉搏（pulse）是指在身体浅表动脉上可触摸到的搏动，是由心脏节律性地收缩和舒张引起动脉血管壁的相应扩张和回缩所产生的。正常情况下，脉率和心率是一致的。

一、脉搏的观察

（一）正常脉搏

正常成年人的脉搏为 60～100 次/分。脉搏的节律规则，间隔时间相等，搏动强弱适中。脉搏可随年龄、性别、活动和情绪等因素而变动。一般幼儿的脉搏比成年人的快，同年龄女性的脉搏比男性的稍快。进食、运动和情绪激动时，脉搏可暂时增快，休息和睡眠时，脉搏会相对减慢。

（二）异常脉搏

1. 频率的改变　成年人脉率超过 100 次/分，称为速脉，见于发热、甲状腺功能亢进症及由于缺血、缺氧所致的心脏代偿情况；低于 60 次/分，称为缓脉，见于颅内压增高、房室传导阻滞。

2. 节律的改变　脉搏间隔时间不等，称不整脉。有规律的不整脉是在一系列均匀的脉搏中，出现一次提前的搏动，随后有一补偿性的间歇，称为间歇脉。若每隔一个或两个正常搏动后出现一次提前搏动，呈二联脉或三联脉，见于各种原因引起的心肌损害。无规律的不整脉是在单位时间内脉率少于心率，且脉搏节律不等，强弱不同，称细脉（脉搏短绌），见于心房纤颤。

3. 强弱的改变　当心排血量大、外周阻力小、动脉充盈度和脉压较大时，脉搏强大，称洪脉，常见于高热、甲状腺功能亢进症；当有效循环血量降低、心排血量减少时，脉搏细弱，称丝状脉，常见于大出血、休克、心脏功能衰竭。

二、测量方法

凡浅表靠近骨骼的大动脉都可以用来测量脉搏。常取的部位是桡动脉，其次是颞动脉、颈动脉、股动脉及足背动脉等。

（一）用物

有秒针的表、记录本、笔。

（二）操作方法

（1）患者取卧位或坐位，手臂自然放置。

（2）以示指、中指、环指三指的指端按在患者的桡动脉上，压力的大小以清楚触及动脉搏动为宜。计数30s，将测得的脉率乘以2，记录。心脏病患者应测量1min。

（3）如患者有脉搏短绌时，应由两人测量，1人数脉率，1人听心率，由听心率者发出"起""停"口令，两人同时开始，测1min，记录方式：心率/脉率/分。

（4）将所测脉搏绘制于体温单上，脉率以红圆点表示，心率以红圆圈表示。如果脉搏与体温重叠于一点时，先画体温，再将脉搏用红圈画于其外；若系直肠温度，先以蓝圈表示体温，再在其内以红点表示脉搏。相邻脉搏之间应以红线连接。若需绘制脉搏短绌图，则于心率与脉率之间以红线连接。

（三）注意事项

（1）测量脉搏前，应使患者保持安静，活动后须休息15～30min再测。

（2）不可用拇指测量脉搏，因为拇指小动脉搏动易与患者的脉搏相混淆。

（3）测量时注意力集中，仔细测量脉搏的频率、节律、强弱，如与病情不符应重新测量。

（孙洪巧）

第三节　呼吸的观察与测量

呼吸（respiration）是指机体与环境之间进行气体交换的过程。通过呼吸，机体不断地从外界摄取氧和排出二氧化碳，以满足机体新陈代谢的需要和维持内环境的相对稳定。通过观察呼吸运动，可以判断机体内外环境气体交换情况，进而帮助判断病情。

一、呼吸的观察

（一）正常呼吸

正常呼吸时，胸廓、腹壁呈平稳、有节律的起伏运动，呼气较吸气略长，吸与呼之比为1：（1.5～2.0）。成人呼吸频率16～20次/分，呼吸与脉搏的比例为1：4。

呼吸频率和深浅度可随年龄、性别、活动、情绪、意识等因素而改变。一般幼儿呼吸比成人呼吸快，同年龄女性呼吸比男性呼吸稍快，活动和情绪激动时呼吸增快，休息和睡眠时呼吸较慢，意识也能控制呼吸的频率、节律及深浅度。

（二）异常呼吸

1. 频率的改变　成人呼吸超过24次/分为呼吸增快，多见于高热、缺氧；少于10次/分，为呼吸缓慢，多见于颅内压增高、巴比妥类药物中毒。

2. 节律的改变　常表现为周期性呼吸即呼吸运动与呼吸暂停呈周期性交替出现，有两种形式：

（1）潮式呼吸，又称陈－施（Chyne－Stokes's）呼吸：其特点为呼吸由浅慢逐渐加深加快，达高潮后，又逐渐变浅变慢，然后呼吸暂停 5~30s，之后又重复出现上述呼吸，如此周而复始，犹如潮水涨落，故称潮式呼吸。多见于脑出血、全身衰竭的患者。

（2）间断呼吸，又称毕奥（Biot's）呼吸：其特点为在几次有规律的呼吸后，突然呼吸停止约 10s，然后又开始呼吸，如此反复交替。常见于颅内压增高症或呼吸中枢衰竭的患者。

周期性呼吸发生的机制是，由于呼吸中枢兴奋性减弱，血中正常浓度的二氧化碳不能通过化学感受器引起呼吸中枢兴奋，故呼吸逐渐减弱，以致呼吸暂停。由于呼吸暂停，血中二氧化碳分压增高，至一定程度后，通过化学感受器，反射性地兴奋呼吸中枢，引起呼吸。随着呼吸的进行，二氧化碳的排出，血中二氧化碳分压降低，呼吸再次减慢以致暂停，从而形成周期性呼吸。此种呼吸提示病情危重，尤其是间断呼吸，常出现在呼吸停止之前。

3. 深浅度的改变　一般情况下，急促的呼吸常表浅，缓慢的呼吸常深大。呼吸浅快见于肋骨骨折、胸腔积液、气胸、肺实变等；呼吸深慢见于代谢性酸中毒，是机体代偿的表现。

4. 呼吸困难　是呼吸的频率、节律、深浅度改变的总称，患者主观上感到胸闷气急、呼吸费力，客观上伴有烦躁、面色和末梢发绀、出冷汗、不能平卧等体征。

（1）吸气性呼吸困难：其特点为吸气费力，吸气时间延长，可出现"三凹征"（胸骨上窝、锁骨上窝、肋间隙凹陷），亦可出现鼻翼扇动和一种高音调声响。其发生机制为上呼吸道部分梗阻，气流进入不畅，呼吸肌收缩增强所致。常见于气管内异物或肿瘤，喉头水肿或痉挛。

（2）呼气性呼吸困难：其特点为呼气费力，呼气时间明显延长，并伴有喘息声。其发生机制为下呼吸道部分梗阻或痉挛，导致气流呼出不畅。常见于哮喘和阻塞性肺气肿。

（3）混合性呼吸困难：其特点为吸气与呼气均费力，呼吸频率增快。其原因为广泛性肺部病变，使气体交换面积减少，从而影响肺换气功能。常见于肺炎、肺不张、急性肺水肿等。

二、测量呼吸的方法

（一）用物

有秒针的表、记录本、笔。

（二）操作方法及注意事项

（1）在测量脉搏后，仍保持测量脉搏的手势，使患者处于不知不觉的自然状态中，观察患者胸部或腹部的起伏，一起一伏为 1 次呼吸，计数 30s，将所测值乘以 2 并记录。对呼吸不规则的患者和婴儿，应测 1min。

（2）计数同时，观察呼吸节律、深浅度的改变。

（3）重危患者呼吸气息微弱不易观测时，可用少许棉絮置患者鼻孔前，观察棉絮被吹动，并计数 1min。

（4）将所测呼吸绘制于体温单上，用蓝圆点表示，相邻呼吸之间以蓝线连接，或记录于体温单上的呼吸一栏内，相邻的呼吸应上下错开记录，以便于查看。

（孙洪巧）

第四节　血压的观察与测量

血压（blood pressure，BP）是指血液在血管内流动时对血管壁产生的侧压力。一般指动脉血压，如无特别注明，是指肱动脉血压。

当心脏收缩时，动脉血压上升达到最高值，称为收缩压（systolic pressure）；当心脏舒张时，动脉血压下降达到最低值，称为舒张压（diastolic pressure）。收缩压与舒张压之差称为脉压（pulse pressure）。血压的单位通常采用 mmHg。

一、血压的观察

（一）正常血压

1. 血压的范围　正常成年人在安静时，收缩压为 90～139mmHg，舒张压为 60～89mmHg，脉压为 30～40mmHg。

2. 生理性变化

（1）年龄和性别的影响：动脉血压随年龄的增长而增高。随着年龄的增长，收缩压和舒张压均有逐渐增高的趋势，但收缩压的升高比舒张压的升高更为显著。女性在更年期前血压低于男性，更年期后，血压差别较小。

（2）昼夜和睡眠的影响：一般傍晚高于清晨；过度劳累或睡眠不佳时，血压稍有升高；睡眠和休息后，可略有下降。

（3）环境的影响：寒冷环境中，血压可上升；高温环境中，血压可下降。

（4）不同部位的影响：部分人的右上肢血压高于左上肢 10mmHg 左右，这是由于右侧肱动脉来自主动脉弓的第一大分支无名动脉，而左侧肱动脉来自主动脉弓的第三大分支左锁骨下动脉，在血液运行中，能量稍有消耗，压力有所下降；大多数人下肢血压比上肢血压高 20～40mmHg，与股动脉的管径较肱动脉粗、血流量大有关。

（5）精神状态的影响：紧张、恐惧、害怕及疼痛都可引起收缩压的升高，而舒张压变化较小。

（6）此外劳动、饮食等均可影响血压值。

（二）异常血压

1. 高血压　目前我国采用国际上统一的血压分类和标准，成年人高血压定义为收缩压≥140mmHg 和（或）舒张压≥90mmHg。

原发性高血压称为高血压病，继发性高血压则继发于其他疾病，如肾疾病、主动脉狭窄、嗜铬细胞瘤及妊娠高血压症等。过高的血压增加心脏的负担，容易诱发左侧心力衰竭，也易发生高血压脑病。

2. 低血压　血压低于 90／（60～50）mmHg，称为低血压。

各种原因引起的休克，可出现血压降低。血压过低可造成身体组织器官缺血缺氧，如不及时发现和处理，就会使身体的重要器官如心、肺、脑、肾组织发生变性坏死，甚至脏器功能衰竭，严重者导致死亡。

3. 脉压异常　脉压增大，常见于主动脉瓣关闭不全、动脉硬化；脉压减小，可见于心包积液。

二、血压的测量

（一）血压计

动脉血压可用血压计来进行间接测量，这是根据血流通过狭窄的血管管道，形成涡流时发出声响的原理来设计的。

1. 普通血压计　由输气球、袖带、血压表 3 个主要部分组成。成人袖带的宽度为 12cm，长度为 24cm；小儿袖带的宽度则应为其上臂的 2/3，故有各种型号。血压表有汞柱式和弹簧表式两种，常用汞柱式。

2. 电子血压计　在其袖带上有换能器，经过微电脑控制数字处理，在显示板上直接显示收缩压、舒张压和脉搏 3 个参数，并能自动充气和放气。

（二）测量方法

1. 用物　血压计、听诊器、笔记本、笔。

2. 测量部位　上肢肱动脉或下肢腘动脉。

（三）操作方法

检查血压计是否有漏气、汞量不足、汞柱裂隙等现象，以免影响测量结果的准确性，并根据患者情况选择测量部位，一般用上肢测量法。

1. 上肢血压测量法　嘱患者取坐位或卧位，伸出一臂，将衣袖卷至肩部，袖口不可太紧，以免影响血流顺利通过。肘部伸直，手掌向上，肱动脉与心脏保持同一水平，坐位时肱动脉平第4肋间，仰卧位时肱动脉平腋中线。放平血压计，打开盒盖呈90°垂直位置，开启汞槽开关，将袖带平整缠于患者上臂，松紧度以放入一指为宜，袖带下缘距肘窝2~3cm。戴上听诊器，在肘窝内侧摸到肱动脉搏动点，将听诊器的胸件置于其上，但不能塞在袖带内，用手固定，另一只手握气球，关气门，向袖带内充气至肱动脉搏动声消失，再升高20~30mmHg，然后放开气门以每秒钟4mmHg的速度使汞柱缓慢下降，注视汞柱所示刻度，听到第一搏动声的汞柱刻度为收缩压，此时袖带内压与心室收缩压相等，血液能在心脏收缩时通过被压迫的血管。随后搏动声继续存在，直至袖带内压降至与心室舒张压相等时，搏动声突然变弱或消失，此时汞柱所示刻度为舒张压。测量完毕，排尽袖带内余气，拧紧阀门螺旋，解开袖带，整理妥善，放入盒内，气门螺旋卡在固定架上，将血压计向右倾斜45°关闭汞槽开关，盖上盒盖平稳放置。

2. 下肢血压测量法　嘱患者取仰卧稍屈膝位或俯卧位，露出下肢。用袖带（宽带比被测肢体直径宽20%）缠于患者大腿下部，其下缘在腘窝上3~5cm处，如肢体较粗，可加用宽布带包于袖带外面，缠于肢体上，听诊器胸件置于腘动脉搏动点上。其余测量方法同上肢测量法。

测得的血压值以分式记录在体温单的血压一栏内或指定的表格内，即收缩压/舒张压，可免记剂量单位，但下肢血压应注明"下"，以免发生误会。

（四）注意事项

（1）测量血压前，应使患者安静休息15min，或者在清晨时测量，以消除疲劳和精神紧张对血压的影响。

（2）袖带的宽带要符合规定的标准，如使用的袖带太窄，须用较高的空气压力才能阻断动脉血流，使测得的血压值偏高；如果袖带过宽，大段血管受压，增加血流阻力，使搏动在到达袖带下缘之前已消失，测得的血压值偏低。

（3）袖带缠裹要松紧适度，如果袖带过松，充气时呈球状，不能有效阻断动脉血流，使测得的血压值偏高；如果袖带过紧，可使血管在袖带未充气前已受压，致使测得的血压值偏低。

（4）为了避免血液重力作用的影响，测量血压时，肱动脉与心脏应处于同一水平。如果肢体位置高于心脏位置，测得的血压值偏低；反之血压值偏高。

（5）出现血压听不清或者异常时，应重新测量：先驱尽袖带内的气体，汞柱降至"0"点，稍待片刻，再进行测量，直到测准为止。不可连续反复加压，避免影响血压值和引起患者不适。

（6）为有助于测量的准确性和对照的可比性，对须密切观察血压者，应做到"四定"，即定时间、定部位、定体位、定血压计。

（7）血压计要定期进行检查和维修，防止血压计本身造成误差，如充气时汞柱不能上升至顶部，即表示汞量不足或漏气，应及时维修。

（孙洪巧）

第二章

改善呼吸功能的护理技术

呼吸是人的基本需要。无论是急性突发性呼吸困难，还是慢性持续性呼吸困难，都会导致机体缺氧而危及生命和健康。护士有责任采取有效措施，掌握改善呼吸功能的护理技术，以解除患者的痛苦，满足患者的需要。

第一节　吸痰法

吸痰法（aspiration）是指经口、鼻腔、人工气道将呼吸道的分泌物吸出，以保持呼吸道通畅，预防吸入性肺炎、肺不张、窒息等并发症的一种方法。临床上主要用于年老体弱、危重、昏迷及麻醉未清醒前等各种原因引起的不能有效咳嗽排痰者。

临床有电动负压吸引器吸痰法和中心吸引装置吸痰法。

一、电动负压吸引器

（一）吸引器的构造及作用原理

（1）构造：主要由马达、偏心轮、气体过滤器、压力表及安全瓶和储液瓶组成。安全瓶和储液瓶是两个容器，容量为 1 000mL，瓶塞上有 2 根玻璃管，并有橡胶管相互连接。

（2）原理：接通电源后，马达带动偏心轮，从吸气孔吸出瓶内的空气，并由排气孔排出，这样不断地循环转动，使瓶内产生负压，将痰吸出。

（二）用物

（1）电动吸引器 1 台，多头电源插板。

（2）无菌治疗盘内放有盖容器 2 只（分别盛有无菌生理盐水和消毒吸痰管数根，成年人 12 ~ 14 号，小儿 8 ~ 12 号，气管插管患者 6 号），无菌纱布，无菌止血钳或镊子，无菌持物钳置于盛有消毒液瓶内，弯盘。

（3）必要时备压舌板，开口器，拉舌钳，盛有消毒液的玻璃瓶（系于床栏）。

（三）操作方法

（1）检查吸引器各部连接是否完善，有无漏气，接通电源，打开开关，检查吸引器性能，调节负压。一般成年人吸痰负压 0.3 ~ 0.4mmHg（0.04 ~ 0.053kPa），小儿吸痰 0.25 ~ 0.3mmHg（0.033 ~ 0.04kPa），将吸痰管置于水中，试验吸引力，并冲洗皮管。

（2）将患者头部转向护士，并略有后仰，夹取纱布，吸痰管与玻璃接管另一侧连接。

（3）插入吸痰管，其顺序是由口腔前庭→颊部→咽部，将各部吸尽。如口腔吸痰有困难时，可由鼻腔插入（颅底骨折患者禁用），其顺序由鼻腔前庭→下鼻道→鼻后孔→咽部→气管（20 ~ 25cm），将分泌物逐段吸尽。若有气管插管或气管切开时，可由插管或套管内插入，将痰液吸出。昏迷患者可用压舌板或开口器先将口启开，再行吸引。

（4）吸痰时吸痰管应自下向上，并左右旋转，以吸尽痰液，防止固定一处吸引而损伤黏膜，吸痰管取出后，吸水冲洗管内痰液，以免阻塞。

（5）吸痰中随时擦净喷出的分泌物，注意观察患者呼吸频率的改变。在吸引过程中，如患者咳嗽厉害，应稍等片刻后再行吸出。

（6）吸毕关闭吸引器开关，弃吸痰导管于小桶内，吸引胶管玻璃接头插入床栏上盛有消毒液瓶内备用，将患者口腔周围擦净。观察吸出液的量、颜色及性状，必要时做好记录。

（四）注意事项

（1）吸痰前，检查电动吸引器性能是否良好，连接是否正确。

（2）严格执行无菌操作。需分别由鼻、口腔、气管插管或气管套管内吸痰时，应各用 1 根吸痰管，防止上呼吸道感染播散到下呼吸道。每吸痰 1 次，更换 1 次吸痰管。

（3）插管时不可带负压，即反折吸痰管，吸痰动作轻柔，不可上下提插，避免损伤呼吸道黏膜。

（4）一次吸痰时间不应超过 15s，吸引器连续使用时间不超过 3min。

（5）痰液黏稠时，可使用蒸汽吸入，也可向气管插管或气管套管内滴入生理盐水或化痰药物，使痰稀释便于吸出。所用的吸痰管，其外径不得超过套管口径的 1/2。

（6）储液瓶内的吸出液应及时倾倒，不应超过瓶的 2/3，以免痰液吸入马达，损坏机器。储液瓶洗净后，应盛少量的水，以防痰液黏附于瓶底，妨碍清洗。

二、中心吸引装置

利用管道通路到达各病室床单位，替代电动吸引器，较为普遍。中心吸引装置吸痰法操作方法如下。

（一）用物

（1）壁挂式吸引器。

（2）治疗盘内放一次性带盖治疗碗 3 个（分别盛放试吸液、冲管液和无菌纱布），一次性 PE 手套，一次性吸痰管。

（二）操作方法

（1）备齐用物，携至床旁，检查壁挂式吸引器各管连接是否正确，吸气管和排气管是否接错。

（2）将吸引器后盖的两个挂孔对准固定在墙上的真空管路插孔挂牢，玻璃接管与吸引器导管连接。

（3）按增加的方向旋动调节手轮，仪器即可接通真空管路的负压。调节负压，一般成人吸痰负压 $0.3 \sim 0.4$ mmHg，小儿 $0.25 \sim 0.3$ mmHg。

（4）向患者解释，以取得合作，将患者的头侧转，面向护士，并略有后仰。戴上 PE 手套，吸痰管与玻璃接管另一侧连接。

（5）抽吸生理盐水润滑导管前端检查是否通畅，有无漏气，左手反折导管，右手拿取导管前端缓慢插入口、鼻腔，由深部向上提拉，左右旋转，吸净痰液。每次吸痰时间不超过 15s，痰多者应间隔 $3 \sim 5$ min 再吸。

（6）每次吸痰完毕，应用无菌生理盐水抽吸冲洗，以防导管被痰液阻塞。

（7）吸毕，关吸引管，按减少的方向把调节手柄旋转，切断瓶内及吸管的负压。

（三）注意事项

（1）吸痰前应检查吸引器效能是否良好，各种连接管连接是否严密、正确。

（2）吸痰时要遵守无菌操作的原则，各种无菌物、导管及无菌水均应定时更换，以防污染呼吸道。

（3）插入导管动作应轻稳，不可用力，减少导管在呼吸道黏膜上拖、拉，采取间断吸引，以保护呼吸道黏膜。

（4）两次吸引之间应重新给患者吸氧，以防血氧过低。发现阵发性咳嗽及心律失常应立即停止吸引。

（马传荣）

第二节 氧气吸入疗法

氧是生命活动所必需的物质，如果组织得不到足够的氧或不能充分利用氧，组织的代谢、功能，甚至形态结构都有可能发生异常改变，这一过程称为缺氧。

氧气吸入疗法（oxygen therapy）是指通过给氧，提高动脉氧分压（PaO_2）和动脉血氧饱和度（SaO_2），增加动脉血氧含量（CaO_2），纠正各种原因造成的缺氧状态，促进组织的新陈代谢，维持机体生命活动的一种治疗方法。

一、供氧装置

现在临床常用的供氧装置是中心供氧装置。供应站总开关控制，各用氧单位配氧气表，打开流量表即可使用。此法迅速、方便。

目前，也有一些基层医院或室外临时救护所不具备中心供氧的条件，可以选择氧气筒供氧，配备氧气压力装置表。

二、供氧方法

（1）双侧鼻导管给氧法：将双侧鼻导管插入鼻孔内约1cm，导管环固定稳妥即可。此法比较简单，患者感觉比较舒服，容易接受，因而是目前临床上常用的给氧方法之一。

（2）面罩法：将面罩置于患者的口鼻部供氧，用松紧带固定，再将氧气接管连接于面罩的氧气进孔上，呼出的气体从面罩两侧孔排出。由于口，鼻部都能吸入氧气，效果较好。调节氧流量每分钟6～8L。可用于病情较重、氧分压明显下降者。

（3）头罩法：将患者头部置于头罩里，罩面上有多个孔，可以保持罩内一定的氧浓度、温度和湿度。头罩与颈部之间要保持适当的空隙，防止二氧化碳潴留及重复吸入。此法主要用于小儿。

（4）氧气枕法：氧气枕是一长方形橡胶枕，枕的一角有一橡胶管，上有调节器可调节氧流量，氧气枕充入氧气，接上湿化瓶即可使用。此法可用于家庭氧疗、危重患者的抢救或转运途中，以枕代替氧气装置。

三、供氧浓度

空气中的氧含量为20.93%，为达到治疗效果，吸入氧气的浓度必须高于空气中的氧气浓度。吸氧浓度可通过以下公式换算：

吸入氧浓度% = 21 + 4 × 氧流量（L/min）

氧气用量依病情而定，给氧浓度取决于缺氧状态，用鼻导管，成人轻度缺氧者，一般每分钟1～2L；中度缺氧者每分钟2～4L；重度缺氧者每分钟4～6L。对于缺氧伴有二氧化碳潴留的患者，应控制氧流量每分钟1～2L，以改善缺氧，同时又可避免二氧化碳潴留加重。对重度缺氧，不伴有二氧化碳潴留的患者，吸入氧浓度不需加以控制，通常达35%以上。高浓度吸氧时，常用间断给氧，如持续给氧的时间超过24h，则浓度不超过60%为宜，以防发生氧中毒。

四、注意事项

（1）用氧前，检查氧气装置有无漏气，是否通畅。

（2）严格遵守操作规程，注意用氧安全，切实做好"四防"，即防震、防火、防热、防油。

（3）使用氧气时，应先调节流量后应用。停用氧时，应先拔出导管，再关闭氧气开关。中途改变流量，先分离鼻导管与湿化瓶连接处，调节好流量再接上。以免一旦开关出错，大量氧气进入呼吸道而损伤肺部组织。

（4）用氧过程中，注意观察患者脉搏、血压、精神状态、皮肤颜色、呼吸方式等情况有无改善，衡量氧疗效果，同时可监测动脉血气分析判断疗效，根据变化及时调整用氧浓度。

（5）常用湿化液有蒸馏水。急性肺水肿用 20% ~ 30% 酒精，具有降低肺泡内泡沫的表面张力，使肺泡泡沫破裂、消散，改善肺部气体交换，减轻缺氧症状的作用。

（马传荣）

第三节　吸入疗法

一、氧气驱动雾化吸入

氧气驱动雾化吸入疗法是临床上一种较好的祛痰、消炎、局部用药手段。具有操作简单、药物直达病灶、局部病灶药物浓度高、安全性好、不良反应小等优点。

（一）原理

基本原理是利用高速氧气流通过毛细管口并在管口产生负压，将药液由相邻的管口吸出，所吸出的药液又被毛细管口高速的氧气流撞击成细小的雾滴，成气雾状喷出，随患者呼吸进入呼吸道而达到治疗的作用。

（二）目的

（1）治疗呼吸道感染，消除炎症，稀释痰液以有利于痰液的排出，治疗急、慢性呼吸道炎症。

（2）解痉平喘，改善通气功能，用于治疗哮喘。

（三）用物准备

1. 必备物品　如下所述。

（1）雾化吸入器 1 套。

（2）吸氧装置 1 套：吸氧装置和湿化瓶（不装水）。

（3）10mL 注射器：用于抽吸药液。

（4）药品：按医嘱备药。

2. 常用药物及其作用　如下所述。

（1）湿化祛痰药：如 α - 糜蛋白酶 2.5 ~ 5mg 加生理盐水 10mL 稀释后应用。

（2）支气管扩张药：如异丙肾上腺素 0.25 ~ 0.5mg 加生理盐水 5 ~ 10mL；0.5% 非布丙醇加生理盐水 10mL；地塞米松 2 ~ 5mg 加生理盐水 5 ~ 10mL。

（3）抗生素类药：常用药物有青霉素每次 5 万 ~ 10 万单位，加生理盐水 5 ~ 10mL，注意应在皮试阴性的情况下应用；庆大霉素每次 4 万 ~ 8 万单位，加生理盐水 10mL，以达到控制炎症的功效。

（四）操作方法

（1）按医嘱抽取药液，用蒸馏水稀释或溶解药物在 10mL 以内，注入雾化器的储液罐内。

（2）将雾化器储液罐与入管口旋紧连接，然后下端再与氧气装置的延长导管相连，注意连接应紧密，防止漏气。

（3）将洁净的口含嘴取出，与雾化器的吸入管口相连。

（4）调节氧气装置，储液罐有雾化液气体出现，下端无药液漏出，即雾化器安装完毕。

（五）注意事项

（1）在治疗前护士应详细介绍雾化吸入疗法的意义和方法、时间、效果及如何正确地配合，以达到最佳的治疗效果。

（2）操作时先检查雾化器各部件连接是否良好，有雾气出现时再让患者吸入。初次做此治疗，应教会患者使用方法：嘱患者漱口以清洁口腔，取舒适体位，最好采用半坐位或坐位，患者手持雾化器，用口完全含住雾化器吸嘴，紧闭口唇，用持雾化器的手堵住雾化器的开放端口，同时深吸气，可使药液充分达到支气管和肺内，吸入雾化液气后再屏气 1~2s，效果更好。

（3）吸入时间不宜过长，一般为 15~20min，氧流量不宜过大。

（4）治疗完毕，取下雾化器，关闭氧气，清理用物，协助患者漱口。每次要将储液罐、吸入管口、口含嘴冲洗干净，消毒后再用冷开水洗净，使患者能得到更好的休息。

二、超声雾化吸入

超声波雾化器是应用超声波声能，将药液变成细微的气雾，由呼吸道吸入，达到治疗目的，其特点是雾量大小可以调节，雾滴小而均匀，药液随着深而慢的吸气被吸入终末支气管及肺泡。又因雾化器电子部分能产热，对雾化液有加温作用，使患者吸入温暖、舒适的气雾。

（一）超声波雾化器的结构

（1）超声波发生器：通电后输出高频电能。雾化器面板上操纵调节器有电源开关、雾化开关、雾量调节旋钮、指示灯及定时器。

（2）水槽与晶体换能器：水槽盛冷蒸馏水，其底部有一晶体换能器，接收发生器输出的高频电能，将其转化为超声波声能。

（3）雾化罐（杯）与透声膜：雾化罐盛药液，其底部是一半透明的透声膜，声能可透过此膜与罐内药液作用，产生雾滴喷出。

（4）螺纹管和口含嘴（或面罩）。

（二）原理

当超声波发生器输出高频电能，使水槽底部晶体换能器转换为超声波声能，声能振动并透过雾化罐底部的透声膜，作用于雾化罐内的液体，破坏了药液的表面张力和惯性，使药液成为微细的雾滴，通过导管随患者吸气而进入呼吸道。

（三）目的

（1）消炎、镇咳、祛痰。

（2）解除支气管痉挛，使气道通畅，改善通气功能。

（3）在胸部手术前后，预防呼吸道感染。

（4）配合人工呼吸作呼吸道湿化或间歇雾化吸入药物。

（5）应用抗癌药物治疗肺癌。

（四）使用方法

（1）接上电源，雾化储液罐与雾化器连接。

（2）将待吸入的药物放入储液罐。

（3）打开雾化器上的开关，嘱患者深呼气至残气位，张开口腔，张口咬住喷嘴，缓慢深吸气到肺总量时可屏气 4~10s，注意吸气时盖住储液罐上端开口，呼气时打开。

（4）持续雾化时间 10~15min。

（五）注意事项

（1）使用前，先检查机器各部有无松动，脱落等异常情况。机器和雾化罐编号要一致。

（2）水槽底部的晶体换能器和雾化罐底部的透声膜薄而质脆，易破碎，应轻按，不能用力过猛。

（3）水槽和雾化罐切忌加温水或热水。

（4）特殊情况需连续使用，中间须间歇 30min。

（5）每次使用完毕，将雾化罐和"口含嘴"浸泡于消毒溶液内 60min。

（马传荣）

第三章

鼻饲和洗胃技术

第一节　鼻饲技术

经口腔进食是正常人获取营养物质的途径，但有些患者因疾病的原因，如昏迷、口腔疾病等，无法正常进食或摄入减少，而引起各种营养物质缺乏，影响机体的正常代谢和生理功能时，鼻饲就成为很重要的营养和治疗途径。

一、目的

鼻饲技术为不能从口腔进食的患者，通过胃管灌注食物、药物及水分，维持机体代谢平衡。

二、用物

治疗盘内盛有治疗碗、压舌板、镊子、胃管、30~50mL 注射器、纱布、治疗巾、液状石蜡、酒精、松节油、棉签、胶布、夹子、别针、听诊器、适量温开水（38~40℃），鼻饲饮食200mL（38~40℃）。

三、操作步骤

1. 插胃管法　如下所述。

（1）备齐用物携至患者处，对神志清醒者应解释说明插管的目的及方法、插管时的感受等，并向患者示范如何配合插管，以取得配合。

（2）患者取坐位或平卧位，颌下铺治疗巾，清洁鼻腔。

（3）用液状石蜡纱布润滑胃管前端，左手持纱布托住胃管，右手持镊子夹住胃管，沿一侧鼻孔轻缓插入，插入胃管15cm时（至会厌部，环状软骨水平处）时，指导患者做吞咽动作，插管动作应更轻柔，将胃管随吞咽动作插入，以免损伤食管黏膜及引起逆蠕动。胃管插入长度是额头发际至剑突或鼻尖至耳垂再至剑突下的距离，为45~55cm（图3-1）。

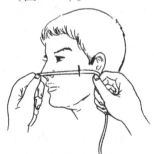

图3-1　胃管插入长度

（4）昏迷患者，因吞咽及咳嗽反射消失，反复插管可致声带损伤及声门水肿，为提高插管的成功率，在插管前应将患者头向后仰，去枕，当胃管插至15cm时，左手将患者头部托起，使下颌靠近胸骨柄，增大咽喉部通道的弧度（图3-2），便于管端沿后壁滑行，然后徐徐插入至预定长度。

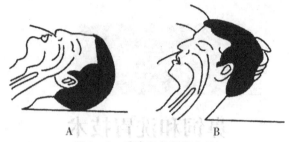

图3-2 昏迷患者插管方法

（5）检查胃管是否在胃内，可用3种方法来证实：①接注射器抽吸，有胃液被抽出。②将胃管末端放入盛水的碗内，无气体逸出；如有大量气体逸出，表明误入气管。③置听诊器于胃部，用注射器从胃管注入10mL空气，能听到气过水声。

（6）用胶布固定胃管于鼻翼和颊部。

（7）开口端接注射器，先回抽，见有胃液抽出，再缓慢注入少量温开水，饭后灌注鼻饲流质或药液（药片需研碎溶解后注入）。饲毕，再注入少量温开水，清洁官腔，避免鼻饲液存积在管腔中变质，造成胃肠炎或堵塞管腔。

（8）将胃管开口端反折，用纱布包好，夹子夹紧，置于患者枕下，用别针固定。必要时记录鼻饲量。

（9）整理床单位，清理用物，并酌情记录。将注射器洗净，放入治疗盘内，盖好纱布备用，所有用物每日消毒1次。

2. 拔管法　如下所述。

（1）用于患者停止鼻饲或长期鼻饲需要更换胃管时。

（2）备齐用物携至患者处，向患者解释说明，以取得配合。

（3）在患者颌下铺治疗巾，置弯盘于颌下，轻轻揭去固定的胶布。

（4）用纱布包裹近鼻孔处的胃管，边拔边用纱布擦胃管，拔至咽喉处时快速拔出。拔管时用手紧捏胃管，以免管内溶液滴入气管。将拔出的胃管盘于弯盘内。

（5）清洁患者口鼻面部，可用松节油棉签擦去胶布痕迹，协助患者漱口，并给予舒适卧位。

（6）清理用物，并酌情记录。

四、注意事项

（1）插管前应先检查鼻腔、口腔、食管有无阻塞，有活动义齿者应先取出。

（2）在插管过程中若患者出现恶心，应暂停片刻，嘱患者做深呼吸或酌情饮少量温开水，随吞咽动作迅速插入，以减轻不适。插入不畅时，应检查胃管是否盘曲在口腔内或咽部。插管过程中如发现呛咳、呼吸困难、发绀等情况，表示误入气管，应立即拔出，休息片刻后重插。

（3）严重呕吐或进要素饮食者，可将鼻饲饮食装入输液瓶内，将胃管于输液导管相连后，调节滴速至40~60滴/分，缓缓滴入，以免引起呕吐或吸收不良等，并保持液温。

（4）灌食后，不要立即翻动患者，以免引起呕吐及呕吐物逆流入气管，每次鼻饲量不超过200mL，间隔时间不少于2h。

（5）胃管保留时间可根据病情而定，一般每3~4日更换1次（硅胶管可适当延长）。拔管应在晚间最后一次灌食后施行，第2日插管时最好经另一侧鼻孔插入。拔管动作应轻快，以免引起恶心，同时注意夹闭胃管末端，避免管内溶液滴入气管。

（6）长期鼻饲者，须每日进行口腔护理，需要时可给予蒸汽吸入。

（马传荣）

第二节 洗胃术

一、目的

（1）除去吞服毒物者的胃内毒物，减轻吸收中毒。

（2）洗去胃扩张、幽门梗阻者的胃内潴留物，减轻症状，解除患者痛苦。

（3）为手术、X线钡剂造影或胃镜检查做准备。

二、用物

（1）治疗盘内备漏斗洗胃管、纱布、镊子（以上各物用无菌巾包裹）、棉签、液状石蜡、量杯、弯盘、橡皮围裙（或橡胶单、治疗巾）。

（2）水壶内盛洗胃液（表3-1），洗胃溶液 10 000～20 000mL，温度 25～38℃，水桶，必要时备压舌板、开口器、舌钳、清洁试管。

表3-1 常用洗胃溶液选择

中毒药物	洗胃溶液	禁忌药物
酸性物	镁乳、蛋清水、牛奶	强碱药物
碱性物	5%醋酸、白醋、蛋清水、牛奶	强酸药物
敌敌畏	2%～4%碳酸氢钠溶液、1%盐水、1：（15 000～20 000）高锰酸钾溶液	
1605、1059、4049（乐果）	2%～4%碳酸氢钠	高锰酸钾
美曲膦酯（敌百虫）	1%盐水或清水、1：（15 000：20 000）高锰酸钾溶液	碱性药物
DDT	温开水或生理盐水洗胃	油性泻药溶液
六六六	50%硫酸镁溶液导泻	
巴比妥类（安眠药）	1：（15 000～20 000）高锰酸钾溶液洗胃，硫酸钠导泻	
灭鼠药（磷化锌）	1：（15 000～20 000）高锰酸钾溶液，0.1%硫酸铜溶液洗胃；0.5～1%硫酸铜溶液每次10mL，每5～10min口服1次，配合用压舌板等刺激舌根引吐	鸡蛋、牛奶、脂肪及其他油类食物
氰化物	饮3%过氧化氢溶液后引吐；1：（15 000～20 000）高锰酸钾溶液洗胃	

三、操作步骤

1. 口服催吐法（适用于清醒而能合作的患者） 如下所述。

（1）患者坐位，自饮大量灌洗液后引吐，不易吐出时，用压舌板压其舌根引起呕吐，如此反复，直至吐出的灌洗液澄清无味。

（2）协助患者漱口，整理床单位，清理用物。

（3）记录灌洗液名称、液量，以及呕吐物的性状、颜色、气味、量和患者的一般情况等。必要时留取标本送验。

2. 漏斗胃管洗胃法 漏斗胃法（图3-3）利用虹吸原理，将洗胃溶液灌入胃内后，再引流出来的方法。适用于幽门梗阻、食物中毒或药物中毒者。

（1）体位：坐位或半坐位，中毒较重者取左侧卧位，有活动义齿应先取下。

（2）插胃管：长度为额头发际至剑突或鼻尖至耳垂再至剑突下的距离，45～55cm，证实胃管在胃内后，即可洗胃。

（3）洗胃：先将漏斗放置低于胃部的位置，挤压橡胶球，抽尽胃内容物，必要时留取标本送验。举漏斗高过头部 30～50cm，将洗胃液缓慢倒入漏斗 300～500mL，当漏斗内尚余少量溶液时，迅速将漏斗降至低于胃部的位置，倒置于盛水桶内，利用虹吸作用引出胃内灌洗液。

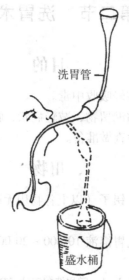

图 3－3　漏斗胃管洗胃法

若引流不畅时，可挤压橡胶球，再高举漏斗注入溶液。如此反复灌洗，直至流出液澄清无味为止。

（4）拔管：洗胃完毕，反折胃管，迅速拔出。

3. 注洗器洗胃法　将胃管由鼻腔插入胃内，用注洗器冲洗的方法。适用于幽门梗阻和胃手术前准备。

（1）洗胃时每次注入约 200mL，再抽出弃去。

（2）反复冲洗至清洁为止。

4. 自动洗胃机洗胃法　自动洗胃机洗胃法（图 3－4）利用电磁泵作为动力源，通过自控电路的控制，使电磁阀自动转换动作，分别完成向胃内冲洗药液和吸出胃内容物的过程。能自动、迅速、彻底地清除胃内毒物。适用于食物或药物中毒患者。

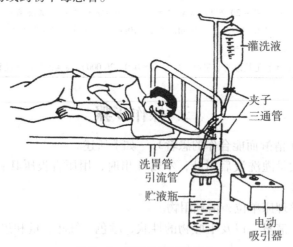

图 3－4　自动洗胃机洗胃法

（1）解释、接电源，插胃管。

（2）将配好的胃灌洗液倒入塑料桶内，将 3 根橡胶管分别和机器的药管、胃管和污水管口连接，将药管的另一端放入灌洗液筒内，污水管的另一端放入空塑料桶内，将胃管的一端与患者洗胃管相连接。调节洗胃液量大小。

（3）接通电源后，依次按各机键，先吸出胃内容物，再对胃进行冲洗；待冲洗干净后，按"停机"键，机器停止工作。

（4）洗胃过程中，注意保持管道通畅。

（5）洗毕，拔出胃管，整理用物。

四、注意事项

（1）急性中毒患者应迅速采用口服催吐法，必要时进行洗胃，以减少毒物的吸收。插管时动作要轻快，切勿损伤食管黏膜或误入气管。

（2）中毒患者在洗胃前须留取毒物标本进行检验。当毒物性质不明时，洗胃溶液可选用温开水或生理盐水，待毒物性质明确后，再采用对抗剂洗胃。

（3）吞服强酸或强碱等腐蚀性药物禁忌洗胃。可给予药物或物理性对抗剂，如牛奶、豆浆、蛋清、米汤等，保护胃黏膜。

（4）消化道溃疡、食管阻塞、食管静脉曲张、胃癌等一般不洗胃。昏迷者须谨慎，必要时去枕平卧，头偏向一侧。

（5）电动洗胃机洗胃时，压力须保持在 13.3kPa（100mmHg）。

（6）每次灌入量以 300～500mL 为宜。灌入量与引出量应平衡。

（7）为幽门梗阻患者洗胃时，需记录胃内潴留量，以了解梗阻情况。洗胃宜在饭后 4～6h 或空腹时进行。

（8）洗胃中监测面色、呼吸、脉搏、血压、抽出液的性质及有无腹痛等。如患者感到腹痛，灌洗出的液体呈血性或出现休克现象，应立即停止洗胃，并与医生联系，采取相应急救措施。

（姚良玉）

第四章

给药技术

药物在疾病的预防、诊断和治疗中发挥重要作用。护士是给药的直接执行者，为防止药物的某些不良反应，应熟悉药物的性能、作用及不良反应，要掌握正确的给药技术，注意患者的精神状态、个体差异，使药物发挥应有的作用。

第一节　口服给药法

药物经口服后，经胃肠道吸收后，可发挥局部或全身治疗的作用。

一、摆药

（一）药物准备类型

1. 中心药房摆药　目前国内不少医院均设有中心药站，一般设在医院内距离各病区适中的地方，负责全院各病区患者的日间用药。

病区护士每日上午在医生查房后把药盘、长期医嘱单送至中心药站，由药站专人处理医嘱，并进行摆药、核对。口服药摆每日3次量，注射药物按一日总量备齐。然后由病区护士当面核对无误后，取回病区，按规定时间发药。发药前须经另一人核对。

各病区另设一药柜，备有少量常用药、贵重药、针剂等，作为临时应急用。所备的药物须有固定基数，用后及时补充，交接班时按数点清。

2. 病区摆药　由病区护士在病区负责准备自己病区患者的所需药品。

（二）用物

药柜（内有各种药品）、药盘（发药车）、小药卡、药杯、量杯（10～20mL）、滴管、药匙、纱布或小毛巾、小水壶（内盛温开水）、服药单。

（三）操作方法

1. 准备　洗净双手，戴口罩，备齐用物，依床号顺序将小药卡（床号、姓名）插于药盘上，并放好药杯。

2. 按服药单摆药　一个患者的药摆好后，再摆第2个患者的药，先摆固体药再摆水剂药。

（1）固体药（片、丸、胶囊）：左手持药瓶（标签在外），右手掌心及小指夹住瓶盖，拇指、示指和中指持药匙取药，不可用手取药。

（2）水剂：先将药水摇匀，左手持量杯，拇指指在所需刻度，使与视线处于同一水平，右手持药瓶，标签向上，然后缓缓倒出所需药液。应以药液低面的刻度为准。同时有几种水剂时，应分别倒入不同药杯内。更换药液时，应用温开水冲洗量杯。倒毕，瓶口用湿纱布或小毛巾擦净，然后放回原处。

3. 其他

（1）药液不足 1mL 须用滴管吸取计量，1mL = 15 滴。为使药量准确，应滴入已盛好少许冷开水药杯内，或直接滴于面包上或饼干上服用。

（2）患者的个人专用药，应注明床号、姓名、药名、剂量、时间，以防差错。专用药不可借给他人用。

（3）摆完药后，应根据服药单查对 1 次，再由第 2 人核对无误后，方可发药。如需磨碎的药，可用乳钵研碎。用清洁巾盖好药盘待发。清洗滴管、乳钵等，清理药柜。

二、发药

（一）用物

温开水、服药单、发药车。

（二）操作方法

1. 准备　发药前先了解患者情况，暂不能服药者，应作交班。

2. 发药查对，督促服药　按规定时间，携服药单送药到患者处，核对服药单及床头牌的床号、姓名，并询问患者姓名，回答与服药本一致后再发药，待患者服下后方可离开。

3. 根据不同药物的特性正确给药

（1）抗生素、磺胺类药物应准时给药，以保持药物在血液中的有效浓度。

（2）健胃、助消化药物宜在饭前或饭间服。对胃黏膜有刺激的药宜在饭后服。

（3）对呼吸道黏膜有安抚作用的保护性镇咳药，服后不宜立即饮水，以免稀释药液降低药效。

（4）某些由肾排出的药物，如磺胺类，尿少时可析出结晶，引起肾小管堵塞，故应鼓励多饮水。

（5）对牙齿有腐蚀作用和使牙齿染色的药物，如铁剂，可用饮水管吸取，服后漱口。

（6）服用强心苷类药物应先测脉率、心率及节律，若脉率低于 60 次/分或节律不齐时不可服用。

（7）有配伍禁忌的药物，不宜在短时间内先后服用，如呋喃妥因与碳酸氢钠溶液等碱性药液。

（8）催眠药应就寝前服用。

发药完毕，再次与服药单核对一遍，看有无遗漏或差错。药杯集中处理。清洁药盘放回原处。需要时做好记录。

（三）注意事项

（1）严格遵守三查七对制度（操作前、中、后查，核对床号、姓名、药名、浓度、剂量、方法、时间），防止发生差错。

（2）老、弱、小儿及危重患者应协助服药：鼻饲者应先注入少量温开水，后将药物研碎、溶解后由胃管注入，再注入少量温开水冲洗胃管。更换或停止药物，应及时告诉患者。若患者提出疑问，应重新核对清楚后再给患者服下。

（3）发药后，要密切观察服药后效果及有无不良反应，若有反应，应及时与医生联系，给予必要的处理。

（姚良玉）

第二节　注射给药法

注射给药是将无菌药液或生物制品用无菌注射器注入体内，达到预防、诊断、治疗目的的方法。

一、药液吸取法

1. 从安瓿内吸取药液　将药液集中到安瓿体部，用消毒液消毒安瓿颈部及砂轮，在安瓿颈部划一锯痕，重新消毒安瓿颈部，拭去碎屑，掰断安瓿。将针尖斜面向下放入安瓿内的液面下，手持活塞柄抽动活塞吸取所需药量。抽吸毕将针头套上空安瓿或针帽备用。

2. 从密封瓶内吸取药液　除去铝盖的中央部分并消毒密封瓶的瓶塞，待干。往瓶内注入与所需药液等量空气（以增加瓶内压力，避免瓶内负压，无法吸取），倒转密封瓶及注射器，使针尖斜面在液面下，轻拉活塞柄吸取药液至所需量，再以示指固定针栓，拔出针头，套上针帽备用。若密闭瓶或安瓿内系粉剂或结晶时，应先注入所需量的溶剂，使药物溶化，然后吸取药液。黏稠药液如油剂可先加温（遇热变质的药物除外），或将药瓶用双手搓后再抽吸；混悬液应摇匀后再抽吸。

3. 注射器内空气驱出术　一手指固定于针栓上，拇指、中指扶持注射器，针头垂直向上，一手抽动活塞柄吸入少量空气，然后摆动针筒，并使气泡聚集于针头口，稍推动活塞将气泡驱出。若针头偏于一侧，则驱气时应使针头朝上倾斜，使气泡集中于针头根部，如上法驱出气泡。

二、皮内注射法

皮内注射法是将少量药液注入表皮与真皮之间的方法。

（一）目的

（1）各种药物过敏试验。

（2）预防接种。

（3）局部麻醉。

（二）用物

（1）注射盘或治疗盘内盛体积分数2%碘酊、体积分数75%酒精、无菌镊、砂轮、无菌棉签、开瓶器、弯盘。

（2）1mL注射器、4号针头，药液按医嘱。药物过敏试验还需备急救药盒。

（三）注射部位

（1）药物过敏试验在前臂掌侧中、下段。

（2）预防接种常选三角肌下缘。

（四）操作方法

（1）评估：了解患者的病情、合作程度、对皮内注射的认识水平和心理反应，过敏试验还需了解患者的"三史"（过敏史、用药史、家族史）；介绍皮内注射的目的、过程，取得患者配合；评估注射部位组织状态（皮肤颜色、有无皮疹、感染及皮肤划痕阳性）。

（2）准备用物，并按医嘱查对后抽好药液，放入铺有无菌巾的治疗盘内，携物品至患者处，再次核对。

（3）助患者取坐位或卧位，选择注射部位，以体积分数75%酒精消毒皮肤、待干。酒精过敏者用生理盐水清洁皮肤。

（4）排尽注射器内空气，示指和拇指绷紧注射部位皮肤，右手持注射器，针尖斜面向上，与皮肤呈5°刺入皮内（图4-1），放平注射器，平行将针尖斜面全部进入皮内，左手拇指固定针栓，右手快速推注药液0.1mL。也可右手持注射器左手推注药液，使局部可见半球形隆起的皮丘，皮肤变白，毛孔变大。

（5）注射毕，快速拔出针头，核对后交代患者注意事项。

（6）清理用物，按时观察结果并正确记录。

（五）注意事项

（1）忌用碘酊消毒皮肤，并避免用力反复涂擦。

（2）注射后不可用力按揉，以免影响结果观察。

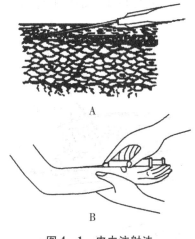

图4-1 皮内注射法

三、皮下注射法

皮下注射法是将少量药液注入皮下组织的方法。

（一）目的

（1）需迅速达到药效和不能或不宜口服时采用。

（2）局部供药，如局部麻醉用药。

（3）预防接种，如各种疫苗的预防接种。

（二）用物

注射盘，1~2mL注射器，5~6号针头，药液按医嘱准备。

（三）注射部位

上臂三角肌下缘、上臂外侧、股外侧、腹部、后背、前臂内侧中段。

（四）操作方法

（1）评估患者的病情、合作程度、对皮下注射的认识水平和心理反应；介绍皮下注射的目的、过程，取得患者配合；评估注射部位组织状态。

（2）准备用物，并按医嘱查对后抽好药液，放入铺有无菌巾的治疗盘内，携物品至患者处，再次核对。

（3）助患者取坐位或卧位，选择注射部位，皮肤做常规消毒（体积分数2%碘酊以注射点为中心，呈螺旋形向外涂擦，直径在5cm以上，待干，然后用75%酒精以同法脱碘2次，待干）或安尔碘消毒。

（4）持注射器排尽空气。

（5）左手示指与拇指绷紧皮肤，右手持注射器、示指固定针栓，针尖斜面向上，与皮肤呈30°~40°，过瘦者可捏起注射部位皮肤（图4-2），快速刺入针头2/3，左手抽动活塞观察无回血后缓缓推注药液。

（6）推完药液，用干棉签放于针刺处，快速拔出针后，轻轻按压。

（7）核对后助患者取舒适卧位，整理床单位，清理用物，必要时记录。

（五）注意事项

（1）持针时，右手示指固定针栓，切勿触及针梗，以免污染。

（2）针头刺入角度不宜超过45°，以免刺入肌层。

（3）对皮肤有刺激作用的药物，一般不作皮下注射。

（4）少于1mL药液时，必须用1mL注射器，以保证注入药量准确无误。

（5）需经常做皮下注射者，应建立轮流交替注射部位的计划，以达到在有限的注射部位吸收最大药量的效果。

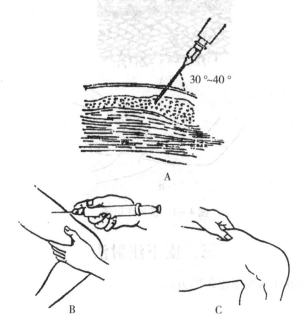

图4-2　皮下注射法

A. 进针角度；B. 绷紧皮肤；C. 捏起皮肤注射

四、肌内注射法

肌内注射法是将少量药液注入肌肉组织的方法。

（一）目的

（1）给予需在一定时间内产生药效，而不能或不宜口服的药物。

（2）药物不宜或不能静脉注射，要求比皮下注射更迅速发生疗效时采用。

（3）注射刺激性较强或药量较大的药物。

（二）用物

注射盘、2～5mL注射器，6～7号针头，药液按医嘱准备。

（三）注射部位

一般选择肌肉较丰厚、离大神经和血管较远的部位，其中以臀大肌、臀中肌、臀小肌最为常用，其次为股外侧肌及上臂三角肌。

1. 臀大肌注射区定位法

（1）十字法：从臀裂顶点向左或向右侧画一水平线，然后从该侧髂嵴最高点做一垂直线，将臀部分为4个象限，选其外上象限并避开内角（内角定位：髂后上棘至大转子连线）即为注射区。

（2）连线法：取髂前上棘和尾骨连线的外上1/3处为注射部位。

2. 臀中肌、臀小肌注射区定位法

（1）构角法：以示指尖与中指尖分别置于髂前上棘和髂嵴下缘处，由髂嵴、示指、中指所构成的三角区内为注射部位。

（2）三指法：髂前上棘外侧三横指处（以患者的手指宽度为标准）。

3. 股外侧肌注射区定位法　在大腿中段外侧，膝上10cm，髋关节下10cm处，宽约7.5cm。此处大血管、神经干很少通过，范围较大，适用于多次注射或2岁以下婴幼儿注射。

4. 上臂三角肌注射区定位法　上臂外侧、肩峰下2～3横指处。此处肌肉不如臀部丰厚，只能做小剂量注射。

（四）患者体位

为使患者的注射部位肌肉松弛，应尽量使患者体位舒适。

1. 侧卧位　下腿稍屈膝，上腿伸直。

2. 俯卧位　足尖相对，足跟分开。

3. 仰卧位　适用于病情危重不能翻身的患者。

4. 坐位　座位稍高，便于操作。非注射侧臀部坐于座位上，注射侧腿伸直。一般多为门诊患者所取。

（五）操作方法

（1）评估患者的病情、合作程度、对肌内注射的认识水平和心理反应；介绍肌内注射的目的、过程，取得患者配合；评估注射部位组织状态。

（2）准备用物，并按医嘱查对后抽好药液，放入铺有无菌巾的治疗盘内，携物品至患者处，再次核对。

（3）协助患者取合适卧位，选择注射部位，常规消毒或安尔碘消毒注射部位皮肤。

（4）排气，左手拇指、示指分开并绷紧皮肤，右手执笔式持注射器，中指固定针栓，用前臂带动腕部的力量，将针头迅速垂直刺入肌内，一般刺入 2.5～3.0cm，过瘦者或小儿酌减，固定针头（图 4-3）。

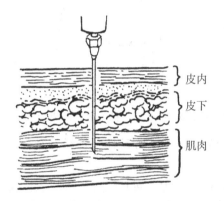

图 4-3　肌内注射进针深度

（5）松左手，抽动活塞，观察无回血后，缓慢推药液。如有回血，酌情处理，可拔出或进针少许再试抽，无回血方可推药。推药同时注意观察患者的表情及反应。

（6）注射毕，用干棉签放于针刺处，快速拔针并按压（图 4-4）。

（7）核对后协助患者穿好衣裤，安置舒适卧位，整理床单位。清理用物，必要时做记录。

（六）Z 径路注射法和留置气泡技术

1. Z 径路注射法（Z-track method）　注射前以左手示指、中指和环指使待注射部位皮肤及皮下组织朝同一方向侧移（皮肤侧移 1～2cm），绷紧固定局部皮肤，维持到拔针后，迅速松开左手，此时位移的皮肤和皮下组织位置复原，原先垂直的针刺通道随即变成 Z 形。该方法可将药液封闭在肌肉组织内而不易回渗，利于吸收，减少硬结的发生，尤其适用于老年人等特殊人群，以及刺激性大、难吸收药物的肌内注射。

2. 留置气泡技术（air-lock technique）　方法为用注射器抽吸适量药液后，再吸入0.2～0.3mL 的空气。注射时，气泡在上，当全部药液注入后，再注入空气。其方法优点：将药物全部注入肌肉组织而不留在注射器无效腔中（每种注射器的无效腔量不一，范围从 0.07～0.3mL），以保证药量的准确；同时可防止拔针时，药液渗入皮下组织引起刺激，产生疼痛，并可将药液限制在注射肌肉局部而利于组织的吸收。

（七）注意事项

（1）切勿将针梗全部刺入，以防从根部衔接处折断。万一折断，应保持局部与肢体不动，速用止血钳夹住断端取出。若全部埋入肌肉内，即请外科医生诊治。

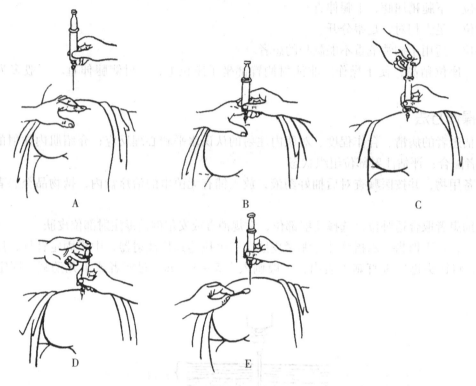

图 4-4 肌内注射法
A. 绷紧皮肤；B. 进针；C. 抽回血；D. 推药液；E. 拔针

（2）臀部注射，部位要选择正确，偏内下方易伤及神经、血管，偏外上方易刺及髋骨，引起剧痛及断针。

（3）推药液时必须固定针栓，推速要慢，同时注意患者的表情及反应。如系油剂药液更应持牢针栓，以防用力过大针栓与乳头脱开，药液外溢；若为混悬剂，进针前要摇匀药液，进针后持牢针栓，快速推药，以免药液沉淀造成堵塞或因用力过猛使药液外溢。

（4）需长期注射者，应经常更换注射部位，并用细长针头，以避免或减少硬结的发生。若一旦发生硬结，可采用理疗、热敷或外敷活血化瘀的中药如蒲公英、金黄散等。

（5）2 岁以下婴幼儿不宜在臀大肌处注射，因幼儿尚未能独立行走，其臀部肌肉一般发育不好，有可能伤及坐骨神经，应选臀中肌、臀小肌或股外侧肌注射。

（6）两种药液同时注射又无配伍禁忌时，常采用分层注射法。当第一针药液注射完，随即拧下针筒，接上第二副注射器，并将针头拔出少许后向另一方向刺入，试抽无回血后，即可缓慢推药。

五、静脉注射法

（一）目的

（1）药物不宜口服、皮下或肌内注射时，需要迅速发生疗效者。

（2）做诊断性检查，由静脉注入药物，如肝、肾、胆囊等检查需注射造影剂或染料等。

（二）用物

注射盘、注射器（根据药量准备）、7~9 号针头或头皮针头、止血带、胶布，药液按医嘱准备。

（三）注射部位

1. 四肢浅静脉　肘部的贵要静脉、正中静脉、头静脉；腕部、手背及踝部或足背浅静脉等。

2. 小儿头皮静脉　额静脉、颞静脉等。

3. 股静脉　位于股三角区股鞘内，股神经和股动脉内侧。

（四）操作方法

1. 四肢浅表静脉注射术

（1）评估患者的病情、合作程度、对静脉注射的认识水平和心理反应；介绍静脉注射的目的、过程，取得患者配合；评估注射部位组织状态。

（2）准备用物，并按医嘱查对后抽好药液，放入铺有无菌巾的治疗盘内，携物品至患者处，再次核对。

（3）选静脉，在注射部位上方 6cm 处扎止血带，止血带末端向上。皮肤常规消毒或安尔碘消毒，同时嘱患者握拳，使静脉显露。备胶布 2 ~ 3 条。

（4）注射器接上头皮针头，排尽空气，在注射部位下方，绷紧静脉下端皮肤并使其固定。右手持针头使其针尖斜面向上，与皮肤呈 15° ~ 30°，由静脉上方或侧方刺入皮下，再沿静脉走向刺入静脉，见回血后将针头与静脉的角度调整好，顺静脉走向推进 0.5 ~ 1.0cm 后固定。

（5）松止血带，嘱患者松拳，用胶布固定针头。若采血标本者，则止血带不放松，直接抽取血标本所需量，也不必胶布固定。

（6）推完药液，以干棉签放于穿刺点上方，快速拔出针头后按压片刻，无出血为止。

（7）核对后安置舒适卧位，整理床单位。清理用物，必要时做记录。

2. 股静脉注射术　常用于急救时加压输液、输血或采集血标本。

（1）评估、查对、备药同四肢静脉注射。

（2）患者仰卧，下肢伸直略外展（小儿应有人协助固定），局部常规消毒或安尔碘消毒皮肤，同时消毒术者左手示指和中指。

（3）于股三角区扪股动脉搏动最明显处，予以固定。

（4）右手持注射器，排尽空气，在腹股沟韧带下一横指、股动脉搏动内侧 0.5cm 垂直或呈 45° 刺入，抽动活塞见暗红色回血，提示已进入股静脉，固定针头，根据需要推注药液或采集血标本。

（5）注射或采血毕，拔出针头，用无菌纱布加压止血 3 ~ 5min，以防出血或形成血肿。

（6）核对后安置舒适卧位，整理床单位。清理用物，必要时做记录，血标本则及时送检。

（五）注意事项

（1）严格执行无菌操作原则，防止感染。

（2）穿刺时务必沉着，切勿乱刺。一旦出现血肿，应立即拔出，按压局部，另选它处注射。

（3）注射时应选粗直、弹性好、不易滑动而易固定的静脉，并避开关节及静脉瓣。

（4）需长期静脉给药者，为保护静脉，应有计划地由小到大，由远心端到近心端选血管进行注射。

（5）对组织有强烈刺激的药物，最好用一副等渗生理盐水注射器先行试穿，证实针头确在血管内后，再换注射器推药。在推注过程中，应试抽有无回血，检查针梗是否仍在血管内，经常听取患者的主诉，观察局部体征，如局部疼痛、肿胀或无回血时，表示针梗脱出静脉，应立即拔出，更换部位重新注射，以免药液外溢而致组织坏死。

（6）药液推注的速度，根据患者的年龄、病情及药物的性质而定，并随时听取患者的主诉和观察病情变化，以便调节。

（7）股静脉穿刺时，若抽出鲜红色血，提示穿入股动脉，应立即拔出针头，压迫穿刺点 5 ~ 10min，直至无出血为止。一旦穿刺失败，切勿再穿刺，以免引起血肿，有出血倾向的患者，忌用此法。

（六）特殊患者静脉穿刺法

1. 肥胖患者　静脉较深，不明显，但较固定不滑动，可摸准后再行穿刺。

2. 消瘦患者　皮下脂肪少，静脉较滑动，穿刺时须固定静脉上下端。

3. 水肿患者　可按静脉走向的解剖位置，用手指压迫局部，以暂时驱散皮下水分，显露静脉再穿刺。

4. 脱水患者　静脉塌陷，可局部热敷、按摩，待血管扩张显露后再穿刺。

六、动脉注射法

（一）目的

（1）采集动脉血标本。

（2）施行某些特殊检查，注入造影剂如脑血管检查。

（3）施行某些治疗，如注射抗癌药物作区域性化疗。

（4）抢救重度休克，经动脉加压输液，以迅速增加有效血容量。

（二）用物

（1）注射盘、注射器（按需准备）7～9号针头、无菌纱布、无菌手套、药液按医嘱准备。

（2）若采集血标本需另备标本容器、无菌软塞，必要时还需备酒精灯和火柴。一些检查或造影根据需要准备用物和药液。

（三）注射部位

选择动脉搏动最明显处穿刺。采集血标本常用桡动脉、股动脉。区域性化疗时，应根据患者治疗需要选择，一般头面部疾病选用颈总动脉，上肢疾病选用锁骨下动脉或肱动脉，下肢疾病选用股动脉。

（四）操作方法

（1）评估患者的病情、合作程度、对动脉注射的认识水平和心理反应；介绍动脉注射的目的、过程，取得患者配合；评估注射部位组织状态。

（2）准备用物，并按医嘱查对后抽好药液，放入铺有无菌巾的治疗盘内，携物品至患者处，再次核对。

（3）选择注射部位，协助患者取适当卧位，消毒局部皮肤，待干。

（4）戴手套或消毒左手示指和中指，在已消毒范围内摸到欲穿刺动脉的搏动最明显处，固定于两指之间。

（5）右手持注射器，在两指间垂直或与动脉走向呈40°刺入动脉，见有鲜红色回血，右手固定穿刺针的方向及深度，左手以最快的速度注入药液或采血。

（6）操作完毕，迅速拔出针头，局部加压止血5～10min。

（7）核对后安置患者舒适卧位，整理床单位。清理用物，必要时做记录，如有血标本则及时送检。

（五）注意事项

（1）采血标本时，需先用1∶500的肝素稀释液湿润注射器管腔。

（2）采血进行血气分析时，针头拔出后立即刺入软塞以隔绝空气，并用手搓动注射器使血液与抗凝剂混匀，避免凝血。

（姚良玉）

第三节　吸入给药法

一、雾化吸入

雾化吸入法是利用氧气或压缩空气的压力，使药液形成雾状，使患者吸入呼吸道，以达到治疗目的。

（一）目的

（1）治疗呼吸道感染，消除炎症和水肿。

（2）解除支气管痉挛。

（3）稀释痰液，帮助祛痰。

（二）作用原理

雾化吸入器是借助高速气流通过毛细管并在管口产生负压，将药液由邻近的小管吸出；所吸出的药液又被毛细管口高速的气流撞击成细小的雾滴，形成气雾喷出。

（三）用物

（1）雾化吸入器。

（2）氧气吸入装置一套（不用湿化瓶）或压缩空气机一套。

（3）药物根据医嘱准备。

（四）操作方法

（1）评估患者的病情、自理能力、相关知识，向患者解释操作的目的、过程，取得患者配合。

（2）准备用物，将药液按医嘱备好后注入雾化器，并根据病情需要选择口含嘴或面罩。

（3）携用物至床边，再次核对，教会患者使用雾化吸入器。

（4）协助患者取舒适体位并漱口，将雾化器的进气口接在氧气装置的输出管（不用湿化瓶），调节氧流量分钟 6～8L。

（5）有药液雾滴形成后，将口含嘴放入口中并紧闭口唇或将面罩罩于口鼻上并妥善固定。

（6）指导患者用嘴深而慢地吸气，用鼻呼气。持续雾化吸入直至药物吸入完毕，取下雾化器，关闭氧气。

（7）协助患者清洁口腔，取舒适卧位。

（8）清理用物，将雾化器消毒、清洁、晾干，备用。

二、超声波雾化吸入

超声波雾化吸入是应用超声波声能，将药液变成细微的气雾，随患者的吸气而进入呼吸道及肺泡。超声波雾化的特点是雾量大小可以调节、雾滴小而均匀，直径在 $5\mu m$ 以下。药液随患者深而慢的呼吸可达到终末支气管及肺泡。

（一）目的

（1）消炎、镇咳、祛痰。

（2）解除支气管痉挛，使气道通畅，从而改善通气功能。

（3）呼吸道烧伤或胸部手术者，可预防呼吸道感染。

（4）配合人工呼吸器，湿化呼吸道或间歇雾化吸入药液。

（5）应用抗癌药物治疗肺癌。

（二）用物

超声雾化器一套，药液按医嘱准备，蒸馏水。

（三）原理

超声波雾化器通电后超声波发生器输出高频电能，使水槽底部晶体换能器发生超声波声能，声能振动雾化罐底部的透声膜，作用于雾化罐内的液体，破坏了药液表面的张力和惯性，成为微细的雾滴，随患者吸气进入呼吸道，吸入肺泡。

（四）操作方法

（1）评估患者的病情、自理能力、相关知识，向患者解释操作的目的、过程，取得患者配合。

（2）水槽内放冷蒸馏水 250mL，水要浸没雾化罐底部的透声膜。按医嘱将药液放入雾化罐内，检查无漏水后放入水槽内，将水槽盖紧。根据病情需要选择口含嘴或面罩。

（3）携用物至患者处，再次核对。

（4）接通电源，开电源开关 3min 后，再开雾化开关，根据需要调节雾量。将口含嘴放入口中并紧闭口唇，或将面罩罩于口鼻上并妥善固定，让患者深呼吸。

（5）治疗毕，先关雾化开关，再关电源开关，否则易损坏电子管。若有定时装置则到"OFF"位雾化自动停止，这时要关上电源开关。助患者取舒适卧位。

（6）整理用物，放掉水槽内水，按要求清洗雾化罐、送风管等部件，并晾干备用。

（五）注意事项

（1）水槽内无水时切勿开机，否则会烧毁机心。

（2）连续使用时，须间歇 30min，并更换水槽内蒸馏水，保证水温不超过 60℃。

（3）水槽底部的压电晶体片和雾化罐的透声膜，质脆且薄易破损，操作中不可用力按压，操作结束只能用纱布轻轻吸水。

（姚良玉）

第四节　滴入给药法

将药液滴入眼、耳、鼻等处，以达到局部或全身的治疗作用，或做某些诊断检查的目的。

（一）目的

（1）防治眼、鼻、耳部疾病。

（2）有关检查或术前用药，如查眼底、鼻部手术前用药等。

（二）用物

治疗盘内按医嘱备眼药水或眼药膏、滴鼻液或药膏、滴耳药，消毒干棉球罐，弯盘，治疗碗内置浸有消毒液的小毛巾。

（三）操作方法

（1）评估患者用药部位情况、是否存在药物使用禁忌证等。解释操作目的、过程，取得患者配合。

（2）洗净双手，备齐用物携至患者处，再次核对

1）滴眼药术：①助患者取仰卧位或坐位，头略后仰，用干棉球拭去眼分泌物、眼泪。②嘱患者眼向上看，左手取一干棉球置于下眼睑处，并轻轻拉下，以露出下穹隆部，右手滴一滴眼药于下穹窿部结膜囊内；涂眼药膏者，则将眼药膏挤入下穹隆部约 1cm 左右长度，然后以旋转方式将药膏膏体离断。轻提上眼睑覆盖眼球，并嘱患者闭眼、转动眼球，使药物充满整个结膜囊内。③用干棉球拭去溢出的眼药水，嘱患者闭眼 1～2min。

2）滴鼻药术：①嘱患者先排出鼻腔内分泌物，清洁鼻腔。②仰头位：适用于后组鼻窦炎或鼻炎患者，助患者仰卧，肩下垫枕头垂直后仰或将头垂直后仰悬于床缘，前鼻孔向上，手持一棉球以手指轻轻拉开鼻尖，使鼻孔扩张，一手持药液向鼻孔滴入每侧 2～3 滴，棉球轻轻塞于前鼻孔。③侧头位：适用于前组鼻炎患者，卧向患侧，肩下垫枕，使头偏患侧并下垂，将药液滴入下方鼻孔 2～3 滴，棉球轻轻塞入前鼻孔。④为使药液分布均匀并到达鼻窦口，滴药后轻捏鼻翼或头部向两侧轻轻转动，保持仰卧或侧卧 3～5min。然后捏鼻起立。

3）滴耳药术：①协助患者侧卧，患耳向上；或坐位，头偏向一侧肩部，使患耳向上；用小棉签清洁外耳道。②手持干棉球，轻提患者耳郭（成人向后上，3 岁以下小儿向后下）以拉直外耳道。③顺外耳道后壁滴入 3～5 滴药液，并轻提耳郭或在耳屏上加压，使气体排出，药液易流入。然后用棉球塞入外耳道口。④嘱患者保持原位 3～5min。

（3）观察用药后患者的情况，整理床单位，助患者取舒适卧位。

（4）清理用物，洗手，必要时记录。

（四）注意事项

（1）用药前严格遵守查对制度。

（2）滴药时距离应适中，太远药液滴下时压力过大，太近容易触碰污染药液；药液不可直接滴于角膜、鼓膜上。

（3）滴眼药时，易沉淀的混悬液应充分摇匀后再用；一般先右眼后左眼，以免错滴，若左眼病较轻，则先左后右，以免交叉感染；一次用量不易太多，1滴即可，滴药后勿用力闭眼，以免药液外溢；若滴入药液有一定毒性，滴药后应用棉球压迫泪囊区2~3min，以免药液流入泪囊和鼻腔，吸收后引起中毒反应；角膜有溃疡、眼部有外伤或眼球手术后，滴药后不可压迫眼球，也不可拉高上眼睑。

（4）滴耳药若为软化耵聍，滴药前不必清洁外耳道，每次滴药量可稍多，以不溢出外耳道为度；滴药后会出现耳部发胀不适，应向患者做好解释；两侧均有耵聍者不易同时进行。

（5）若是昆虫类异物进入外耳道，可选用乙醚、酒精或油类药液，目的在于使之麻醉或窒息死亡便于取出。滴后2~3min即可取出。

（吴淋淋）

第五节　栓剂给药法

栓剂是药物与适宜基质制成的供腔道给药的固体制剂。其熔点为37℃左右，插入体腔后栓剂缓慢融化，药物经黏膜吸收后，达到局部或全身治疗的效果。

（一）目的
（1）全身或局部用药。

（2）刺激肠蠕动促进排便。

（二）用物
治疗盘内盛：消毒手套、手纸、弯盘、药栓按医嘱。

（三）操作方法

（1）评估患者的病情、心理状态等。解释操作目的、过程，取得患者配合。

（2）洗净双手，备齐用物携至患者处，再次核对。

（3）协助患者清洗肛门周围或会阴部，然后助其屈膝左侧卧位或俯卧位，脱裤露出臀部。若为妇科用药，则屈膝仰卧露出会阴部。

（4）右手戴手套，左手用手纸分开臀部露出肛门，右手持药栓底部将尖端置入肛门6~7cm，置入后嘱患者夹紧肛门，防止栓剂滑出。妇科给药者，必须看清阴道口，可利用置入器或戴手套，将栓剂以向下、向前的方向置入阴道内5cm。置入栓剂后患者应平卧15min。

（5）清理用物，整理床单位，协助患者取舒适卧位。

（四）注意事项

（1）尽量入睡前给药，以便药物充分吸收，并可防止药栓遇热溶解后外流。

（2）治疗妇科疾病者，经期停用。有过敏史者慎用。

（3）需多次使用栓剂而愿意自己操作者，可教会其方法，以便自行操作。

（吴淋淋）

第五章

药物过敏试验技术

临床上使用的某些药物，可能会引起不同程度的过敏反应，导致患者感觉不适，甚至会危及生命。因此为保证合理使用药物，充分发挥药效，防止过敏反应的发生，在使用某些高致敏药物前，应详细询问用药史、过敏史、家族史，并进行药物过敏试验。在进行试验的过程中，护士应严格掌握试验方法、准确配制试验液、认真观察反应、正确判断结果，并须熟知急救措施，提前做好急救的准备。

第一节 过敏反应概述

一、过敏反应的原因和发生机制

过敏反应也称变态反应或超敏反应，属于异常的免疫反应，其基本原因是抗原抗体的相互作用。其发生机制因反应的类型而不同，但总体而言，是药物或其代谢产物可成为抗原或半抗原（与体内物质结合后成为全抗原），当它们进入机体后，可使淋巴细胞或体液免疫系统致敏，从而产生特异性抗体，包括 IgE、IgG 和 IgM 等，此时机体进入致敏状态。当再次应用相同的药物时，抗原再次进入体内并与抗体结合，通过激活免疫系统，作用与对应的器官，从而引起一系列过敏反应的临床表现。药物过敏反应具有以下特点。

（1）仅发生于用药人群中的少数：虽然不同药物引起过敏反应的发生率有别，但一般都发生于用药人群中的少数人，不具有普遍性。

（2）很小剂量即可发生过敏反应：如果患者对药物过敏，即使只用很小的剂量也足以引起过敏反应，因此可作为与药物中毒反应相鉴别的重要依据。

（3）与正常药理反应或毒性无关：药物过敏反应是在正常用法、用量下的不正常反应，其临床表现与正常药理反应或毒性无关。

（4）一般发生于再次用药：药物过敏反应的发生需有致敏阶段，因此通常不发生在首次用药，而在再次用药后发病。

（5）过敏的发生与体质因素有关：药物过敏反应的发生与过敏体质有关，因此是对某些药物"质"的过敏，而不是"量"的中毒。

二、过敏反应的临床表现

药物过敏反应可造成机体组织损伤或生理功能紊乱，其临床表现多种多样，危害可波及全身各器官、组织，也可能只局限在某一器官、组织，其反应性质可以属于任何类型的变态反应，而在不少情况下，是多型变态反应的综合。

1. 过敏性休克 最严重的过敏反应，属于 I 型变态反应，发生率为（5~10）人／万，特点是反应迅速、强烈、消失快。多在用药后 5~20min，甚至在用药后数秒内发生。临床表现如下。

（1）呼吸系统症状：由喉头水肿、支气管痉挛和肺水肿引起，表现为胸闷、气促、哮喘、呼吸困难等。

（2）循环系统症状：由周围血管扩张导致有效循环血量不足引起，表现为面色苍白、冷汗、发绀、脉细弱、血压下降等。

（3）中枢神经系统症状：由脑组织缺氧引起，表现为头晕眼花、四肢麻木、意识丧失、抽搐、大小便失禁等。

2. 血清病型反应　属于Ⅲ型变态反应，亦称免疫复合物型变态反应。它的发生遵循Ⅲ型变态反应的发展规律。即参与变态反应的抗体是 IgG 或 IgM，病变发生的基础是免疫复合物（中等大小可溶性免疫复合物）的形成、激活补体，趋化中性粒细胞引起吞噬反应，并在一定条件下导致组织损伤。一般于用药后 7～12 日发生症状，临床表现和血清病相似，有发热、关节肿痛、皮肤发痒、荨麻疹、全身淋巴结肿大、腹痛等。

血清病型反应一般经过良好，只要停用药物，多能自行缓解，必要时可用抗组胺类药。

3. 各器官或组织的过敏反应　如下所述。

（1）皮肤：主要有瘙痒、荨麻疹，严重者发生剥脱性皮炎。

（2）呼吸系统：可引起哮喘或促发原有的哮喘发作。

（3）消化系统：可引起过敏性紫癜，以腹痛和便血为主要症状。

（4）泌尿系统：可出现肾损害，表现为血尿、蛋白尿、肾衰竭、间质性肾炎等。

（5）血液系统：可出现血细胞减少、溶血性贫血、粒细胞减少或缺乏、血小板减少、再生障碍性贫血和巨幼红细胞性贫血等。

（吴淋淋）

第二节　常用药物过敏试验

一、青霉素过敏试验

（一）皮内试验液的配制

皮内试验药液为每毫升含 100～500U 的青霉素 G 等渗盐水，以 0.1mL（含 10～50U）为注入标准。各地对注入剂量的规定不一，以 20U 或 50U 为例，具体配制方法如下。

（1）40 万单位青霉素瓶内注入 2mL 生理盐水，稀释为每毫升含 20 万单位。

（2）取 0.1mL 青霉素溶液加生理盐水至 1mL，每毫升含 2 万单位。

（3）取 0.1mL 青霉素溶液加生理盐水至 1mL，每毫升含 2 000U。

（4）取 0.1mL 或 0.25mL 青霉素溶液加生理盐水至 1mL，每毫升含 200U 或 500U。

（5）每次配制时均需将溶液混匀。

（二）试验方法

皮内注射青霉素试验液 0.1mL（含 20U 或 50U），20min 后观察结果。

（三）结果的观察与判断

1. 阴性　皮丘无改变，周围不红肿，无红晕，无自觉症状。

2. 阳性　局部皮丘隆起，出现红晕硬块，直径＞1cm，或周围出现伪足、有痒感。严重时可有头晕、心悸、恶心，甚至出现过敏性休克。

（四）过敏性休克的急救

一旦发生过敏性休克必须争分夺秒、迅速及时、就地急救。

（1）立即停药，患者就地平卧，进行抢救。

（2）立即皮下注射 0.1% 盐酸肾上腺素 0.5～1.0mL，患儿酌减。此药是抢救过敏性休克的首选药物，具有收缩血管、增加外周阻力、提升血压、兴奋心肌、增加心血排血量及松弛支气管平滑肌的作用。如症状不缓解，可每隔 30min 皮下或静脉注射该药 0.5mL，直至脱离危险。如发生心搏骤停，立即行胸外心脏按压术。

（3）维持呼吸：给予氧气吸入。呼吸受抑制时，肌内注射尼可刹米（可拉明）或洛贝林（山梗菜碱）等呼吸兴奋药。喉头水肿影响呼吸，可行气管插管或气管切开术。

（4）抗过敏：根据医嘱，立即给予地塞米松 5～10mg 静脉注射或氢化可的松 200～400mg 加入 5%～10% 葡萄糖注射液 500mL，静脉滴注。应用抗组胺类药，如肌内注射异丙嗪 25～40mg 或苯海拉明 20mg。

（5）补充血容量：静脉滴注 10% 葡萄糖注射液或平衡液扩充血容量。如血压下降不回升，可用右旋糖酐 -40，必要时可用多巴胺、间羟胺（阿拉明）等升压药物。

（6）纠正酸中毒：可给 5% 碳酸氢钠注射液静脉输注。

（7）密切观察患者体温、脉搏、呼吸、血压、尿量及其他病情变化，并做好病情动态记录。

（五）注意事项

（1）用药前应详细询问用药史、过敏史和家族史。对有青霉素过敏史者应禁止做过敏试验，对有其他药物过敏史或变态反应疾病史者应慎用。

（2）试验结果为可疑阳性，应做对照试验：可疑阳性表现为皮丘不扩大，周围有红晕，但直径 < 1cm；或局部皮试部位皮肤阴性，但患者有胸闷、头晕等全身症状。对可疑阳性患者，应在对侧手臂皮肤相同部位用 0.9% 氯化钠注射液做对照试验，如出现同样结果，说明前者不是阳性。确定青霉素皮试结果阴性方可用药。

（3）药液应现用现配，青霉素水溶液极不稳定，放置时间过长除药物被污染或药物效价降低外，还可分解产生各种致敏物质引起过敏反应，因此使用青霉素应现用现配。配制试验液或稀释青霉素的等渗盐水应专用。

（4）不宜空腹进行皮肤试验或药物注射，个别患者因空腹用药，或晕针、疼痛刺激等，产生头晕眼花、出冷汗、面色苍白、恶心等反应，易与过敏反应相混淆，应注意区别，因此不宜空腹进行皮肤试验或药物注射。

（5）在皮内试验和用药过程中，严密观察过敏反应：很多严重的药物过敏反应发生于药物注射后 5～15min，应让患者注射后在室内停留 20min（尤其首次注射青霉素者），如无不良反应再离开，以免患者在途中发生意外，造成救治困难。

皮试观察期间嘱咐患者：不可用手拭去药液和按压皮丘；20min 内不可离开、不可剧烈活动；如有不适，及时联系。

（6）配备急救药物和设备：皮内试验及注射青霉素时均应备好急救药物和设备，如盐酸肾上腺素注射液、异丙肾上腺素气雾剂、针刺毫针、氧气等，以防万一。

二、头孢菌素过敏试验

（一）皮内试验液的配制

取先锋霉素 0.5g，加生理盐水 10mL，稀释为每毫升 50mg。取 0.1mL，加生理盐水至 10mL（0.5mg/mL）即得。

（二）试验方法

取皮内试验液 0.05～0.1mL（含 0.025～0.05mg），皮内注射，20min 后观察结果。

（三）结果判断及过敏后救治措施

同青霉素。

（四）注意事项

（1）凡既往使用头孢菌素类药物发生过敏性休克者，不得再做过敏试验。

（2）皮试阴性者，用药后仍有发生过敏的可能性，故在用药期间应密切观察。遇有过敏的情况，应立即停药并通知医生，处理方法同青霉素过敏。

（3）头孢菌素类药物可致交叉过敏，凡使用某一种头孢菌素有过敏现象者，一般不可再使用其他品种。

（4）如患者对青霉素类过敏，且病情确实需要使用头孢菌素类药物时，一定要在严密观察下做头孢菌素类药物过敏试验，并做好抗过敏性休克的急救准备。

三、破伤风抗毒素（TAT）过敏试验

（一）皮内试验液的配制

用每支 1mL 含 1 500U 的破伤风抗毒素药液，取 0.1mL，加生理盐水稀释到 1mL（每毫升含 150U）即得。

（二）试验方法

取破伤风抗毒素试验液 0.1mL（含 15U），做皮内注射，20min 后观察结果。

（三）结果的观察与判断

1. 阴性　局部皮丘无变化，全身无反应。
2. 阳性　局部皮丘红肿硬结，直径 >1.5cm，红晕超过 4cm，有时出现伪足、痒感。全身反应同青霉素过敏全身反应。

当试验结果不能肯定时，应在另一手的前臂内侧用生理盐水做对照试验。对照试验为阴性者，可将余液 0.9mL 做肌内注射。对试验结果为阳性者，须用脱敏注射法。

（四）过敏反应的急救措施

同青霉素。

（五）脱敏注射法

若遇 TAT 皮内试验呈阳性反应时，可采用小剂量多次脱敏注射疗法。其机制是小量抗原进入体内后，同吸附于肥大细胞或嗜碱粒细胞上的 IgE 结合，使其逐步释放出少量的组胺等活性物质。而机体本身有一种组胺酶释放，它可使组胺分解，不致对机体产生严重损害，因此临床上可不出现症状。经过多次小量的反复注射后，可使细胞表面的 IgE 抗体大部分，甚至全部被结合而消耗掉，最后大量注射抗原（TAT）时，便不会发生过敏反应。脱敏注射步骤，见表 5 - 1。

表 5 - 1　破伤风抗毒素脱敏注射法

次数	抗毒血清（mL）	生理盐水（mL）	注射法
1	0.1	0.9	肌内注射
2	0.2	0.8	肌内注射
3	0.3	0.7	肌内注射
4	余量	稀释至 1mL	肌内注射

每隔 20min 注射 1 次，每次注射后均需密切观察。在脱敏过程中，如发现患者有全身反应，如气促、发绀、荨麻疹或过敏性休克时应立即停止注射，并迅速对症处理。如反应轻微，待反应消退后，酌情将注射的次数增加，剂量减少，以达到顺利注入全量的目的。

四、普鲁卡因

（1）普鲁卡因又称奴夫卡因：为常用局部麻醉药，主要用于浸润麻醉、神经阻滞麻醉、蛛网膜下腔阻滞麻醉（腰麻）。偶可发生轻重不一的过敏反应。凡首次应用普鲁卡因，或注射普鲁卡因青霉素者均须做过敏试验。

（2）皮内试验方法：取 0.25% 普鲁卡因液 0.1mL（0.25mg）做皮内注射，20min 后观察试验结果。

（3）其余同青霉素。

五、碘过敏试验

碘造影剂是临床上常用的 X 线造影剂之一，其不良反应多属过敏反应。为避免发生过敏反应，凡首次用药者应在碘造影前 1~2d 做过敏试验，结果为阴性时方可做碘造影检查。

（一）试验方法

（1）口服法：口服 5%~10% 碘化钾 5mL，每日 3 次，共 3d，观察结果。

（2）皮内注射法：取碘造影剂 0.1mL 做皮内注射，20min 后观察结果。

（3）静脉注射法：取碘造影剂 1mL，于静脉内缓缓注射，5~10min 观察结果。

（4）在静脉注射造影剂前，必须先行皮内注射术，然后再行静脉注射术，如为阴性方可进行碘剂造影。

（二）结果判断

（1）口服后，有口麻、头晕、心悸、恶心、呕吐、荨麻疹等症状为阳性。

（2）皮内注射者，局部有红肿硬块，直径超过 1cm 为阳性。

（3）静脉注射者，观察有无全身反应，如有血压、脉搏、呼吸和面色等改变为阳性。

有少数患者过敏试验阴性，但在注射碘造影利时发生过敏反应，故造影时仍需备好急救药品。过敏反应的处理同青霉素。

（吴淋淋）

第六章

静脉输液与输血技术

正常人体内，水、电解质和 pH 保持在一定数值，构成机体内在环境的相对稳定，保证机体正常的生理功能，但在疾病和创伤情况下，体液平衡发生紊乱，内环境的稳态不能维持，如不及时纠正，将导致严重后果。输液与输血技术是临床上用于纠正水、电解质平衡失调，恢复内环境稳态的重要措施之一，应及时正确地运用，以保证治疗或急救工作顺利进行。

第一节　外周静脉通路的建立与维护

1. 外周留置针的置入　如下所述。

（1）经双人核对医嘱，对患者进行评估，告知患者用药的要求，征得同意后，开始评估血管，血管选择应首选粗直弹性好的前臂静脉，注意避开关节。

（2）按六步法洗手、戴口罩。按静脉输液，进行物品准备，包括利器盒、6cm×7cm 透明贴膜、无菌贴膜、清洁手套、22～24G 留置针，要注意观察准备用物的质量有效期。

（3）将用物推至床边，经医患双向核对、协助患者取舒适体位。再次选择前臂显露好，容易固定的静脉。

（4）核对液体后，开始排气排液，连接头皮针时，要将头皮针针尖插入留置针肝素帽前端，进行垂直排气，待肝素帽液体注满后再将头皮针全部刺入，回挂于输液架，准备无菌透明敷料。

（5）用含碘消毒剂，以穿刺点为中心进行螺旋式、由内向外皮肤消毒 3 次，消毒范围应大于固定敷料尺寸。

（6）将止血带扎于穿刺点上方 10cm 处。戴清洁手套。再次排气，双向核对，调松套管及针芯。

（7）穿刺时，将针头斜面向上，一手的拇指、示指夹住两翼，以血管上方 15°～30° 进针，见到回血后，压低穿刺角度，再往前进 0.2cm，注意进针速度要慢，一手将软管全部送入，拔出针芯，要注意勿将已抽出的针芯，再次插入套管内。

（8）穿刺后要及时松止血带、松拳、松调节器。

（9）以穿刺点为中心，无张力方法粘贴透明敷料，要保证穿刺点在敷料中央。脱手套，在粘贴条上注明穿刺的时间和姓名，然后覆盖于白色隔离塞，脱去手套，用输液贴以 U 形方法固定延长管。

（10）调节滴速，填写输液卡。核对并告知患者注意事项。

2. 外周静脉留置针封管　如下所述。

（1）按六步法洗手、戴口罩。

（2）准备治疗盘：无菌盘内备有 3～4mL 肝素稀释液、无菌透明敷料（贴膜）、棉签、含碘消毒液、弯盘。

（3）显露穿刺部位，关闭调节器。

（4）分离头皮针与输液导管后，用肝素稀释液以脉冲式方法冲管，当剩至 1mL 时，快速注入，夹闭留置针，拔出针头。用输液贴以 U 形方法固定延长管。

（5）整理床单位，取下输液软袋及导管按要求进行处理。

3. 外周静脉留置针置管后再次输液　如下所述。

（1）经双人核对医嘱后，按照六步法洗手、戴口罩。准备用物，包括75%乙醇、小纱布、输液贴、头皮针、输入液体、弯盘。

（2）查对床号姓名，对患者说明操作目的、观察穿刺局部，查对液体与治疗单，排气排液。

（3）揭开无菌透明敷料、反垫于肝素帽下，用75%乙醇棉球（棉片）摩擦消毒接口持续10秒（来回摩擦10遍）。

（4）再次排气排液后，将头皮针插入肝素帽内，打开留置针及输液调节器，无菌透明敷料固定肝素帽，头皮针导管。

（5）调节滴速，填写输液卡。整理好患者衣被，整理用物并做好观察记录。

4. 外周静脉留置针拔管　如下所述。

（1）按六步法洗手后，准备治疗盘，内装：棉签、无菌透明敷料、含碘消毒液、弯盘。

（2）显露穿刺部位，去除固定肝素帽的无菌透明敷料，轻轻地将透明敷料边缘搓起，以零角度揭开敷料，用含碘消毒液消毒穿刺点2遍。

（3）用干棉签按压局部，拔出留置针，无渗血后用输液贴覆盖穿刺点。

（4）整理床单位并做好拔管记录。

（郭福燕）

第二节　中心静脉通路的建立与维护

一、中心静脉穿刺置管术

中心静脉置管术是监测中心静脉压（CVP）及建立有效输液给药途径的方法，主要是经颈内静脉或锁骨下静脉穿刺，将静脉导管插到上腔静脉，用于危重患者抢救、休克患者、大手术患者、静脉内营养、周围静脉穿刺困难、需要长期输液及使需经静脉输入高渗溶液或强酸强碱类药物者。局部皮肤破损、感染，有出血倾向者是其禁忌证。

（一）锁骨下静脉穿刺

锁骨下静脉是腋静脉的延续，起于第一肋骨的外侧缘，成年人长3~4cm。

1. 选择穿刺点　锁骨上路、锁骨下路。后者临床常用。

2. 穿刺部位　为锁骨下方胸壁，该处较为平坦，可进行满意的消毒准备，穿刺导管易于固定，敷料不易跨越关节，易于清洁和更换；不影响患者颈部和上肢的活动，利于置管后护理。

3. 置管操作步骤　以右侧锁骨下路穿刺点为例。

（1）穿刺点为锁骨与第一肋骨相交处，即锁骨中1/3段与外1/3交界处，锁骨下缘1~2cm处，也可由锁骨中点附近进行穿刺。

（2）体位：平卧位，去枕、头后仰，头转向穿刺对侧，必要时肩后垫高，头低位15°~30°，以提高静脉压使静脉充盈。

（3）严格遵循无菌操作原则，局部皮肤常规消毒后铺无菌巾。

（4）局部麻醉后用注射器细针做试探性穿刺，使针头与皮肤呈30°~45°向内向上穿刺，针头保持朝向胸骨上窝的方向，紧靠锁骨内下缘徐徐推进，可避免穿破胸膜及肺组织，边进针边抽动针筒使管内形成负压，一般进针4cm可抽到回血。若进针4~5cm仍见不到回血，不要再向前推进以免误伤锁骨下动脉，应慢慢向后退针并边退边抽回血，在撤针过程中仍无回血，可将针尖撤至皮下后改变进针方向，使针尖指向甲状软骨，以同样的方法徐徐进针。

（5）试穿确定锁骨下静脉的位置后，即可换用导针穿刺置管，导针穿刺方向与试探性穿刺相同，一旦进入锁骨下静脉位置，即可抽得大量回血，此时再轻轻推进0.1~0.2cm，使导针的整个斜面在静脉腔内，并保持斜面向下，以利导管或导丝推进。

（6）让患者吸气后屏气，取下注射器，以一只手固定导针并以手指轻抵针尾插孔，以免发生气栓或失血，将导管或导丝自导针尾部插孔缓缓送入，使管腔达上腔静脉，退出导针。如用导丝，则将导管引入中心静脉后再退出导丝。

（7）抽吸与导管相连接的注射器，如回血通畅说明管端位于静脉内。

（8）取下输液器，将导管与输液器连接，先滴入少量等渗液体。

（9）妥善固定导管，无菌透明敷料覆盖穿刺部位。

（10）导管放置后需常规行 X 线检查，以确定导管的位置。插管深度，左侧不宜超过 15cm，右侧不宜超过 12cm，已能进入上腔静脉为宜。

（二）颈内静脉穿刺

颈内静脉起源于颅底，上部位于胸锁乳突肌的前缘内侧；中部位于胸锁乳突肌锁骨头前缘的下面和颈总动脉的后外侧；下行至胸锁关节处与锁骨下静脉汇合成无名静脉，继续下行与对侧的无名静脉汇合成上腔静脉进入右心房。

1. 选择穿刺点部位　颈内静脉穿刺的进针点和方向，根据颈内静脉与胸锁乳突肌的关系，分为前路、中路、后路 3 种。

2. 置管操作步骤　如下所述。

（1）以右侧颈内中路穿刺点为例，确定穿刺点为，锁骨与胸锁乳突肌的锁骨头和胸骨头所形成的三角区的顶点，颈内静脉正好位于此三角区的中心位置，该点距锁骨上缘 3～5cm。

（2）体位：患者平卧，去枕，头后仰，头转向穿刺对侧，必要时肩后垫一薄枕，头低位 15°～30°使颈部充分外展。

（3）严格遵循无菌操作原则，局部皮肤常规消毒后铺无菌巾。

（4）局部麻醉后用注射器细针做试探性穿刺，使针头与皮肤呈 30°，与中线平行直接指向足端。进针深度一般为 3.5～4.5cm，以进针深度不超过锁骨为宜。边进针边抽回血，抽到静脉血即表示针尖位于颈内静脉。如穿入较深，针已对穿颈静脉，则可慢慢退出，边退针边回抽，抽到静脉血后，减少穿刺针与额平面的角度（约 30°）。

（5）试穿确定颈内静脉的位置后，即可换用导针穿刺置管，导针穿刺方向与试探性穿刺相同。当导针针尖到达颈静脉时旋转取下注射器，从穿刺针内插入引导钢丝，插入时不能遇到阻力。有阻力时应调整穿刺位置，包括角度、斜面方向和深浅等。插入导丝后退出穿刺针，压迫穿刺点同时擦净钢丝上的血迹。需要静脉扩张器的导管，可插入静脉扩张器扩张皮下或静脉。将导管套在引导钢丝外面，导管尖端接近穿刺点，引导钢丝必须伸出导管尾端，用手抓住，右手将导管与钢丝一起部分插入，待导管进入颈静脉后，边退钢丝、边插导管。一般成年人从穿刺点到上腔静脉右心房开口处约 10cm，退出钢丝。

（6）抽吸与导管相连接的注射器，如回血通畅说明管端位于静脉内。

（7）用生理盐水冲洗导管后即可接上输液器或 CVP 测压装置进行输液或测压。

（8）妥善固定导管，用无菌透明敷料（贴膜）覆盖穿刺部位。

二、外周静脉置入中心静脉导管

外周静脉置入中心静脉导管（peripherally inserted central catheter，PICC），是指经外周静脉穿刺置入的中心静脉导管，其导管尖端的最佳位置在上腔静脉的下 1/3 处，临床上常用于 7 天以上的中期和长期静脉输液治疗，或需要静脉输注高渗性、有刺激性药物的患者，导管留置时间可长达 1 年。

（一）置管操作步骤

（1）操作前，要先经双人核对医嘱；再对患者进行穿刺前的解释工作，得到患者的理解配合。

（2）对患者的穿刺部位静脉和全身情况进行评估：血管选择的标准：在患者肘关节处，取粗而直，静脉瓣少的贵要静脉、正中静脉或头静脉，要注意避开穿刺周围有皮肤红肿、硬结、皮疹和感染的情况。当血管选择好以后，要再次向患者告知穿刺时可能发生的情况，以及穿刺配合事项，经同意，签署知情同意书。

（3）操作前，要按照六步法进行洗手、戴口罩。准备用物，具体包括：治疗盘内装有75%乙醇、含碘消毒液、生理盐水100mL、利多卡因1支。治疗盘外装有三向瓣膜PICC穿刺导管套件1个、PICC穿刺包（穿刺包内装有测量尺、无菌衣、无粉手套2副、棉球6个、镊子2~3把、止血带、大单1条、治疗巾2块、洞巾1块、20mL空针2副、5mL空针1副、1mL空针1副、大纱布3块、小纱布2块。剪刀、10cm×12cm无菌透明敷料1张）、免洗手消毒液。

（4）查对患者床号与姓名，嘱患者身体移向对侧床边，打开PICC穿刺包，手臂外展与身体呈90°，拉开患者袖管，测量置管的长度与臂围，具体测量方法是，从穿刺点沿静脉走行，到右胸锁关节，再向下至第3肋间，为置入导管的长度。接着，在肘横纹上10cm处，绕上臂一圈，测出臂围值，做好测量的记录。

（5）戴无菌手套：取出无菌巾垫于穿刺手臂下方，助手协助倒消毒液。消毒皮肤。消毒的要求是，先用乙醇棉球，以穿刺点为中心，进行螺旋式摩擦消毒，范围为直径≥10cm，当去除皮肤油脂后，再用碘剂以同样的方法，顺时针方向与逆时针方向分别交叉，重复两次进行消毒。建立无菌屏障。铺治疗巾，将止血带放于手臂下方，为扩大无菌区域，还应铺垫大单，铺洞巾。

（6）穿无菌衣、更换无粉手套，先抽取20mL生理盐水2次，再用2mL，最后用1mL注射器抽取利多卡0.5mL。打开PICC穿刺导管套件。用生理盐水预冲导管，用拇指和示指轻轻揉搓瓣膜，以确定导管的完整性。再分别预冲连接器、减压套筒、肝素帽和导管外部，最后，将导管浸入生理盐水中充分润滑导管，以减少对血管的刺激。打开穿刺针，去除活塞，将穿刺针连接5mL注射器。

（7）扎止血带，并嘱患者握拳，在穿刺点下方，皮下注射利多卡因呈皮球状，进行局部麻醉。静脉穿刺时，一手固定皮肤，另一手持针以进针角度呈15°~30°的方向进行穿刺。见到回血后，保持穿刺针与血管的平行，继续向前推进1~2mm，然后，保持针芯位置，将插管鞘单独向前推进，要注意避免推进钢针，造成血管壁的穿透。

（8）松开止血带，嘱患者松拳，以左手拇指与示指固定插管鞘，中指压住插管鞘末端处血管，防止出血，接着，从插管鞘内撤出穿刺针。一手固定插管鞘，另一手将导管自插管鞘内缓慢、匀速地2cm长度推进。当插入20cm左右时，嘱患者头侧向穿刺方，转头并低头，以确保穿刺导管的通畅。在送管过程中，左手的中指要轻压血管鞘末端，以防出血。当导管置入预定的长度时，在插管鞘远端，用纱布加压止血并固定导管。将插管鞘从血管内撤出，连接注射器抽回血，冲洗导管。双手分离导管与导丝衔接处，一手按压穿刺点固定导管，另一手将导丝以每次3~5cm均匀的速度轻轻抽出，然后撤出插管鞘。当确认预定的置入长度后，在体外预留5~6cm，以便于安装连接器。

（9）修剪导管长度，注意勿剪除毛茬；安装连接器；先将减压套筒套到导管上，将导管连接到连接器翼形部分的金属柄上，使导管完全平整的套住金属柄，再将翼形部分的倒钩和减压套筒上的沟槽对齐锁定，最后，轻轻牵拉导管以确保连接器和导管完全锁定。用生理盐水，以脉冲式方法进行冲管，当推至所剩1mL液体时，迅速推入生理盐水，连接肝素帽。

（10）导管的固定，是将距离穿刺点0.5~1cm处的导管安装在固定翼的槽沟内。在穿刺点上方，放置一块小纱布吸收渗血，使导管呈弧形，用胶带固定接头，撤出洞巾，再用无菌透明敷料固定导管，要注意无菌透明敷料下缘与胶带下缘平齐。用第2条胶带，以蝶形交叉固定于贴膜上，用第3条胶带，压在第2条胶带上，将签有穿刺时间与患者姓名胶带固定于第3条胶带上。用小纱布或输液贴，包裹导管末端，固定在皮肤上。为保护导管以防渗血，用弹力管状绷带加压包扎穿刺处。

（11）向患者交代注意事项。整理用物并洗手。摄胸部X线片，以确定导管末端的位置，应在上腔静脉下1/3处。

（12）最后在病历上填写置管情况并签名。

（二）PICC 置管后输液

（1）输液前，要先进行双人核对医嘱和治疗单，按照六步洗手法进行洗手、戴口罩。准备治疗盘，盘内装有：乙醇棉片、无菌贴膜、已经连有头皮针的含 20mL 生理盐水的注射器、预输入的液体、弯盘、治疗单，以及免洗手消毒液。

（2）进入病房先查对床号姓名，并与患者说明操作的目的，观察穿刺部位，必要时测量臂围。

（3）查对液体与治疗单，常规排气、排液；揭开输液无菌透明敷料反垫于肝素帽下。用 75% 乙醇棉球，擦拭消毒接口约 10 秒钟。再接入头皮针，抽回血，确定导管在血管腔内后，以脉冲式方法冲洗导管，当推至所剩液体为 1mL 时，快速推入。

（4）分离注射器，连接输液导管，松调节器；最后，用无菌透明敷料固定肝素帽和头皮针，在固定头皮针时，固定完毕后，整理患者衣被，调节滴数，交代注意事项并做好记录。

（三）PICC 冲洗与正压封管

为了预防导管堵塞，保持长期使用，给药前、后，使用血液制品，静脉采血后应冲管。休疗期应每周冲洗 1 次并正压封管。

（1）用六步法洗手、戴口罩。

（2）准备治疗盘，内装贴膜、含 10～20mL 生理盐水注射器 1 副、弯盘。

（3）经查对床号姓名，观察穿刺部位，关闭输液调节器。

（4）揭开输液无菌透明敷料反垫于肝素帽下分离输液导管与头皮针，接 10～20mL 生理盐水注射器，以脉冲式方法冲洗导管。推至最后 1mL 时，进行正压封管。具体方法是：将头皮针尖斜面退至肝素帽末端，待生理盐水全部推入后，拔出头皮针，用无菌透明敷料固定肝素帽。

（5）整理患者衣被，做好观察记录。

（四）PICC 维护操作

为保证外周中心静脉导管的正常使用，应保证每天对患者进行消毒维护。

（1）要按六步洗手法进行洗手、戴口罩。

（2）准备用物：治疗盘内装有石油烷、免洗手消毒液、棉签、皮尺、胶布、肝素帽、头皮针连接预冲注射器、弯盘、PICC 维护包（包内装有无菌手套 2 副、75% 乙醇、碘伏棉棒各 3 根、乙醇棉片 3 块、小纱布 1 块、10cm×12cm 高潮气通透贴膜 1 张、胶带 4 条）。

（3）查对床号和姓名，与患者说明导管维护的目的。观察穿刺部位情况，必要时测量臂围。

（4）揭除透明敷料：揭敷料时，要注意由下往上揭，以防带出导管，同时，还要避免直接接触导管。消毒双手，用石油烷擦除胶布痕迹。

（5）戴无菌手套：用消毒棉片消毒固定翼 10 秒钟。用 75% 的乙醇棉棒，去除穿刺点直径约 1cm 以外的胶脉，再用碘伏棉棒，以穿刺点为中心进行皮肤消毒 3 次，消毒范围应大于无菌透明敷料范围，包括消毒导管。预冲肝素帽，去除原有肝素帽，用 75% 乙醇棉片，擦拭导管末端。

（6）将注满生理盐水的肝素帽连接导管，用生理盐水，以脉冲式方法进行冲管，当冲至剩 1mL 液体时，将头皮针拔出，使针尖位于肝素帽内，快速推入。然后拔出头皮针。

（7）更换无菌手套，安装固定翼，随后，将导管呈弧形进行胶带固定接头。用透明敷料固定导管，固定时，要保证贴膜下缘与胶带下缘平齐，第 2 条胶带以蝶形交叉固定于无菌透明敷料上，第 3 条胶带压在第 2 条胶带上，第 4 条签上姓名与时间后固定于第 3 条胶带上。用无菌小纱布包裹导管末端，用胶带固定于皮肤，做好维护记录。

三、植入式输液港建立与维护

（一）操作前准备

1. 置管部位的选择　置管部位的选择要综合比较其他发生机械性并发症、导管相关性血流感染的可能性。置管部位会影响发生继发导管相关性血流感染和静脉炎的危险度。置管部位皮肤菌群的密度是造成 CRBSI 的一个主要危险因素。由经过培训的医生依不同的治疗方式和患者体型来选输液港植入的途径：大静脉植入、大动脉植入、腹腔内植入，输液座放于皮下。输液港导管常用的植入部位主要为颈内静脉与锁骨下静脉。非随机实验证实了颈内静脉置管发生相关性感染的危险率高。8 项研究的荟萃分析显示，床旁超声定位的锁骨下静脉置管与其他部位相比，可以显著降低机械性并发症。对于成年患者，锁骨下静脉对控制感染来说是首选部位。当然，在选择部位时其他的一些因素也应该考虑。目前临床应用较多的是锁骨下静脉，实际植入的位置要根据患者的个体差异决定。植入位置解剖结构应该能保证注射座稳定，不会受到患者活动的影响，不会产生局部压力升高或受穿衣服的影响，注射座隔膜上方的皮下组织厚度在 0.5～2cm 为适宜厚度。

2. 经皮穿刺导管植入点选择　自锁骨中外 1/3 处进入锁骨下静脉，然后进入胸腔内血管。

（二）输液港的选择

由医生依不同的治疗方式和患者体型做出选择。标准型及急救凹形输液港适用于不同体型的成年人及儿童患者。双腔输液港适用于同时输入不兼容的药物。术中连接式导管可于植入时根据需要决定静脉导管长度。

输液港种类有多种选择：①单腔末端开口式导管输液港或单腔三向瓣膜式导管输液港；②小型单腔末端开口式导管输液港或小型单腔式三向瓣膜式导管输液港；③双腔末端开口式导管输液港或双腔三向瓣膜式导管输液港。

输液港附件——无损伤针的选择：①蝶翼针输液套件适用于连续静脉输注；②直形及弯形无损伤针适用于一次性静脉输注。

（三）穿刺输液操作步骤

（1）向患者说明操作过程并做好解释工作。

（2）观察穿刺点和局部皮肤有无红、肿、热、痛等炎性反应，若有应随时更换敷料或暂停使用。

（3）消毒剂及消毒方法：先用乙醇棉球清洁脱脂，向外用螺旋方式涂擦，其半径 10～12cm。以输液港为圆心，再用碘伏棉球消毒 3 遍。

（4）穿刺输液港：触诊定位穿刺隔，一手找到输液港注射座的位置，拇指与示指、中指呈三角形，将输液港拱起；另一手持无损伤针自三指中心处垂直刺入穿刺隔，直达储液槽基座底部。穿刺时动作要轻柔，感觉有阻力时不可强行进针，以免针尖与注射座底部推磨，形成倒钩。

（5）穿刺成功后，应妥善固定穿刺针，不可任意摆动，防止穿刺针从穿刺隔中脱落。回抽血液判断针头位置无误后即可开始输液。

（6）固定要点：用无菌纱布垫在无损伤针针尾下方，可根据实际情况确定纱布垫的厚度，用无菌透明敷料固定无损伤针，防止发生脱落。注明更换无菌透明敷料的日期和时间。

（7）输液过程中如发现药物外渗，应立即停止输液，并即刻给予相应的医疗处理。静脉连续输。

（8）退针，为防止少量血液反流回导管尖端而发生导管堵塞，撤针应，轻柔，当注射液剩下最后 0.5mL 时，为维持系统内的正压，以两指固定泵体，遍推注边撤出无损伤针，做到正压封管。

（9）采血标本时，用 10mL 以上注射器以无菌生理盐水冲洗，初始抽至少 5mL 血液并弃置，儿童减半，在更换注射器抽出所需的血液量，诸如备好的血标本采集试管中。

（10）连接输液泵设定压力超过 25psi（磅/平方英寸）时自动关闭。

（11）以低于插针水平位置换肝素帽。

（12）封管，以加压的形式从圆形注射港的各角度边推注药液边拔针的方法拔出直角弯针针头暂停输注，每月用肝素盐水封管 1 次即可。

（四）维护时间及注意事项

1. 时间　①连续性输液，每 8 小时冲洗 1 次。②治疗间歇期，正常情况下每 4 周维护 1 次。③动脉植入、腹腔植入时，每周维护 1 次。

2. 维护注意事项　如下所述。

（1）冲、封导管和静脉注射给药时必须使用 10mL 以上的注射器，防止小注射器的压强过大，损伤导管、瓣膜或导管与注射座连接处。

（2）给药后必须以脉冲方式冲管，防止药液残留注射座。

（3）必须正压封管，防止血液反流进入注射座。

（4）不能用于高压注射泵推注造影剂。

（郭福燕）

第三节　静脉输血的程序

一、输血前准备

（1）认真填写输血申请单，抽血送血库做血型鉴定和交叉配血试验。

（2）根据输血医嘱，凭提血单提血，并和血库人员认真做好"三查十对"。核对完毕，在交叉配血试验单上签上核对者姓名。

（3）血液从血库取出后，勿剧烈振荡，以免红细胞大量破坏而引起溶血。库血不可加温，以免血浆蛋白凝固而引起反应。在输血量多时，可在室内放置15～20分钟后再输入。

二、密闭式静脉输血方法与流程（间接输血、直接输血）

（一）间接输血

操作者应仪表端庄、整洁，洗手、戴口罩。

1. 物品准备　如下所述。

（1）配血用物：治疗盘（安尔碘、棉签、一次性注射器、止血带）、输血申请单、普通干燥管、弯盘。

（2）取血用物：治疗盘（包括治疗巾）、病历、提血单。

（3）输血用物：一次性输血器、生理盐水、输血前用药、治疗盘（安尔碘、棉签、止血带）、弯盘、止血钳（视需要而定）、输液卡、静脉穿刺针、无菌透明敷料、输液架。

2. 操作步骤　如下所述。

（1）配血

1）洗手、戴口罩，核对医嘱，准备用物。

2）按照患者病历或电脑基本信息填写申请单、贴试管。

3）两名护士至患者床边仔细核对患者姓名、性别、年龄、病案号、科室、床号、血型。核对无误后抽取血标本，抽血完毕，以核对者/执行者形式在申请单背面双签名。

4）将血标本及申请单送至血库。

（2）取血

1）洗手、戴口罩，核对医嘱，准备用物。

2）根据医嘱及患者信息填写提血单。

3）携带治疗盘和病历至血库，与血库人员做好交接查对：①交叉配血报告单，受血者科别、姓名、病案号、血型（包括Rh因子）、血液成分、有无凝集反应；②核对血袋标签、献血者姓名、血型（包括Rh因子）、血液有效期、血袋号；③检查血袋有无破损遗漏、血袋内血液有无溶血及凝块。核对无误后，在交叉配血报告单反面双签名后领回。

（3）输血

1）洗手、戴口罩，核对医嘱，准备用物。

2）核对，解释；根据医嘱输血前用药，按周围静脉输液技术进行穿刺，成功后先输入少量生理盐水。

3）由两名护士至患者床边核对，确定无误后，以手腕旋转动作将血袋内血液轻轻摇匀。

4）用安尔碘消毒血袋皮管2次，将生理盐水更换下来，再次核对。开始速度宜慢、观察局部及全身情况 15 分钟，无不良反应再根据病情调滴速；告知患者及家属相关注意事项（滴速不可自行调节，如有不适要及时告知医护人员）。

5）输血结束，先滴入少量生理盐水，再拔针，按压片刻。

6）协助患者舒适体位，整理床单位，清理用物（血袋及输血器放在专用收集桶内保留 24 小时），将交叉配血报告单夹在病历中。

（二）直接输血术

是指在供血者与受血者血型（包括 Rh）及交叉配血试验确认后，将供血者的血液抽出，立即输给患者的技术，常用于婴幼儿、少量输血或无库血而患者急需输血时。

1. 输血准备　如下所述。

（1）向供血者和患者做好解释工作。

（2）洗手、戴口罩，核对医嘱。

（3）准备用物：静脉注射用物 2 盒；治疗盘（内铺无菌巾），4% 枸橼酸钠等渗盐水适量，50mL 注射器及针头数副。

2. 操作步骤　如下所述。

（1）请供血者与患者分别卧于床上，露出一侧手臂。

（2）用 50mL 无菌注射器抽取抗凝血药 5mL 后接套管针排气，抽取供血者血液至 55mL。

（3）直接将血液缓慢推入患者已穿刺好的静脉中。

（4）输血结束后，拔出套管针，用小纱布按压穿刺点片刻，用无菌透明敷料覆盖针眼。

（5）协助患者舒适体位，整理床单位，清理用物。

三、自体血回输的护理配合

（一）输血准备

（1）输用预存的自身血与一般输全血的护理要求相同。

（2）手术中自身血的采集和回输，根据手术的要求，巡回护士提前准备好自体血回收机、负压吸引装置、3 000mL 的静脉用生理盐水、一次性使用贮血滤血装置、肝素或其他抗凝血药等。

（二）操作步骤

（1）检查血液回收机的性能，在 500mL 生理盐水溶液中加入 12 500U 肝素。

（2）打开并安装血液回收的无菌用物，包括血液回收器、贮血器、血袋、盐水袋、抗凝血药、废液袋以及各种管道等，连接好全套吸引装置。

（3）手术开始后，用负压吸引（负压 <100mmHg）将血液吸入贮血装置中（抗凝血药由抗凝血药袋的滴管滴入）。当贮血装置的血液达到一定量后，驱动泵自动把血液和静脉用生理盐水按一定的比例注入血液回收器中，对红细胞进行洗涤、过滤、浓缩，经浓缩的红细胞经驱动泵注入血袋备用，洗涤后的液体进入废液袋中按医疗废弃液处理。

（4）将吸出的血液经带过滤网的输血器过滤，即可为患者输入。

（郭福燕）

第七章

导尿技术

排尿活动是一种受大脑皮质控制的反射活动，正常情况下是无痛、无障碍、可自主随意进行的，而在某些疾病或创伤情况下，常会出现各种排尿异常，需要运用导尿、留置导尿或膀胱冲洗等护理技术，以协助诊断、治疗疾病和预防并发症的发生。

第一节　导尿术/留置导尿管术

导尿术（catheterization）是指在严格无菌操作下，将导尿管自尿道插入膀胱，引流尿液的方法。留置导尿管术（retention catheterization）是指在导尿后，将导尿管保留在膀胱内，引流尿液的方法，以避免多次插管引起感染以及反复插管造成患者的痛苦。

一、目　的

1. 导尿术　如下所述。

（1）为尿潴留患者引流出尿液，以减轻痛苦。

（2）协助临床诊断，如留取未受污染的尿标本做细菌培养；测量膀胱容量、压力及残余尿；进行尿道或膀胱造影等。

（3）为膀胱肿瘤患者进行膀胱内化疗。

2. 留置导尿管术　如下所述。

（1）抢救危重、休克患者时正确记录每小时尿量、测量尿比重，以密切观察患者的病情变化。

（2）盆腔脏器手术前排空膀胱，使膀胱持续保持空虚状态，避免术中误伤膀胱。

（3）某些泌尿系统疾病手术后留置导尿管，便于引流和冲洗，减轻手术切口的张力，有利于切口愈合。

（4）昏迷、瘫痪、尿失禁或会阴部有伤口的患者留置导尿管，以保持会阴部的清洁干燥。

（5）为尿失禁患者行膀胱功能训练。

二、操作前准备

1. 护士　衣帽整洁，修剪指甲、洗手、戴口罩。

2. 评估患者并解释　如下所述。

（1）评估患者：了解患者身体状况（如病情、临床诊断、生命体征等）、导尿的目的、患者的意识状态、合作程度、心理状况、生活自理能力、膀胱充盈度及会阴部皮肤黏膜情况。根据患者的自理能力，指导清洁外阴。

（2）向患者及家属解释导尿的目的、方法、注意事项及配合要点。

3. 患者准备　清洁外阴，留置普通导尿管者剃去阴毛。

4. 用物准备　如下所述。

（1）无菌导尿包：①外阴初步消毒包：弯盘或治疗碗 1 个，小药杯 1 个（内盛棉球 6 个），止血钳或镊子 1 把，手套 1 个（左手）。②导尿包：弯盘 1 个，导尿管 10 号、12 号各 1 根，小药杯 1 个（内盛棉球 4 个），止血钳或镊子 2 把，内有润滑油的小瓶 1 个，标本瓶 1 个，洞巾 1 个，治疗巾 1 个，小纱布 1 块。

（2）其他：治疗盘、弯盘，无菌持物镊 2 把、无菌手套 1 副，消毒溶液、消毒棉签，橡胶中单 1 条、治疗垫 1 块、浴巾 1 条，便器及便器巾，治疗车、屏风。

（3）留置导尿管术另备：型号合适的气囊导尿管 1 根，20mL 注射器 1 副，一次性无菌尿袋 1 个、橡皮筋 1 个、安全别针 1 个。使用普通导尿管者需备宽胶布、剃刀。

5. 环境准备　酌情关闭门窗，保持合适的室温，屏风保护患者。

三、操作方法

1. 治疗室准备物品　洗手，准备用物，将用物置于治疗车上层，便器及便器巾置于治疗车下层。治疗车推至患者处。

2. 患者准备　核对患者并给予解释，检查环境，保护隐私。操作者站于患者右侧，松床尾盖被，肩部保暖，垫橡胶中单和治疗巾于患者臀下，协助患者脱去对侧裤腿，盖于近侧腿上，并盖浴巾保暖。对侧腿用盖被遮盖。患者取仰卧屈膝位，两腿外展显露外阴。

3. 打开导尿包　无菌导尿包置于患者两腿间，无菌持物镊整理无菌导尿包内的外阴消毒包和导尿包，倒氯己定溶液于外阴消毒包小药杯内。

4. 消毒、导尿　根据男、女患者尿道的解剖特点进行消毒、导尿。

（1）女患者导尿术：成人女性尿道短，长 4～5cm，富有扩张性，直径 0.6cm 左右，尿道外口位于阴蒂下方，呈矢状裂。

1）初步消毒：操作者左手戴手套，右手持血管钳夹取消毒液棉球消毒阴阜、大阴唇，左手分开大阴唇，依次消毒小阴唇和尿道口。消毒顺序为由外向内，自上而下，一个棉球限用一次。污棉球置于弯盘内。消毒后脱手套置于弯盘内，弯盘移至床尾。

2）整理用物：持物镊打开导尿包，按操作顺序摆放用物，倒消毒液于药杯内，浸湿棉球。

3）润滑导管：戴无菌手套，垫治疗巾于患者臀下，铺洞巾于会阴部，使洞巾口正对尿道口，并与导尿包包布形成一无菌区。选合适的导尿管，含有润滑油的棉球润滑导尿管前段。

4）消毒尿道口：盛消毒液棉球的小药杯置患者大腿间外阴处。左手分开并固定小阴唇，右手持血管钳/镊子夹取消毒棉球，由内向外，自上而下依次消毒尿道口、左右小阴唇、尿道口，每个棉球限用 1 次。污棉球、血管钳/镊子置于床尾弯盘内。

5）导尿：左手继续固定小阴唇，无菌弯盘置于洞巾口，嘱患者张口呼吸，血管钳夹持导尿管对准尿道口轻轻插入 4～6cm，见尿液后再插入 1cm，松开左手，下移固定导尿管，将尿液引流至弯盘内。

（2）男患者导尿术：男性尿道长 18～20cm，有 2 个弯曲，即活动的耻骨前弯和固定的耻骨下弯，有 3 个狭窄部，即尿道内口、膜部和尿道外口。

1）初步消毒：操作者左手戴手套，右手持血管钳夹取消毒液棉球依次消毒阴阜、阴茎、阴囊。左手取纱布裹住阴茎略提起，将包皮向后推，暴露尿道口，右手持血管钳夹棉球自尿道口向外向后旋转擦拭尿道口、龟头、冠状沟。一个棉球限用 1 次。污棉球置于弯盘内。消毒后脱手套置于弯盘内，弯盘移至床尾。

2）整理用物：持物镊打开导尿包，按操作顺序摆放用物，倒消毒液于小药杯内，浸湿棉球。

3）润滑导管：戴无菌手套，垫治疗巾于患者臀下，铺洞巾于会阴部，使洞巾口正对尿道口，并与导尿包包布形成一无菌。选合适的导尿管（使用气囊导尿管时检查气囊完整性），用含有润滑油的棉球润滑导尿管前段。

4）消毒尿道口：盛消毒液棉球的小药杯置患者大腿间。左手用纱布裹住阴茎并提起，使之与腹壁成 60°，将包皮向后推露出尿道口，右手血管钳夹棉球如前法消毒尿道口及龟头。每个棉球限用 1 次。

污棉球、血管钳/镊子置于床尾弯盘内。

5）导尿：左手继续固定阴茎，无菌弯盘置于洞巾口，嘱患者张口呼吸，血管钳夹持导尿管前端对准尿道口轻轻插入20~22cm，见尿液后再插入1~2cm（留置导尿管者见尿液后再插入7~10cm），将尿液引流至弯盘内。

5. 留取尿标本　如需做尿液培养，用无菌试管接取适量尿液，盖好瓶盖，连同小药杯放于治疗车上层。

6. 夹管、倒尿　弯盘内尿液达2/3时，血管钳夹住导尿管末端，将尿液倒入便器内，再打开导尿管继续放尿。注意询问患者感觉，观察患者反应。

7. 根据需要拔管或固定导尿管　如下所述。

（1）一次性导尿者：倒尿完毕，纱布包裹尿管，轻轻拔出导管，并擦拭尿道口，置于弯盘内，撤洞巾、治疗巾，脱手套，整理导尿包，置于治疗车下层；撤除患者臀下橡胶中单和治疗垫，放于治疗车。协助患者穿裤子，整理床单位。

（2）留置导尿管术者

1）固定导尿管：①气囊导尿管固定法：取注射器向气囊内注入液体5~10mL，轻拉尿管证实导尿管固定于膀胱内。②普通导尿管胶布固定法：男性患者取长12cm，宽2cm的胶布，在一端的1/3处两侧各剪一小口，折叠成无胶面，制成蝶形胶布。将2条蝶形胶布的一端粘贴在阴茎两侧，再用两条细长胶布做大半环形固定蝶形胶布于阴茎上，开口处向上，在距离尿道口1cm处用胶布环形固定蝶形胶布的折叠端与导尿管上。女性患者：将1块宽4cm、长12cm的胶布的一端剪成3条，长约胶布的2/3，将未剪的一端贴于阴阜上，另一端3条的中间1条螺旋形粘贴于导尿管上，其余2条分别交叉贴在对侧大阴唇上。

2）连接集尿袋：取集尿袋连接于导尿管末端，使集尿袋位置低于膀胱高度，用橡皮筋和安全别针将集尿袋的引流管固定于床单上。注意引流管留出足够的长度，防止因翻身牵拉使尿管脱出。

3）撤洞巾、治疗巾，脱手套，整理导尿包，置于治疗车下层；撤除患者臀下橡胶中单和治疗垫，放于治疗车。协助患者穿裤子，整理床单位。

8. 整理　清理用物，测量尿量，尿标本贴标签后送检。洗手，记录。

四、注意事项

（1）必须执行查对制度和无菌操作技术原则。

（2）操作过程中注意保护患者隐私，注意保暖。

（3）老年女性尿道口回缩，插管时应仔细观察、辨认，避免误入阴道。如误插入阴道，应另换无菌导尿管重新插管。

（4）膀胱高度膨胀及极度虚弱的患者，第1次放尿不可超过1000mL。大量放尿可使腹腔内压急剧下降，血液大量滞留于腹腔内，导致血压下降而虚脱；膀胱内压突然降低，还可导致膀胱黏膜急剧充血，出现血尿。

（5）为避免尿道损伤和导致泌尿系统感染，应掌握男性和女性尿道的解剖特点。

（郭福燕）

第二节　膀胱冲洗法

膀胱冲洗（bladder irrigation）是将溶液经导尿管灌注入膀胱，再利用虹吸原理将灌入的液体引流出来的方法。

膀胱冲洗的目的：①保持留置导尿管患者尿液引流通畅；②清除膀胱内的血凝块、黏液等异物，预防感染；③治疗某些膀胱疾病，如膀胱炎、膀胱肿瘤。

膀胱冲洗的常用冲洗液：生理盐水、冲洗用水、0.02%呋喃西林、3%硼酸溶液、0.1%新霉素溶液、氯己定溶液。

一、开放式膀胱冲洗术

（一）用物

冲洗液、安尔碘、棉签、血管钳、无菌膀胱冲洗器、弯盘、一次性换药碗 2 个、纱布 2 块。无留置导尿管者另备导尿用物。另备橡胶中单和治疗垫。

（二）操作方法

（1）在留置导尿管的基础上，铺橡胶中单和治疗垫于导尿管接头下方，弯盘置近旁。

（2）血管钳夹闭导尿管，分离导尿管和引流管接头，无菌纱布包裹引流管接头，防止污染。

（3）消毒导尿管口（由内至外），取膀胱冲洗器抽吸冲洗液 200～300mL，接导尿管匀速注入膀胱。

（4）取下冲洗器，冲洗液引流至弯盘内或使用冲洗器轻轻抽吸引流。如此反复冲洗，直至流出液澄清为止。

（5）冲洗完毕，取下冲洗管，消毒导尿管口接引流袋，固定导尿管，引流袋位置低于膀胱，以利于尿液的引流。

（6）协助患者取舒适卧位，整理床单位。

（7）整理用物，洗手，记录冲洗液名称、冲洗量、引流量、引流液性质及冲洗过程中患者的反应。

（三）注意事项

（1）每次冲洗均应遵守无菌操作原则。

（2）冲洗抽吸时不宜用力过猛，以免造成黏膜损伤，吸出的液体不得再注入膀胱。

（3）冲洗时注意观察膀胱的充盈度以及患者的反应，冲洗中若患者感到剧痛等不适或引流液中有鲜血时，应停止冲洗，通知医生处理。

二、密闭式膀胱冲洗术

（一）用物

冲洗液、冲洗导管、安尔碘、棉签、输液架、弯盘，集尿袋。无留置导尿管者另备导尿用物。另备橡胶中单和治疗垫。

（二）操作方法

（1）消毒冲洗液，冲洗用导管连接冲洗液，排气。

（2）连接冲洗。使用三腔气囊导尿管时冲洗导管与导尿管侧腔连接，引流袋与主腔连接；使用双腔气囊导尿管时需使用 Y 形管，一端连接导尿管，另一端连接引流管。

（3）打开冲洗管冲洗，调节滴速。双腔气囊导尿管者先夹闭引流管，开放冲洗管。患者有尿意或滴入 200～300mL 溶液后，关闭冲洗管，开放引流管直至引流出冲洗液量。按需要反复冲洗。

（4）余同开放式膀胱冲洗术。

（三）注意事项

（1）严格执行无菌操作，防止医源性感染。

（2）冲洗时液面距引流管约 60cm，以便产生一定的压力，利于液体的流入。根据引流液的颜色调节冲洗速度，一般为 80～100 滴/分，冲洗速度过快可增加患者膀胱刺激感，膀胱收缩导致冲洗液从导尿管侧溢出尿道外。如果冲洗液为药液，需在膀胱内保留 15～30min 后再引流出体外。

（3）冲洗过程中注意观察冲洗、引流的通畅度，评估冲洗液入量和出量。

（4）注意观察患者的反应，若患者出现腹胀、腹痛、膀胱剧烈收缩等不适症状应减缓冲洗速度，必要时停止冲洗，通知医生处理。

（5）寒冷季节，冲洗液应加温至 35℃左右，以免过冷液体刺激膀胱，引起膀胱痉挛。

（朱宏瑞）

第八章

灌肠技术

肠道是人体参与排便活动的重要器官，主要起到消化、吸收、排除代谢产物的作用。当肠道发生功能或形态改变时，会导致一系列病理变化，出现相应的临床症状，包括腹胀、腹泻、便秘等。灌肠技术（enema）是将一定量的溶液，由肛门经直肠灌入结肠，以帮助患者清洁肠道、排便、排气或由肠腔供给药物，达到确定诊断和治疗目的的方法。根据灌肠目的的不同，可分为不保留灌肠（nonretention enema）和保留灌肠（retention enema），其中，不保留灌肠又可分为大量不保留灌肠、小量不保留灌肠和清洁灌肠。此外，还有简易的肠道清洁技术，包括口服高渗溶液，如口服硫酸镁法、口服甘露醇法等，以及患者可以自行进行的简易通便术，如肥皂栓法、开塞露法等。随着科技的发展，目前临床上广泛应用先进的仪器进行肠道灌洗，如大肠水疗仪、结肠灌洗机等，同样也能第九章达到肠道清洁和治疗的目的。

第一节 不保留灌肠

一、大量不保留灌肠

（一）目的

（1）刺激肠蠕动，软化和清除粪便，驱除肠内积气，减轻腹胀。

（2）清洁肠道，为手术、检查或分娩做准备。

（3）稀释和清除肠道内的有害物质，减轻中毒。

（4）灌入低温液体，为高热患者降温。

（二）用物

（1）治疗盘内备灌肠筒 1 套、肛管 24～26 号，血管钳或调节夹、弯盘、棉签、润滑剂。

（2）卫生纸、橡胶单及治疗巾、水温计、量杯。

（3）输液架、便器及便器巾、屏风。

（三）常用溶液

（1）0.1%～0.2%肥皂液、生理盐水。

（2）液量：成年人 500～1 000mL，小儿 200～500mL，1 岁以下小儿 50～100mL。

（3）温度：39～41℃；降温用 28～32℃；中暑降温 4℃。

（四）操作方法

（1）备齐用物，携至患者床旁，核对患者并解释，以取得合作。嘱患者排尿，关闭门窗，用屏风遮挡。

（2）助患者脱裤至腿部，取左侧卧位，两腿屈膝，臀部移至床沿。垫橡胶单及治疗巾于臀下，盖好盖被仅露出臀部。左侧卧位有利于液体借助重力作用从直肠流至结肠。肛门括约肌失去控制者，可取仰卧位，臀下垫便器。

（3）挂灌肠筒于输液架上，筒内液面距肛门 40～60cm，弯盘置于臀边。肛管前端涂润滑剂，并与灌肠筒连接。排出肛管内空气，用血管钳夹紧橡胶管。分开臀部露出肛门，嘱患者作排便动作或张口深慢呼吸，同时将肛管轻轻插入直肠内 7～10cm，小儿插入 4～7cm，固定肛管，松开血管钳，使溶液缓缓流入。

（4）观察筒内液面下降和患者的反应，若溶液流入受阻，可前后旋转移动肛管或挤捏肛管。患者如有便意，可将灌肠筒放低，减慢流速，并嘱其做深呼吸，以降低腹压，或夹闭肛管，暂停灌肠 30 秒钟，再缓慢进行。

（5）待溶液将要流完时，夹紧橡胶管，用卫生纸包裹肛管轻轻拔出放入弯盘。擦净肛门，助患者穿裤平卧，并尽可能保留 5～10 分钟，以利粪便软化。

（6）不能下床的患者，给予便器，将卫生纸及呼叫器放于易取处。排便后及时取出便器。

（7）整理床单，开窗通气，整理用物。

（8）观察粪便性状，并做记录，必要时留取标本送检。记录于当天体温单的排便栏内。灌肠的缩写符号为 E，0/E 表示灌肠后无排便，1/E 表示灌肠后排便 1 次，11/E 表示自行排便 1 次，灌肠后排便 1 次。

（五）注意事项

（1）灌肠溶液的温度、浓度、液量、流速（压力）要适宜，插管动作应轻而稳，有肛门疾病者应小心，以免损伤黏膜。

（2）妊娠、急腹症、消化道出血、严重心血管疾病患者禁忌灌肠。

（3）肝性脑病患者禁用肥皂液灌肠，以减少氨的产生和吸收。充血性心力衰竭和水、钠潴留患者禁用生理盐水灌肠。

（4）伤寒患者灌肠时筒内液面不得高于肛门 30cm，灌入液体量不得超过 500mL。

（5）注意保护患者隐私；操作中随时观察病情，发现患者有脉速、面色苍白、出冷汗或剧烈腹痛、心慌、气急等症状，应立即停止，并及时与医生取得联系，给予处理。

（6）指导患者养成良好的排便习惯，多食蔬菜、水果，多饮水和加强运动。

（7）若为降温灌肠，应保留 30 分钟后排便，排便 30 分钟后测温并记录。

二、小量不保留灌肠

（一）目的

（1）软化粪便，解除便秘。

（2）排除肠道内的气体，减轻腹胀。

（二）用物

（1）治疗盘内备注洗器或小容量灌肠筒、肛管 20～22 号，止血钳，润滑剂，棉签，温开水 5～10mL。遵医嘱准备灌肠液。

（2）弯盘、卫生纸、橡胶单、治疗巾。

（3）输液架、便器及便器巾、屏风。

（三）常用溶液

（1）"1、2、3"溶液：50% 硫酸镁 30mL，甘油 60mL，温开水 90mL。

（2）甘油或液状石蜡加等量温开水。

（3）温度：38℃。

（四）操作方法

（1）备齐用物携至患者床旁，核对患者并解释。

（2）协助患者取左侧卧位，双膝屈曲，退裤至膝部，臀部移至床沿，置橡胶单及治疗巾于患者臀下。

（3）将弯盘置于患者臀边，用注洗器抽吸药液或用小容量灌肠筒代替注洗器，连接肛管，润滑肛管前端，排气夹管。

（4）用卫生纸分开患者肛门，显露肛门口，嘱患者做排便动作或深呼吸，将肛管轻轻插入直肠7~10cm。

（5）固定肛管，松开血管钳缓缓注入溶液。注毕后夹管，取下注洗器后再吸取溶液，松夹后再行灌注，如此反复直至溶液注完。若使用小容量灌肠筒，则筒内液面距肛门30cm，使液体缓缓流入。

（6）注入温开水5~10mL，抬高肛管尾端，使管内溶液全部灌入，夹管或反折肛管，用卫生纸包裹肛管，轻轻拔出，擦净肛门。

（7）助患者平卧，嘱其尽量保留溶液10~20分钟再排便。

（8）余同大量不保留灌肠。

三、清洁灌肠

（一）目的

（1）彻底清除肠腔内粪便，为直肠、结肠检查和手术做肠道准备。

（2）协助排除体内毒素。

（二）用物

同大量不保留灌肠。

（三）常用溶液

0.1%~0.2%肥皂液、生理盐水。

（四）操作方法

反复多次使用大量不保留灌肠，首次用肥皂水，以后用生理盐水，直至排出液澄清无粪质为止。每次灌入的溶液量为500mL，灌肠时压力要低，液面距离肛门高度不超过40cm。

（朱宏瑞）

第二节　保留灌肠

一、目的

向直肠内或结肠内灌入药物，通过肠黏膜的吸收达到治疗的目的。常用于镇静、催眠、治疗肠道感染。

二、用物

同小量不保留灌肠。选用较细肛管，肛管为20号以下或用导尿管代替。

三、常用溶液

1. 镇静催眠　10%水合氯醛等。

2. 肠道抗感染　2%小檗碱（黄连素）液、0.5%~1%新霉素液、5%大蒜浸液或其他抗生素溶液。

3. 灌肠溶液量　不超过200mL。

4. 温度　38℃。

四、操作方法

（1）备齐用物携至患者床旁，核对患者并解释。

（2）嘱患者先排便排尿，以利药液吸收。

（3）协助患者垫高臀部 10~15cm，使药液易于保留。

（4）根据病情决定卧位：慢性细菌性痢疾病变部位多在直肠及乙状结肠，取左侧卧位；阿米巴痢疾病变多在回盲部，取右侧卧位。

（5）嘱患者深呼吸，轻轻插入肛管 15~20cm，筒内液面距肛门 30cm，按小量不保留灌肠操作方法将药液注入。

（6）药液注入完毕，拔出肛管，用卫生纸在肛门处轻轻按揉片刻，嘱患者卧床休息，保留灌肠溶液在 1 小时以上。

（7）整理床单位，清理用物，观察患者反应，并做好记录。

五、注意事项

（1）肠道抗感染以晚上睡眠前灌肠为宜，此时活动减少，药液易于保留吸收，达到治疗目的。

（2）排便后休息 30~60 分钟，再行灌肠。

（3）为保留药液，减少刺激，应做到肛管细、插入深、注入药液速度慢、量少，液面距肛门不超过 30cm。

（4）肛门、直肠、结肠等手术后的患者或排便失禁的患者均不宜做保留灌肠。

（朱宏瑞）

第三节　简易肠道清洁技术

一、口服高渗溶液

（一）目的

利用高渗溶液在肠道内形成高渗环境，使肠道内水分大量增加，从而软化粪便，刺激肠蠕动，加速排便，清洁肠道。适用于直肠、结肠检查和手术前肠道准备。

（二）常用溶液

甘露醇、硫酸镁。

（三）方法

1. 甘露醇法　患者术前 3 日进半流质饮食，术前 1 日进流质饮食，术前 1 日下午 2：00~4：00 口服甘露醇溶液 1 500mL（20% 甘露醇 500mL+5% 葡萄糖溶液 1 000mL 混匀）。一般服用 15~20 分钟，即反复自行排便。

2. 硫酸镁法　患者术前 3 日进半流质饮食，每晚口服 50% 硫酸镁 10~30mL。术前 1 日进食流质饮食，术前 1 日下午 2：00~4：00 口服 25% 硫酸镁 200mL（50% 硫酸镁 100mL+5% 葡萄糖盐水 100mL），然后再口服温开水 1 000~1 500mL。一般口服 15~30 分钟，即可反复自行排便，2~3 小时可排便 2~5 次。

（四）注意事项

（1）密切观察患者的一般情况及反应。

（2）注意排便的次数及粪便的性状，确定是否达到清洁肠道的目的，并及时记录。

二、简易通便法

（一）目的

采用通便剂协助患者排便，是一种简便、经济、有效的方法，经过指导患者也可自行完成，适用于老年、体弱久病的便秘者。

（二）常用通便剂

通便剂为高渗液和润滑剂制成，具有吸出水分、软化粪便和润滑肠壁、刺激肠蠕动的作用。常用的通便剂有：开塞露、甘油栓、肥皂栓。

（三）方法

1. 开塞露法　开塞露由甘油或山梨醇制成，装于塑料胶壳内。使用时协助患者取左侧卧位，将开塞露顶端剪去，先挤出少量溶液润滑肛门口，嘱患者深呼吸，放松肛门括约肌，将开塞露的前端轻轻插入肛门后再将药液挤入直肠内，成年人用量20mL，小儿10mL。嘱患者平卧，保留5~10分钟排便。

2. 甘油栓法　甘油栓是由甘油和明胶制成的栓剂。使用时手垫纱布或戴手套，嘱患者深呼吸，捏住甘油栓底部轻轻插入肛门至直肠，用示指推入6~7cm，并用纱布抵住，轻轻按揉，保留5~10分钟后排便。

3. 肥皂栓法　将普通肥皂削成圆锥形（底部直径1cm，长3~4cm），使用时手垫纱布或戴手套，嘱患者深呼吸，将肥皂栓蘸热水后轻轻插入肛门至直肠，用示指推入6~7cm，并用纱布抵住，轻轻按揉，保留5~10分钟排便。注意：肛门黏膜溃疡、肛裂及肛门有剧烈疼痛的患者禁用。

三、人工取便术

（一）目的

用手指插入直肠，破碎并取出嵌顿粪便的方法，常用于粪便嵌塞的患者采用灌肠等通便术无效时，以解除其痛苦。

（二）方法

患者取左侧卧位，双腿屈曲，臀下垫尿垫。操作者戴清洁手套，倒1~2mL的2%利多卡因于右手示指端，插入肛门停留5分钟。右手示指指套涂润滑油，嘱患者张口呼吸，轻轻插入肛门，沿直肠壁进入直肠。手指轻轻摩擦，碾松粪块，放入便器，反复进行。取便过程中观察患者反应，如发现患者有面色苍白、出汗、疲惫等表现，暂停取便，休息片刻。取便完毕，清洗且擦干肛门及臀部，若患者病情允许还可行热水坐浴，以促进排便。

（朱宏瑞）

第四节　灌肠技术的研究进展

由于传统的灌肠方法存在肠道清洁不彻底、患者难以耐受等缺点，随着科技的进步，灌肠技术得到长足发展，出现了新的灌肠技术及方法，如结肠灌洗技术，并在临床上得到广泛的应用。

结肠灌洗技术是利用专门的灌洗仪器，如使用结肠灌洗机，从肛门插入一细小软管至直肠，然后注入无菌温水，对大肠进行分段冲洗。充灌时，患者平躺，维持水温为32~37℃，压力为375~525mmHg（50~70kPa），流速为每分钟100~1 300mL，逐段清洁直肠、乙状结肠、降结肠、横结肠和升结肠，作用于整个结肠。当患者有便意时，注入的温水通过污水管排出，当排出物澄清或肠腔压力减轻后再重复充灌。通过反复向肠腔内注水和排水，可使干硬的粪便逐渐软化、松散，同时促进肠黏膜分泌黏液润滑肠道，有助于排便。由于不断注入液体，直肠内压力达到排便阈值后，刺激直肠壁的牵张感受器，产生神经冲动，上传至延髓中的排便中枢，交换信号后，发出传出神经冲动至效应器，引起降结肠、乙状结肠和直肠收缩，从而将粪便排出，这一过程与正常排便反射一致，同样是依靠结肠蠕动收缩将粪便排出，有利于帮助结肠恢复正常功能。

灌肠溶液可以根据灌肠目的的不同而有所选择，目前，临床上较常用的口服灌肠溶液有复方聚乙二醇电解质散。这是一种非渗透性的全肠灌洗液，是以聚乙二醇的多个羟基与水分子形成综合分子，使肠道内的液体保存量增多，粪便的体积增大，从而刺激排便反射，使肠蠕动增加而排出粪便，通常在 1～2 小时致腹泻，快速清洁肠道，相比于传统的口服灌肠液，其服用时间快、不良反应小。此外，还可以选用抗生素灌肠，配合治疗肠道感染，如采用诺氟沙星、复方磺胺甲噁唑保留灌肠治疗细菌性痢疾，磷酸钠用于术前肠道准备以及针灸配合中药灌肠等，都能起到很好的临床疗效。

（徐　丽）

第九章

冷热应用技术

冷与热对人体都是一种温度刺激，无论用于局部或全身，都可以通过神经系统和体液调节引起皮肤与内脏器官的血管扩张或收缩，改变机体的新陈代谢活动，以达到预期的治疗目的。

第一节　热应用术

一、热的治疗作用

1. 促进炎症消散　用热可使局部体表血管扩张，促进组织血液循环，增强新陈代谢，提高白细胞的数量和吞噬功能。在炎症早期用热，可促进炎性渗出物的吸收和消散；在炎症后期用热，可促使白细胞释放蛋白溶解酶，有助于清除坏死组织与组织修复。

2. 解除疼痛　用热可降低感觉神经的兴奋性以提高疼痛阈值；改善血液循环以加速组胺等致痛物质的排出；消除水肿以解除对局部神经末梢的压力；松弛肌肉、肌腱和韧带组织以解除肌肉痉挛和关节强直。以上作用均可解除或减轻疼痛。

3. 减轻深部组织充血　用热使体表血管扩张，皮肤血流量增多，由于全身循环血量的重新分布，则深部组织血流量减少，从而减轻深部组织的充血。

4. 保暖　对末梢循环不良的患者用热，使患者感到温暖舒适。

二、用热的禁忌证

1. 急腹症未明确诊断前　因用热后可解除或减轻疼痛而掩盖病情真相，贻误诊断和治疗。

2. 内脏脏器出血时　用热可使内脏脏器血管扩张，增加脏器的血流量和血管的通透性，加重内脏的出血。

3. 面部危险三角区感染时　该处血管丰富且与颅内海绵窦相通，用热使该部位血流量增多，导致细菌及毒素进入血液循环，促使炎症扩散，造成颅内感染或败血症。

4. 软组织损伤48小时内　用热使血管扩张，加重皮下出血、肿胀和疼痛。

5. 细菌性结膜炎　用热使眼部温度升高，有利于细菌繁殖和分泌物增多而加重眼病。

三、局部用热的方法

（一）热敷

通过直接传导方式用热。常用于解痉、镇痛、消炎、保暖。常用的方法如下。

1. 热水袋热敷

（1）用物：热水袋及布套、大量杯内盛热水、水温计。

（2）操作步骤：①调节水温至60~70℃，意识不清者、老年人、小儿使用时不超过50℃。②将热水袋平放于台面，提起袋口，徐徐灌入热水，边灌边提高热水袋，灌至1/2或2/3满时，缓慢放平热水袋，排尽空气，旋紧塞子，倒提抖动，检查无漏水后，擦干装入布套袋内。③携至患者处，向患者说明用意并交待注意事项，放置于患者所需要用热部位，并定时检查水温及局部皮肤情况。④用于治疗，一般不超过30分钟；用于保暖，可持续使用。⑤用毕将水倒尽，倒挂晾干，充入少许空气，拧紧塞子，置阴凉处备用。

（3）注意事项：①热水袋不得直接与患者皮肤接触，尤其对意识不清、感觉迟钝、老年人及小儿等患者，应用大毛巾包裹热水袋，并严格执行交接班制度，防止发生烫伤。②一旦发现患者皮肤潮红有灼痛时，应停止使用，并在局部涂以凡士林保护。③需要持续使用热水袋时，应注意保持热水袋温度，及时更换热水。

2. 热湿敷

（1）用物：敷垫2块、敷料钳2把、纱布、凡士林、棉签、棉垫、橡胶单、治疗巾、水温计、热水锅及电炉。

（2）操作步骤：①备齐用物，携至患者处，做解释。②敷垫置锅内，锅在电炉上保持水温于50~60℃。③显露患者热敷部位，下铺橡胶单和治疗巾，局部涂凡士林，须大于热敷部位，盖以纱布。眼部热敷时嘱患者闭合眼睑。④用敷料钳夹取敷垫，拧至不滴水，在腕部试温以不感灼热为宜，抖开，折成适当大小，轻放于热敷部位，盖上棉垫，以维持温度。如患者感到烫热难忍时，可揭开敷垫的一角散热。⑤每3~5分钟更换1次敷垫，一般持续15~20分钟。⑥热湿敷毕，清理用品，洗净晾干备用。

（3）注意事项：①热敷过程中，注意观察局部皮肤状况，谨防烫伤。②眼部热敷后，不宜立即外出，以防感冒。③有伤口者，应使用无菌物品，注意无菌操作。

3. 电热垫热敷　电热垫能持续平稳供热，使用时可盖于或裹于需热敷部位，但避免与皮肤直接接触，并保持衣物、被褥的干燥，以防止触电。

4. 化学加热袋热敷　化学加热袋是将铁粉、药用炭、食盐等物封装于塑料袋内而制成的，经搓揉后可发生化学反应而产热。化学加热袋有大小不同规格，可根据需要选用。使用前，搓揉加热袋，使其产热，用布包裹，置于需热敷的部位。长时间使用应注意避免发生烫伤。

（二）照射

通过辐射方式用热。利用红外线、可见光线和热空气三者结合的辐射热，可促进创面干燥结痂，保护肉芽，有利于组织再生和修复。

1. 红外线灯照射　常用于治疗压疮和有感染的伤口。

（1）用物：根据需要选用不同功率的红外线灯泡及可调节方向和距离的灯具，手部和足部照射选用250W灯泡，胸腹部、腰背部和臀部照射宜选用500~1 000W灯泡。

（2）操作步骤：①向患者做解释，嘱其在照射过程中若有过热、心慌、头晕感觉时应及时呼叫，并协助取舒适卧位。②显露照射部位，必要时用屏风遮挡。根据照射部位调节灯的照射方向，灯距照射部位30~50cm，调节照射剂量以有温热感为宜，可用手试温感。③每次照射20~30min。

（3）注意事项：①照射过程中保持患者的体位舒适和稳定，以免发生移位，影响治疗效果。②面颈部与前胸部照射者应注意保护眼睛，可用湿纱布遮盖或戴有色眼镜。③经常观察皮肤颜色和用手试温，或询问患者感觉，一旦发现患者皮肤出现紫红色，应立即停止照射，并涂以凡士林保护皮肤。

2. 白炽灯（鹅颈灯）照射　常用灯的功率为40~60W，操作方法同红外线灯，常用于晨晚间护理时的压疮预防和护理。

（三）热水浴

通过传导和对流的方式用热。因在行热水浴时，水被不断搅动，使接触皮肤的水层冷却后而移开，并被另一层温度较高的水所取代，形成对流。水的比热高，可有效地促进浸浴部位的血液循环，消除或减轻充血、炎症、水肿和疼痛，并具有温暖、舒适、清洁伤口等作用。

1. 热水坐浴　常用于会阴和肛门部的疾病或手术后。

（1）用物：坐浴椅上置消毒坐浴盆，盆内置1：5 000高锰酸钾溶液，水温40~45℃，另备热水、水温计、无菌纱布、浴巾，需要时备换药用物和屏风。

（2）操作步骤：①备齐用物携至床边，嘱患者排空大小便，洗净双手。②将坐浴液倒入盆内 1/2 ~ 2/3 满，测量并调节水温。③用屏风遮挡，嘱患者将裤脱至膝盖处，用大毛巾遮盖腿部。先用纱布蘸洗外阴部，待适应后坐入浴盆浸泡 15 ~ 20 分钟。④为保持水温，须及时添加热水。⑤浴毕，擦干外阴部，若有伤口，应给予换药。⑥清理用物，消毒坐浴盆，用物归放原处。

（3）注意事项：①坐浴过程中，观察患者面色、脉搏，发现异常应停止坐浴并扶患者回床休息；②冬季应注意调节室温和患者保暖；③女患者月经期、妊娠后期、产后 2 周内和盆腔急性炎症不宜坐浴，以免引起感染。

2. 浸浴　局部浸浴常用于消炎、镇痛、清洁、消毒创口等。

（1）用物：浸浴盆内盛 43 ~ 46℃热水，药液遵医嘱，备用热水、毛巾、水温计，按需要备换药物品。

（2）操作步骤：①调节水温，嘱患者将患肢放入盆中，浸浴 30 分钟，并保持水温。②浴毕，擦干肢体，有伤口者按换药法处理。

（徐　丽）

第二节　冷应用术

一、冷的治疗作用

1. 减轻局部充血或出血　用冷可使毛细血管收缩，降低血管通透性，减轻局部组织充血；用冷还可使血液黏稠度增加，促进血液凝固而控制出血。

2. 控制炎症扩散　用冷后，局部血流减少，降低细胞的新陈代谢和细菌的活力，可抑制化脓及炎症扩散。

3. 减轻疼痛　用冷可抑制组织细胞的活动，降低神经末梢敏感性而减轻疼痛；同时，用冷后血管收缩，渗出减少，从而减轻由于局部组织充血、肿胀、压迫神经末梢而引起的疼痛。

4. 降低体温　冷直接与皮肤接触，通过传导与蒸发的物理作用，降低体温。头部降温，可降低脑细胞的代谢，提高脑组织对缺氧的耐受性，减少脑细胞损害。

二、用冷的禁忌证

1. 局部血液循环明显不良者　用冷可加重血液循环障碍，造成组织变性和坏死。

2. 慢性炎症或化脓性病灶　用冷可使局部血流量减少，造成营养不良，妨碍炎症吸收和组织修复。

3. 对冷过敏、心脏病及体质虚弱者　对冷过敏者用冷后，可出现全身瘙痒、荨麻疹、关节痛等症状；心脏病及体质虚弱者用冷后可因血管突然收缩而引起不良反应。

三、局部用冷的方法

（一）冰袋、冰囊冷敷

用于降温、止血、镇痛。

1. 用物　冰袋或冰囊及布套、冰块、盆、锤子、帆布袋。

2. 操作步骤

（1）冰块置帆布袋内砸碎，置盆内用水冲去棱角，装入冰袋或冰囊 1/2 ~ 2/3 满，排气后夹紧或拧紧盖，检查无漏水后，擦干装入布套内。

（2）携至患者处，向患者解释，以取得合作。

（3）将冰袋置于需要冷敷的部位 15 ~ 30 分钟。

（4）高热患者降温时，冰袋应置于患者前额部、头顶部或体表大动脉经过处，如颈部、腋下、腹股沟等。30 分钟后须测体温（不宜测腋下），体温降至 39℃以下，取下冰袋，并做好记录。

（5）用毕，倒尽冰水，倒挂晾干，充气，拧紧盖子，置阴凉处备用。

3. 注意事项

（1）冷敷过程中，发现患者局部皮肤发绀，有麻木感，应立即停止使用，防止冻伤。

（2）枕后、耳郭、阴囊处忌用冷，此处易致冻伤；心前区忌用冷，以防反射性心率减慢；腹部忌用冷，以防腹痛、腹泻；足底忌用冷，以防反射性冠状动脉收缩。

（3）定时检查冰块融化情况，及时更换与添加。

（二）冰帽或冰槽的应用

主要用于头部降温，防止脑水肿。

1. 用物　冰帽或冰槽、冰块、盆、锤子、帆布袋、棉花、海绵、肛表、水桶。

2. 操作步骤

（1）处理冰块同冰袋法，将冰块装入冰帽或冰槽。

（2）将患者头部置于其中，后颈部和耳郭用海绵保护，两耳用棉花塞紧，肩部垫一小枕。

（3）随时观察体温情况，保持体温在 33℃（肛温）左右。

3. 注意事项

（1）密切观察患者的病情及体温变化情况，肛温不宜低于 30℃，以防发生心室纤维性颤动。

（2）注意观察局部皮肤变化，防止枕部、耳郭冻伤。

（三）冷湿敷

常用于降温、消肿、镇痛。

1. 用物　盆内盛冰块及冰水，敷垫 2 块、敷料钳 2 把、橡胶单、治疗巾。

2. 操作步骤

（1）显露患者患处，垫以橡胶单和治疗巾。

（2）敷垫浸于冰水中，用敷料钳将敷垫拧至不滴水，敷于患处，高热患者敷于前额部。

（3）每 3～5 分钟换 1 次敷垫，持续 15～20 分钟，高热患者酌情而定。

（4）冷敷完毕，擦干皮肤，清理用物。

3. 注意事项　冷敷过程中注意观察局部皮肤和全身状况。

四、全身用冷的方法

（一）乙醇擦浴

利用乙醇的挥发作用及其刺激皮肤血管扩张的作用，达到散热降温的目的。用于高热患者降温。

1. 用物　治疗盘内盛大毛巾 1 条、小毛巾 2 块，治疗碗内盛 25%～30% 乙醇 200mL，另备冰袋及套、热水袋及套、衣裤一套、屏风、便器。

2. 操作步骤

（1）备齐用物，携至患者处，向患者解释，用屏风遮挡，掀开盖被，助患者排空大小便。

（2）置冰袋于患者头顶部，置热水袋于足部，患者脱去上衣，松解裤带。

（3）露出患者近侧手臂及半侧胸部，将大毛巾垫于擦浴部位下面，将浸有乙醇的小毛巾拧至半干，缠于手上呈手套状以离心方向边擦边按摩。从其颈部开始，沿手臂外侧至手背，再经腋下沿手臂内侧擦至手掌，在腋窝和肘窝处多擦拭片刻。擦拭毕，用大毛巾擦干皮肤。同法擦拭对侧，每侧各擦拭 3 分钟。

（4）协助患者侧卧，露出背部，下垫大毛巾，用同样手法从颈部向下，擦拭全背，共 3 分钟。再用大毛巾擦干皮肤，更换上衣，助患者仰卧。

（5）协助患者脱去近侧裤腿，露出下肢，下垫大毛巾。自其髂骨沿腿外侧擦至足背，自腹股沟沿腿内侧擦至内踝，自股下经腘窝擦至足跟，在腹股沟和腘窝处多擦拭片刻。最后，用大毛巾擦干。同法擦拭对侧，各 3 分钟。

（6）擦拭完毕，更换裤子。

（7）整理床单位及用物，取下热水袋。

（8）30 分钟后，测量体温，并记录在体温单上。

3. 注意事项

（1）擦拭过程中，应注意观察病情变化，若发现患者有寒战、面色苍白、脉搏和呼吸异常时，应立即停止擦浴，与医生联系，给予相应处理。

（2）经常更换乙醇小毛巾，擦拭时稍加用力，提高降温效果。

（3）禁擦胸前区、腹部及足底，这些部位对冷的刺激较敏感，可引起不良反应。

（4）若体温下降至 39℃ 以下，应撤下头部冰袋。

（二）温水擦浴

使用低于皮肤温度的温水擦浴，可使机体的热通过传导发散，并能使血管扩张，促进散热。

1. 用物　盆内盛 32～34℃ 温水 2/3 满，其他同乙醇擦浴。

2. 操作方法及注意事项　同乙醇擦浴。

（三）冰毯机降温法

医用冰毯全身降温仪（简称冰毯机）降温法是利用半导体制冷原理，将水箱内蒸馏水冷却后通过主机与冰毯内的水进行循环交换，促使与毯面接触的皮肤进行散热，以达到降温的目的。冰毯机上连有肛温传感器装置，可设定肛温的上下限，根据肛温的变化自动切换"制冷"开关，将肛温控制在设定的范围内，降温效果好。有单纯降温法和亚低温治疗法两种，前者用于高热患者，后者用于重型颅脑损伤患者。

（徐　丽）

第十章

呼吸系统疾病护理

第一节　呼吸系统专科诊疗技术与护理

呼吸是人的基本需要。无论是急性突发性呼吸困难，还是慢性持续性呼吸困难，都会导致机体缺氧而危及生命和健康。护士有责任采取有效措施，掌握改善呼吸功能的护理技术，以解除患者的痛苦，满足患者的需要。

一、吸痰法

吸痰法（aspiration）是指经口、鼻腔、人工气道将呼吸道的分泌物吸出，以保持呼吸道通畅，预防吸入性肺炎、肺不张、窒息等并发症的一种方法。临床上主要用于年老体弱、危重、昏迷及麻醉未清醒前等各种原因引起的不能有效咳嗽排痰者。

临床有电动负压吸引器吸痰法和中心吸引装置吸痰法。

（一）电动负压吸引器

1. 构造及作用原理

（1）构造：主要由马达、偏心轮、气体过滤器、压力表及安全瓶和储液瓶组成。安全瓶和储液瓶是两个容器，容量为1 000mL，瓶塞上有2根玻璃管，并有橡胶管相互连接。

（2）原理：接通电源后，马达带动偏心轮，从吸气孔吸出瓶内的空气，并由排气孔排出，这样不断地循环转动，使瓶内产生负压，将痰吸出。

2. 用物

（1）电动吸引器1台，多头电源插板。

（2）无菌治疗盘内放有盖容器2只（分别盛有无菌生理盐水和消毒吸痰管数根，成年人使用12～14号吸痰管，小儿使用8～12号吸痰管，气管插管患者使用6号吸痰管），无菌纱布，无菌止血钳或镊子，无菌持物钳置于盛有消毒液瓶内，弯盘。

（3）必要时备压舌板，开口器，拉舌钳，盛有消毒液的玻璃瓶（系于床栏）。

3. 操作方法

（1）检查吸引器各部连接是否完善，有无漏气：接通电源，打开开关，检查吸引器性能，调节负压。一般成年人吸痰负压0.3～0.4mmHg（0.040～0.053kPa），小儿吸痰0.25～0.3mmHg（0.033～0.040kPa），将吸痰管置于水中，试验吸引力，并冲洗皮管。

（2）将患者头部转向护士，并略有后仰：夹取纱布，吸痰管与玻璃接管另一侧连接。

（3）插入吸痰管：其顺序是由口腔前庭→颊部→咽部，将各部吸尽。如口腔吸痰有困难时，可由鼻腔插入（颅底骨折患者禁用），其顺序由鼻腔前庭→下鼻道→鼻后孔→咽部→气管（20～25cm），将分泌物逐段吸尽。若有气管插管或气管切开时，可由插管或套管内插入，将痰液吸出。昏迷患者可用压舌板或开口器先将口启开，再行吸引。

（4）吸痰时：吸痰管应自下向上，并左右旋转，以吸尽痰液，防止固定一处吸引而损伤黏膜，吸痰管取出后，吸水冲洗管内痰液，以免阻塞。

（5）吸痰中：随时擦净喷出的分泌物，注意观察患者呼吸频率的改变。在吸引过程中，如患者咳嗽厉害，应稍等片刻后再行吸出。

（6）吸毕：关闭吸引器开关，弃吸痰导管于小桶内，吸引胶管玻璃接头插入床栏上盛有消毒液瓶内备用，将患者口腔周围擦净。观察吸出液的量、颜色及性状，必要时做好记录。

4. 注意事项

（1）吸痰前，检查电动吸引器性能是否良好，连接是否正确。

（2）严格执行无菌操作：需分别由鼻、口腔、气管插管或气管套管内吸痰时，应各用 1 根吸痰管，防止上呼吸道感染播散到下呼吸道。每吸痰 1 次，更换 1 次吸痰管。

（3）插管时不可带负压，即反折吸痰管，吸痰动作轻柔，不可上下提插，避免损伤呼吸道黏膜。

（4）一次吸痰时间不应超过 15s，吸引器连续使用时间不超过 3min。

（5）痰液黏稠时，可使用蒸汽吸入，也可向气管插管或气管套管内滴入生理盐水或化痰药物，使痰稀释便于吸出。所用的吸痰管，其外径不得超过套管口径的 1/2。

（6）储液瓶内的吸出液应及时倾倒，不应超过瓶的 2/3，以免痰液吸入马达，损坏机器。储液瓶洗净后，应盛少量的水，以防痰液黏附于瓶底，妨碍清洗。

（二）中心吸引装置

利用管道通路到达各病室床单位，替代电动吸引器，较为普遍。中心吸引装置吸痰法操作方法如下。

1. 用物

（1）壁挂式吸引器。

（2）治疗盘内放：一次性带盖治疗碗 3 个（分别盛放试吸液、冲管液和无菌纱布），一次性 PE 手套，一次性吸痰管。

2. 操作方法

（1）备齐用物，携至床旁，检查壁挂式吸引器各管连接是否正确，吸气管和排气管是否接错。

（2）将吸引器后盖的两个挂孔对准固定在墙上的真空管路插孔挂牢，玻璃接管与吸引器导管连接。

（3）按增加的方向旋动调节手轮，仪器即可接通真空管路的负压。调节负压，一般成人吸痰负压 0.04～0.05kPa，小儿 0.03～0.04kPa。

（4）向患者解释，以取得合作，将患者的头侧转，面向护士，并略有后仰。戴上 PE 手套，吸痰管与玻璃接管另一侧连接。

（5）抽吸生理盐水润滑导管前端检查是否通畅，有无漏气，左手反折导管，右手拿取导管前端缓慢插入口、鼻腔，由深部向上提拉，左右旋转，吸净痰液。每次吸痰时间不超过 15s，痰多者应间隔 3～5min 再吸。

（6）每次吸痰完毕，应用无菌生理盐水抽吸冲洗，以防导管被痰液阻塞。

（7）吸毕，关吸引管，按减少的方向把调节手柄旋转，切断瓶内及吸管的负压。

3. 注意事项

（1）吸痰前应检查吸引器效能是否良好，各种连接管连接是否严密、正确。

（2）吸痰时要遵守无菌操作的原则，各种无菌物、导管及无菌水均应定时更换，以防污染呼吸道。

（3）插入导管动作应轻稳，不可用力，减少导管在呼吸道黏膜上拖、拉，采取间断吸引，以保护呼吸道黏膜。

（4）两次吸引之间应重新给患者吸氧，以防血氧过低。发现阵发性咳嗽及心律失常应立即停止吸引。

二、氧气吸入疗法

氧是生命活动所必需的物质，如果组织得不到足够的氧或不能充分利用氧，组织的代谢、功能，甚至形态结构都有可能发生异常改变，这一过程称为缺氧。

氧气吸入疗法（oxygen therapy）是指通过给氧，提高动脉氧分压（PaO_2）和动脉血氧饱和度（SaO_2），增加动脉血氧含量（CaO_2），纠正各种原因造成的缺氧状态，促进组织的新陈代谢，维持机体生命活动的一种治疗方法。

（一）供氧装置

现在临床常用的供氧装置是中心供氧装置。供应站总开关控制，各用氧单位配氧气表，打开流量表即可使用。此法迅速、方便。

目前，也有一些基层医院或室外临时救护所不具备中心供氧的条件，可以选择氧气筒供氧，配备氧气压力装置表。

（二）供氧方法

1. 双侧鼻导管给氧法 将双侧鼻导管插入鼻孔内约 1cm，导管环固定稳妥即可。此法比较简单，患者感觉比较舒服，容易接受，因而是目前临床上常用的给氧方法之一。

2. 面罩法 将面罩置于患者的口鼻部供氧，用松紧带固定，再将氧气接管连接于面罩的氧气进孔上，呼出的气体从面罩两侧孔排出。由于口、鼻部都能吸入氧气，效果较好。调节氧流量每分钟 6～8L。可用于病情较重、氧分压明显下降者。

3. 头罩法 将患者头部置于头罩里，罩面上有多个孔，可以保持罩内一定的氧浓度、温度和湿度。头罩与颈部之间要保持适当的空隙，防止二氧化碳潴留及重复吸入。此法主要用于小儿。

4. 氧气枕法 氧气枕是一长方形橡胶枕，枕的一角有一橡胶管，上有调节器可调节氧流量，氧气枕充入氧气，接上湿化瓶即可使用。此法可用于家庭氧疗、危重患者的抢救或转运途中，以枕代替氧气装置。

（三）供氧浓度

空气中的氧含量为 20.93%，为达到治疗效果，吸入氧气的浓度必须高于空气中的氧气浓度。吸氧浓度可通过以下公式换算：

吸入氧浓度% ＝21＋4×氧流量（L/min）

氧气用量依病情而定，给氧浓度取决于缺氧状态，用鼻导管，成人轻度缺氧者，一般每分钟 1～2L；中度缺氧者每分钟 2～4L；重度缺氧者每分钟 4～6L。对于缺氧伴有二氧化碳潴留的患者，应控制氧流量每分钟 1～2L，以改善缺氧，同时又可避免二氧化碳潴留加重。对重度缺氧，不伴有二氧化碳潴留的患者，吸入氧浓度不需加以控制，通常达 35% 以上。高浓度吸氧时，常用间断给氧，如持续给氧的时间超过 24h，则浓度不超过 60% 为宜，以防发生氧中毒。

（四）注意事项

（1）用氧前，检查氧气装置有无漏气，是否通畅。

（2）严格遵守操作规程，注意用氧安全，切实做好"四防"，即防震、防火、防热、防油。

（3）使用氧气时，应先调节流量后应用。停用氧时，应先拔出导管，再关闭氧气开关。中途改变流量，先分离鼻导管与湿化瓶连接处，调节好流量再接上。以免一旦开关出错，大量氧气进入呼吸道而损伤肺部组织。

（4）用氧过程中，注意观察患者脉搏、血压、精神状态、皮肤颜色、呼吸方式等情况有无改善，衡量氧疗效果，同时可监测动脉血气分析判断疗效，根据变化及时调整用氧浓度。

（5）常用湿化液有蒸馏水；急性肺水肿用 20%～30% 酒精，具有降低肺泡内泡沫的表面张力，使肺泡泡沫破裂、消散，改善肺部气体交换，减轻缺氧症状的作用。

三、吸入疗法

（一）氧气驱动雾化吸入

氧气驱动雾化吸入疗法是临床上一种较好的祛痰、消炎、局部用药手段。具有操作简单、药物直达病灶、局部病灶药物浓度高、安全性好、不良反应小等优点。

1. 原理　基本原理是利用高速氧气流通过毛细管口并在管口产生负压，将药液由相邻的管口吸出，所吸出的药液又被毛细管口高速的氧气流撞击成细小的雾滴，成气雾状喷出，随患者呼吸进入呼吸道而达到治疗的作用。

2. 目的

（1）治疗呼吸道感染，消除炎症，稀释痰液以有利于痰液的排出，治疗急、慢性呼吸道炎症。

（2）解痉平喘，改善通气功能，用于治疗哮喘。

3. 用物准备

（1）必备物品

1）雾化吸入器 1 套。

2）吸氧装置 1 套：吸氧装置和湿化瓶（不装水）。

3）10mL 注射器：用于抽吸药液。

4）药品：按医嘱备药。

（2）常用药物及其作用

1）湿化祛痰药：如 α-糜蛋白酶 2.5~5.0mg 加生理盐水 10mL 稀释后应用。

2）支气管扩张药：如异丙肾上腺素 0.25~0.50mg 加生理盐水 5~10mL；0.5% 非布丙醇加生理盐水 10mL；地塞米松 2~5mg 加生理盐水 5~10mL。

3）抗生素类药：常用药物有青霉素和庆大霉素。青霉素每次 5 万~10 万 IU，加生理盐水 5~10mL，注意应在皮试阴性的情况下应用；庆大霉素每次 4 万~8 万 IU，加生理盐水 10mL，以达到控制炎症的功效。

4. 操作方法

（1）按医嘱抽取药液，用蒸馏水稀释或溶解药物在 10mL 以内，注入雾化器的储液罐内。

（2）将雾化器储液罐与入管口旋紧连接，然后下端再与氧气装置的延长导管相连，注意连接应紧密，防止漏气。

（3）将洁净的口含嘴取出，与雾化器的吸入管口相连。

（4）调节氧气装置，储液罐有雾化液气体出现，下端无药液漏出，即雾化器安装完毕。

5. 注意事项

（1）在治疗前护士应详细介绍雾化吸入疗法的意义和方法、时间、效果及如何正确地配合，以达到最佳的治疗效果。

（2）操作时先检查雾化器各部件连接是否良好，有雾气出现时再让患者吸入。初次做此治疗，应教会患者使用方法：嘱患者漱口以清洁口腔，取舒适体位，最好采用半坐位或坐位，患者手持雾化器，用口完全含住雾化器吸嘴，紧闭口唇，用持雾化器的手堵住雾化器的开放端口，同时深吸气，可使药液充分达到支气管和肺内，吸入雾化液气后再屏气 1~2s，效果更好。

（3）吸入时间不宜过长，一般为 15~20min，氧流量不宜过大。

（4）治疗完毕，取下雾化器，关闭氧气，清理用物，协助患者漱口。每次要将储液罐、吸入管口、口含嘴冲洗干净，消毒后再用冷开水洗净，使患者能得到更好的休息。

（二）超声雾化吸入

超声波雾化器是应用超声波声能，将药液变成细微的气雾，由呼吸道吸入，达到治疗目的，其特点是雾量大小可以调节，雾滴小而均匀，药液随着深而慢的吸气被吸入终末支气管及肺泡。又因雾化器电子部分能产热，对雾化液有加温作用，使患者吸入温暖、舒适的气雾。

1. 超声波雾化器的结构

（1）超声波发生器：通电后输出高频电能。雾化器面板上操纵调节器有电源开关、雾化开关、雾量调节旋钮、指示灯及定时器。

（2）水槽与晶体换能器：水槽盛冷蒸馏水，其底部有一晶体换能器，接收发生器输出的高频电能，将其转化为超声波声能。

（3）雾化罐（杯）与透声膜：雾化罐盛药液，其底部是一半透明的透声膜，声能可透过此膜与罐内药液作用，产生雾滴喷出。

（4）螺纹管和口含嘴（或面罩）。

2. 原理 当超声波发生器输出高频电能，使水槽底部晶体换能器转换为超声波声能，声能振动并透过雾化罐底部的透声膜，作用于雾化罐内的液体，破坏了药液的表面张力和惯性，使药液成为微细的雾滴，通过导管随患者吸气而进入呼吸道。

3. 目的

（1）消炎、镇咳、祛痰。

（2）解除支气管痉挛，使气道通畅，改善通气功能。

（3）在胸部手术前后，预防呼吸道感染。

（4）配合人工呼吸做呼吸道湿化或间歇雾化吸入药物。

（5）应用抗癌药物治疗肺癌。

4. 使用方法

（1）接上电源，雾化储液罐与雾化器连接。

（2）将待吸入的药物放入储液罐。

（3）打开雾化器上的开关，嘱患者深呼气至残气位，张开口腔，张口咬住喷嘴，缓慢深吸气到肺总量时可屏气4~10s，注意吸气时盖住储液罐上端开口，呼气时打开。

（4）持续雾化时间10~15min。

5. 注意事项

（1）使用前，先检查机器各部有无松动、脱落等异常情况。机器和雾化罐编号要一致。

（2）水槽底部的晶体换能器和雾化罐底部的透声膜薄而质脆，易破碎，应轻按，不能用力过猛。

（3）水槽和雾化罐切忌加温水或热水。

（4）特殊情况需连续使用，中间须间歇30min。

（5）每次使用完毕，将雾化罐和"口含嘴"浸泡于消毒溶液内60min。

四、胸腔穿刺术

胸腔穿刺的目的是抽取胸腔积液送检，明确胸腔积液的性质，协助诊断；排除胸腔积液或积气，缓解压迫症状，避免胸膜粘连增厚；胸腔内注射药物，辅助治疗。适用于胸腔积液性质不明者；大量胸腔积液或气胸者；脓胸抽脓灌洗治疗或恶性胸腔积液者。

（一）术前准备

1. 患者准备 向患者解释操作的目的、术中可能产生的不适及注意事项。消除患者的紧张情绪，使其积极配合。穿刺部位经直接叩诊，或结合X线、超声检查确定。胸腔积液者，其穿刺点在患侧肩胛下第7~9肋间隙或腋中线6~7肋间隙；气胸者，取患侧锁骨中线第2肋间隙进针。

2. 用物准备 常规消毒治疗盘一套，无菌胸腔穿刺包（内有胸腔穿刺针或气胸针和与之相连的胶管、5mL和50mL的注射器、7号针头、血管钳、洞巾、纱布），1%普鲁卡因或20%利多卡因针剂，1：1 000肾上腺素，无菌手套，无菌试管，量杯等。

（二）术中配合

1. 体位 协助患者反坐靠背椅上，双臂平放于椅背上缘；危重患者取半卧位，上臂支撑头颈部，使肋间隙增宽。

2. 方法　常规消毒穿刺点皮肤，术者戴手套、铺洞巾，护士用胶布固定洞巾两上角，以防滑脱；打开利多卡因，供医生抽吸药液，进行逐层浸润麻醉直达胸膜。术者左手示指和拇指固定穿刺部位的皮肤和肋间，右手持穿刺针（将与之相连的胶管用血管钳夹紧），沿局麻处肋骨上缘缓慢刺入胸壁直到胸膜，将 50mL 注射器接上胶管，松开止血钳，抽取胸腔积液或气体，针筒抽满后再次用血管钳夹紧胶管，然后取下注射器，将液体注入弯盘中。术毕拔出穿刺针，穿刺点消毒后覆盖无菌纱布，稍用力压迫穿刺部位片刻，用胶布固定。

3. 术中的护理要点　操作中密切观察患者的脉搏、面色等变化，以判断患者对穿刺的耐受性。注意询问患者有无异常的感觉，如患者有任何不适，应减慢或立即停止抽吸。抽吸时，若患者突觉头晕、心悸、面色苍白、脉细、四肢发凉，提示患者可能出现"胸膜反应"，应立即停止抽吸，协助患者平卧，密切观察血压，防止休克。

（三）术后护理

（1）嘱患者半卧位或平卧位休息，观察呼吸、脉搏、血压等；注意观察穿刺点有无渗血或液体流出；注入药物者，嘱患者转动体位，以便药液在胸腔内混匀，并观察患者对注入药物的反应。

（2）记录抽出液体的色、质、量，及时送检标本。

（四）注意事项

（1）每次抽液、抽气时不宜过快、过多，以防胸腔内压骤然下降，发生肺水肿、循环障碍或纵隔移位等意外。首次抽液量不宜超过 600mL，之后每次抽液量不宜超过 1 000mL，诊断性抽液 50～100mL 即可。

（2）按需要留取胸腔积液标本，如需要，再注射药物。

（3）严格无菌操作。

五、胸腔闭式引流术

胸腔闭式引流指将胸膜腔内的气体或液体引流到体外，且引流系统与大气不相通。其主要目的是将胸膜腔内的气体或液体排出；重建胸膜腔内负压，促使肺复张；平衡胸腔两侧压力，预防纵隔移位及肺萎陷。

（一）适应证

无严格量化指标，近年来指征已放宽，其适应原则主要有：

（1）自发性气胸，肺压缩 >50% 者。

（2）外伤性血、气胸，尤其外伤较重者便于连续观察引流情况，以便及时处理。

（3）大量或持续胸腔积液，需要彻底引流，便于诊断治疗者。

（4）脓胸早期彻底引流，以利于炎症消散、肺复张。

（5）胸内手术后的引流。

（二）禁忌证

（1）非胸腔内积气或积液肺大疱、肺囊肿等。

（2）出血性疾病、接受抗凝治疗者。

（3）精神疾病或不合作者。

（4）局部皮肤感染者。

（三）并发症

（1）麻醉药过敏严重时可引起休克。

（2）胸膜反应头晕、面色苍白、出汗、心悸、胸部压迫感或剧痛、昏厥等。

（3）切口感染可导致胸腔感染。

（4）出血可能导致血胸。

（四）胸腔引流管的安置部位

插管部位通常选择在患侧胸部锁骨中线第 2 肋间或腋前线第 4 ~ 5 肋间。可依据体征及胸部 X 线检查结果确定。如果为局限性气胸则需经 X 线检查定位后选择最佳插管部位。对于并发胸腔积液较多的气胸，插管的部位应选择在气液交界面，以利于排气同时排液。

（五）胸腔引流的装置

传统的胸腔闭式引流装置有 3 种，即单瓶、双瓶、三瓶。目前，各种一次性使用的塑料胸腔引流装置已被临床广泛应用。

单瓶水封系统：胸腔闭式引流瓶内装无菌生理盐水 500mL。"水封"是指瓶内的水封绝了空气，使空气不能穿透水面，只能将空气从胸膜腔内引出而不能使空气由长管进入胸膜腔。瓶盖上有 2 个孔，其中一个插有长管上连胸腔引流管、下端插至水面下 1 ~ 2cm，将胸膜腔压力维持在 10 ~ 20Pa 以下；另一个孔保持瓶内空间与大气相通作为空气通路，由胸膜腔引流出的气体浮出水面后经此孔排出。一般情况下，瓶内长管中的水柱高出水平面 8 ~ 10cm，并随呼吸上下波动。

（六）护理

1. 引流　如下所述。

（1）用物准备：治疗盘 1 套、胸腔穿刺包、胸腔穿刺针、引流瓶、无菌手套、5mL 注射器 1 支、垫巾、缝线、碘伏、药品（2% 利多卡因 10mL，0.9% 盐水 500mL，遵医嘱准备药物）、止血钳 2 把。

（2）操作过程

1）向患者解释引流的目的和注意事项。

2）配合医生，严格执行无菌操作。

3）皮肤切口处要求缝合严密并固定，以免发生漏气或引流管脱出。

4）打开无菌胸腔引流瓶，倒入无菌生理盐水，使长管在液面下 3 ~ 4cm，妥善固定。并在引流瓶的水位线上注明日期、时间和液量。

5）完善护理记录：核对患者→说明目的→备齐用物→摆好体位→置入胸管→连接引流瓶→保持通畅→妥善固定→注意观察。

（3）注意事项

1）保持管道密闭，任何一处有空气进入胸膜腔都会产生正压导致肺萎陷或纵隔移位，因此要确保引流系统的密闭性。胸腔置管处以无菌敷料包盖严密。

2）引流系统所有接头要连接紧密、固定妥善，随时检查引流装置是否密闭及引流管有无脱落，患者每一次改变体位时都要查看。

3）若引流管自胸腔滑脱，立即用手封闭伤处皮肤，消毒处理后以凡士林纱布封闭伤口，并协助医师进一步处理。

4）若引流管连接处脱落或引流瓶损坏，应立即用两把止血钳双重夹闭胸腔闭式引流管，更换引流装置。

5）搬动患者或更换引流瓶时，双重夹闭引流管以防空气进入胸腔。

6）瓶内长管浸入水下 3 ~ 4cm，引流瓶始终保持直立。

7）自胸膜腔内引流出的气体进入引流瓶会产生气泡，间歇性气泡是正常的，若呼气及吸气时均产生持续性气泡，提示可能有空气渗入引流系统或胸膜腔，应立即找出渗漏点并修补，若引流系统无渗漏点但却有快速的气泡，提示发生了相当大的空气漏失（如支气管胸膜瘘），立即通知医师采取措施预防肺萎陷、纵隔偏移及皮下气肿。

2. 保持引流管通畅　胸腔闭式引流主要靠重力引流，有效保持引流通畅的方法有以下几种。

（1）患者通常取半卧位，使胸腔容积增大，有利于呼吸及引流。若患者能躺向插管一侧，应密切观察勿躺在引流管上，以防压迫或扭曲胸管；侧躺时可在胸管两侧垫以折叠的毛巾以防胸管受压。

（2）经常查看引流管路是否通畅，保证胸管无扭曲或受到压迫、无血凝块堵塞等情况。观察引流管是否通畅的最简单方法是观察引流瓶内是否有气体排出及水封瓶中水柱波动情况。术后初期，水柱波动范围较大，但随着胸膜腔内气体或液体的排出，残腔缩小，水封瓶中水柱波动范围也逐渐缩小。当水封瓶中水柱停止波动时，应根据患者情况及体征，必要时可行胸透和胸部拍摄 X 线片，以确定引流管是否被血块、脓块等堵塞，是否被胸带、敷料或缝线压迫扭曲。怀疑引流管有梗阻时，可通过挤压、旋转等方法解除梗阻，并嘱患者咳嗽、深呼吸，如以上方法均不能恢复其波动，应及时通知医师处理。

（3）使用胸腔闭式引流时，应鼓励患者深呼吸和咳嗽，不仅能清除支气管分泌物，还能促进肺扩张、促使胸膜腔内气体或液体排出。患者早期下床活动时，要妥善携带胸腔闭式引流装置。

3. 严格无菌操作，防止逆行感染　如下所述。

（1）引流装置应保持无菌，水封瓶内装无菌生理盐水，更换引流瓶或其他连接管时应遵守无菌原则。

（2）保持胸壁引流口处敷料清洁、干燥，一旦渗湿，及时更换。

（3）引流瓶应低于胸壁引流口平面 60～100cm，搬运患者时应夹闭管路，以防瓶内液体反流回胸膜腔。

（4）按规定时间更换引流瓶及引流瓶内的液体（液体最长不超过 24h），更换时严格无菌操作。

4. 观察记录　如下所述。

（1）注意观察长管中水柱波动，因为水柱波动的幅度反映无效腔及胸膜腔内负压的大小。一般情况下，水柱上下波动 4～6cm。若波动过高可能存在肺不张；若无波动提示引流管不畅或肺已完全扩张；若患者出现胸闷气促、气管向健侧偏移等肺受压的症状，应怀疑为引流管被血块阻塞，立即通知医生处理。

（2）观察引流液体的量、性质、颜色等，准确记录：胸腔手术后第一个 24h 的引流量通常为 200～500mL。术后引流液多为血性，但若数小时后引流液仍为血性或血性引流液停止后再次出现，应考虑患者胸腔内可能发生快速的出血，要立即通知医师处理。

5. 拔管　如下所述。

（1）一般置管引流 48～72h 后，临床观察无气体溢出或引流量明显减少且颜色变浅，24h 引流液 < 50mL，脓液 < 10mL，患者无呼吸困难，听诊患侧呼吸音正常（肺叶切除术后例外），X 线胸片示肺膨胀良好、胸膜腔内无积液积气，即可拔管。

（2）拔管时患者可坐在床边或躺在健侧，嘱患者先深吸一口气，在吸气末迅速拔除引流管，立即用凡士林纱布和厚敷料封闭胸部伤口，外加包扎固定。

（3）拔管后观察患者有无胸闷、呼吸困难、伤口漏气、渗液、出血、皮下气肿等，如有异常及时通知医师处理。

六、纤维支气管镜检查

纤维支气管镜是一种由光导玻璃纤维束制成的可以弯曲的支气管内镜，它具有管径细、视镜弯曲度可调节和视野范围大等优点，能够直接观察气管、支气管、肺段及亚肺段支气管，便于做支气管黏膜的刷检和活检、经支气管肺活检和肺泡灌洗，目前已成为呼吸系统疾病诊断及治疗的重要工具。

纤维支气管镜检查的目的是为了确定侵犯气管、支气管病变的部位和范围，明确肺部疾病的病理和细胞学诊断；清除阻塞气道的分泌物或气管内异物，也可进行气管、支气管内的介入治疗等。

（一）术前准备

1. 患者准备　向患者说明检查的目的，操作过程及有关配合注意事项，消除紧张情绪，取得配合。拍摄胸片，检测肝功能、血小板出凝血时间，行心电图检查。术前禁食水 4h，术前 30min 肌内注射阿托品 0.5mg，地西泮 10mg。有活动义齿者应取下。检查前要询问有无药物过敏史。

2. 用物准备　纤维支气管镜、冷光源、活检钳、细胞刷、负压吸引器、吸氧装置、氧气、鼻导管、注射器、纱布、治疗巾、防护眼罩、防护服、无菌手套、标本瓶、玻璃刷片、2% 利多卡因、肾上腺素、生理盐水。

（二）术中配合

（1）麻醉：先以2%利多卡因5mL雾化吸入和咽喉部喷雾局麻。以2%利多卡因喷入一侧鼻孔，然后以1%~2%麻黄素溶液浸泡的棉签收缩该侧的鼻甲黏膜，充分麻醉鼻腔黏膜和收缩鼻黏膜血管。

（2）嘱患者全身放松，平静呼吸，检查者在直视下循腔插入，先检查健侧，后检查患侧。

（3）根据需要配合医生做好吸引、活检、治疗等，标本采集后立即固定送检。

（4）术中严密观察病情变化。

（三）术后护理

（1）术后禁食水2h，2h后进温凉流质或半流质饮食为宜。

（2）术后0.5h内减少说话，使声带得到休息。鼓励患者咳出痰液或血液，术后少量咯血属正常现象，应向患者解释勿使其产生紧张心理。

（3）检查后如有声嘶或咽喉部疼痛，给予雾化吸入。

（4）密切观察患者有无发热、胸痛，观察呼吸道出血情况，若为痰中带血丝，不需特殊处理，当出血较多时，及时通知医生，发生大咯血时配合抢救。

（5）及时留取痰标本送检。

（四）注意事项

（1）患者因麻醉术后咽喉部可能有不适感，2h后如需进食水，应逐渐尝试进行，可先小口饮水，吞咽顺利、无呛咳方能进食。

（2）经气管镜活检的患者应注意咯血及气胸等并发症出现，如咯血不止或有胸闷、气短、呼吸困难等症状，应及时报告医生，立即处理。

（3）少数患者在做完纤维支气管镜后，可能出现继发感染、发热、咳嗽、痰多等情况，可酌情应用抗生素治疗。

（4）严格无菌操作。

七、动脉血气分析

动脉血气分析能客观反映呼吸衰竭的性质和程度，是判断有无缺氧和二氧化碳潴留的最可靠方法。对指导氧疗、机械通气各种参数的调节以及酸碱和电解质失衡均有重要意义。适用于各种疾病、创伤或手术发生呼吸功能衰竭、心肺复苏后、急慢性呼吸衰竭，以及机械通气的患者。

（一）术前准备

1. 患者准备　向患者说明穿刺的目的和注意事项。让患者取坐位或卧位，以方便采血和舒适为宜。充分暴露采血部位。

2. 物品准备　一次性血气针（无须备肝素溶液）或2mL无菌注射器，皮肤消毒液，无菌消毒棉签，橡皮塞，肝素稀释液等。

（二）术中配合

（1）用2mL无菌注射器抽吸肝素稀释溶液1~2mL，来回抽动针芯，使肝素溶液与注射器充分接触，然后排净注射器内的肝素溶液和空气（如一次性血气针则无须抽吸肝素溶液）。

（2）选择动脉血管，一般选择股动脉、桡动脉或肱动脉为穿刺部位，先用手指摸清动脉的搏动、走向和深度；常规消毒穿刺部位皮肤及操作者触摸动脉的手指（一般为左手中指和示指）；用左手示指和中指固定动脉，右手持注射器与皮肤呈30°~45°角穿刺为宜，若取股动脉等深动脉穿刺，则需垂直进针，当见有血液自动流入针管内则穿刺成功，采血1~2mL即可。

（3）拔出针头后，立即用消毒干棉签压迫穿刺处，操作者迅速将针头斜面刺入橡皮塞，用手旋转注射器数次，使血液和肝素溶液充分混匀。

（三）术后护理

（1）采集后立即送检，详细填写化验单，注明采血时间、吸氧方法及浓度、患者体温、机械通气参数等。

（2）拔出针头后，立即用消毒干棉签压迫穿刺处，请第二人继续按压5min以上。

（四）注意事项

（1）采血前了解患者诊断，如有经血液传染的传染病患者，操作人员要做好保护措施。

（2）尽量保持患者情绪稳定，因为患者紧张、恐惧、剧烈活动或明显气喘均可影响检查结果。

（3）防止空气进入标本中，如有气泡立即排出，以免影响检查结果。

（4）避免反复穿刺引起局部皮下瘀血。如抽出血液为暗红色，应警惕为静脉血。

（5）如有凝血机制障碍者，应延长按压时间。

（6）严格无菌操作。

（徐　丽）

第二节　呼吸系统常见症状的护理

一、咳嗽与咳痰

（一）定义

咳嗽是呼吸系统最常见的症状之一。咳嗽是一种反射性防御动作，通过咳嗽可以有效清除呼吸道内分泌物和进入气道内的异物。咳嗽是由于延髓咳嗽中枢受刺激引起的。但咳嗽也有不利的一面，它可使呼吸道内感染扩散，剧烈的咳嗽可导致呼吸道出血，甚至诱发自发性气胸等。因此若长期、频繁、剧烈咳嗽影响工作、休息，则为病理状态。

咳痰是气管、支气管的分泌物或肺泡内的渗出液，借助咳嗽将其排出称为咳痰。

（二）护理评估

1. 病因评估

（1）呼吸道疾病：从鼻咽部至小支气管整个呼吸道黏膜受到刺激时，可引起咳嗽。咽喉炎、喉结核、喉癌等可引起干咳，气管－支气管炎、支气管扩张、支气管哮喘、支气管内膜结核及各种物理（包括异物）、化学、过敏因素对气管、支气管的刺激以及肺部细菌、结核菌、真菌、病毒、支原体或寄生虫感染以及肺部肿瘤均可引起咳嗽和（或）咳痰。呼吸道感染是引起咳嗽、咳痰最常见的原因。

（2）胸膜疾病：如各种原因所致的胸膜炎、胸膜间皮瘤、自发性气胸或胸腔穿刺等均可引起咳嗽。

（3）心血管疾病：当二尖瓣狭窄或其他原因所致左心衰竭引起肺瘀血、肺水肿，或因右心及体循环静脉栓子脱落引起肺栓塞时，肺泡及支气管内漏出物或血性渗出物，刺激肺泡壁及支气管黏膜，引起咳嗽。

（4）中枢神经因素：从大脑皮质发出冲动传至延髓咳嗽中枢，可随意引致咳嗽或抑制咳嗽反射，脑炎、脑膜炎时也可出现咳嗽。

2. 症状评估

（1）咳嗽的性质：咳嗽无痰或痰量甚少，称干性咳嗽，见于急性或慢性咽喉炎、急性支气管炎初期、喉癌、气管受压、支气管异物、支气管肿瘤、原发性肺动脉高压、二尖瓣狭窄以及胸膜炎等；咳嗽伴有痰液称湿性咳嗽，见于慢性支气管炎、肺炎、支气管扩张、肺脓肿和空洞型肺结核等。

（2）咳嗽的时间和节律：突然出现的发作性咳嗽，常见于吸入刺激性气体所致急性咽喉炎、气管与支气管异物、百日咳、气管或支气管分叉部受压迫等，少数支气管哮喘也可表现为发作性咳嗽。长期慢性咳嗽，多见于慢性呼吸道疾病，如慢性支气管炎、支气管扩张、慢性肺脓肿、肺结核等。此外，慢性支气管炎、支气管扩张和肺脓肿等病，咳嗽往往于清晨或夜间变动体位时加剧，并伴咳痰。左心衰竭、肺结核夜间咳嗽明显。

（3）咳嗽的音色：指咳嗽声音的特点。咳嗽声音嘶哑，多见于声带炎、喉炎、喉结核、喉癌和喉返神经麻痹等；金属音调咳嗽，见于纵隔肿瘤、主动脉瘤或支气管癌压迫气管；鸡鸣样咳嗽，表现为连续阵发性剧咳伴有高调吸气回声，多见于百日咳、会厌、喉部疾患或气管受压；咳嗽声音低微或无声，见于严重肺气肿、极度衰弱或声带麻痹患者。

（4）痰的性质和量：痰的性质可分为黏液性、浆液性、脓性和血性等。黏液性痰多见于急性支气管炎、支气管哮喘及大叶性肺炎的初期，也可见于慢性支气管炎、肺结核等。浆液性痰见于肺水肿。脓性痰见于化脓性细菌性下呼吸道感染。血性痰是由于呼吸道黏膜受侵害、损害毛细血管或血液渗入肺泡所致。急性呼吸道炎症时痰量较少，痰量增多常见于支气管扩张、肺脓肿和支气管胸膜瘘，且排痰与体位有关，痰量多时静置后出现分层现象：上层为泡沫、中层为浆液或浆液脓性、下层为坏死组织。恶臭痰提示有厌氧菌感染。铁锈色痰为典型肺炎球菌肺炎的特征；黄绿色或翠绿色痰，提示铜绿假单胞菌感染；痰白黏稠且牵拉成丝难以咳出，提示有真菌感染；大量稀薄浆液性痰中含粉皮样物，提示棘球蚴病（包虫病）；粉红色泡沫痰是肺水肿的特征。日咳数百或上千毫升浆液泡沫样痰，应考虑弥漫性肺泡癌的可能。

3. 心理 - 社会状况 评估患者的精神状况、情绪状态，有无疲乏、失眠、焦虑、抑郁、情绪不稳、注意力不集中等，以及患病以来对生活、学习、工作的影响及程度。

（三）护理措施

1. 环境 提供整洁、舒适的病房环境，减少不良刺激，尤其避免尘埃和烟雾的刺激。保持室内空气新鲜、洁净，经常开窗通风，保持室内适宜的温度（18～22℃）和湿度（50%～70%）。

2. 饮食 给予高蛋白、高维生素饮食，避免油腻辛辣等刺激性食物。适当补充水分，一般饮水1 500mL/d 以上，使呼吸道黏膜湿润和修复，利于痰液稀释和排出。

3. 促进有效排痰

（1）指导患者有效咳嗽：适用于神志清醒能咳嗽的患者，有效咳嗽的方法为患者取舒适的坐位或卧位，先行 5～6 次深而慢的呼吸，于深吸气末屏气，身体前倾，做 2～3 次短促咳嗽，将痰液咳至咽部，再迅速用力将痰咳出。或用自己的手按压上腹部，帮助咳嗽。或患者取仰卧屈膝位，可借助膈肌、腹肌收缩增加腹压，有效咳出痰液。

（2）湿化和雾化疗法：适用于痰液黏稠不易咳出者，目的是湿化气道、稀释痰液。常用的湿化剂有蒸馏水、生理盐水、低渗盐水。临床上常在湿化剂中加入药物（如痰溶解剂、支气管舒张剂、激素等）以雾化的方式吸入，以达到祛痰、消炎、止咳、平喘的作用。但在气道湿化时应注意：

1）防止窒息：干结的分泌物湿化后膨胀易阻塞支气管，应帮助患者翻身、拍背、及时排痰，尤其是体弱、无力咳嗽者。

2）避免湿化过度：过度湿化有利于细菌生长，加重呼吸道感染，还可引起气道黏膜水肿、狭窄、阻力增加，甚至诱发支气管痉挛，严重时可导致体内水潴留，加重心脏负荷。要注意观察患者的情况，湿化时间不宜过长，一般以 10～20min 为宜。

3）控制湿化温度：温度过高引起呼吸道灼伤，温度过低可致气道痉挛、寒战反应，一般应控制湿化温度在 35～37℃。

4）防止感染：定期进行装置、病房环境消毒，严格无菌操作。

5）观察各种吸入药物的不良反应，激素类药物吸入后应指导患者漱口，避免霉菌性口腔炎发生。

（3）胸部叩击与胸壁震荡：适用于久病体弱、长期卧床、排痰无力的患者，禁用于未经引流的气胸、肋骨骨折及有病理性骨折史、咯血、低血压及肺水肿等患者。

1）胸壁叩击法：患者取侧卧位或在他人协助下取坐位，叩击者右手的手指指腹并拢，使掌侧呈杯状，以手腕力量，由肺底自下向上、由外向内、迅速而有节律的叩击胸壁，震动气道，每一肺叶叩击1～3min，120～180 次/分，叩击时发出一种空而深的拍击音则表明手法正确。

2）胸壁震荡法：操作者双手掌重叠，并将手掌置于欲引流的胸廓部位，吸气时，手掌随胸廓扩张慢慢抬起，不施加任何压力，从吸气末开始，在整个呼气期手掌紧贴胸壁，施加一定压力并做轻柔的上下抖动即快速收缩和松弛手臂和肩膀（肘部伸直），以震荡患者胸壁5~7次，每一部位重复6~7个呼吸周期。震荡法只在呼气末进行，且紧跟叩击后进行。

操作力度、时间和病情观察：力量适中，以患者不感到疼痛为宜，每次叩击和（或）震荡时间以5~15min为宜，应安排在餐后2h至餐前30min完成，操作时要注意观察患者的反应。

操作后护理：在患者休息时，协助患者排痰；做好口腔护理，祛除痰液气味；询问患者的感受，观察痰液情况，复查生命体征、肺部呼吸音及湿啰音变化。

（4）体位引流：是利用重力作用使肺、支气管内分泌物排出体外，又称重力引流。适用于支气管扩张、肺脓肿、慢性支气管炎等痰液较多者。禁用于呼吸衰竭、有明显呼吸困难和发绀者、近1~2周内曾有大咯血史、严重心血管疾病或年老体弱不能耐受者。具体方法见支气管扩张患者的护理。

（5）机械吸痰：适用于无力咳出黏稠痰液、意识不清或排痰困难者。经患者的口、鼻腔、气管插管或气管切开处进行负压吸痰。注意事项：每次吸引时间少于15s，两次抽吸间隔时间大于3min；吸痰动作要迅速、轻柔，将不适感降至最低；在吸痰前、中、后适当提高吸入氧的浓度，避免吸痰引起低氧血症；严格无菌操作，避免呼吸道交叉感染。

4. 正确留取痰标本

（1）一般检查应以清晨第一口痰为宜，采集时应先漱口，然后用力咳出气管深处痰液，盛于清洁容器内送检。

（2）细菌培养，需用无菌容器留取并及时送检。

（3）做24h痰量和分层检查时，应嘱患者将痰吐在无色广口瓶内，需要时可加少许石炭酸以防腐。

（4）做浓集结核杆菌检查时，需留12~24h痰液送检。

5. 健康教育

（1）病情缓解、咳嗽症状消失后，应向患者讲解预防原发病复发的具体措施。

（2）指导患者加强身体锻炼，增加机体所需营养，提高自身的抗病能力，预防疾病。

（3）如原发病复发应及时就诊治疗。

二、咯血

（一）定义

咯血是指喉及喉以下呼吸道任何部位的出血，经口腔排出。咯血须与口腔、鼻、咽部出血及上消化道出血引起的呕血相鉴别（表10-1）。

表10-1 咯血与呕血的鉴别

鉴别点	咯血	呕血
病因	肺结核、支气管扩张症、肺炎、肺脓肿、肺癌、心脏病等	消化性溃疡、肝硬化、急性胃黏膜病变、胆道出血、胃癌等
出血前症状	喉部痒感、胸闷、咳嗽等	上腹不适、恶心、呕吐等
出血方式	咯出	呕出，可为喷射状
血色	鲜红	棕红、暗红，有时为鲜红色
血中混有物	痰、泡沫	食物残渣、胃液
反应	碱性	酸性
黑便	无、若咽下血液量较多时可有	有，可为柏油样便，呕血停止后仍持续数日
出血后痰液性状	常有血痰数日	无痰

（二）护理评估

1. 病因评估

（1）支气管疾病：常见的有支气管扩张症、支气管肺癌、支气管结核和慢性支气管炎等；较少见的有支气管结石、支气管腺瘤、支气管非特异性溃疡等。

（2）肺部疾病：常见的有肺结核、肺炎、肺脓肿；较少见的有肺瘀血、肺梗死、肺真菌病、肺吸虫病、肺泡炎等。

（3）心血管疾病：较常见的是二尖瓣狭窄。某些先天性心脏病如房间隔缺损、动脉导管未闭等引起的肺动脉高压时，亦可发生咯血。

（4）其他：血液病（如血小板减少性紫癜、白血病、血友病、再生障碍性贫血等），急性传染病（如流行性出血热、肺出血型钩端螺旋体病等），风湿病（如结节性动脉周围炎、系统性红斑狼疮、Wegener肉芽肿、白塞病）或气管、支气管子宫内膜异位症等均可引起咯血。

2. 症状评估

（1）年龄：青壮年咯血多见于肺结核、支气管扩张症、风湿性心瓣膜病（二尖瓣狭窄）等。40岁以上，有长期吸烟史者，要高度警惕支气管肺癌。

（2）咯血量：每天咯血量在100mL以内为小量，100～500mL为中等量，500mL以上（或一次咯血100～500mL）为大量。大量咯血主要见于空洞性肺结核、支气管扩张症和慢性肺脓肿。支气管肺癌咯血主要表现为持续或间断痰中带血，少有大咯血。慢性支气管炎和支原体肺炎咳嗽剧烈时，可偶见痰中带血或血性痰。

（3）颜色和性状：肺结核、支气管扩张症、肺脓肿、支气管结石、出血性疾病，咯血颜色鲜红；铁锈色血痰主要见于肺炎球菌（大叶）性肺炎、肺吸虫病和肺泡出血；砖红色胶冻样血痰主要见于克雷白杆菌肺炎。二尖瓣狭窄肺瘀血咯血一般为暗红色，左心衰竭肺水肿时咯浆液性粉红色泡沫样血痰，并发肺梗死时常咯黏稠暗红色血痰。

（4）伴随症状：常伴有发热、胸痛、咳嗽、脓痰、皮肤黏膜出血、黄疸等。

（5）大咯血窒息先兆：患者出现情绪紧张、面色灰暗、喉头痰鸣、咯血不畅。

（6）大咯血窒息的表现：患者表情恐怖、张口瞪目、大汗淋漓、唇指发绀、意识丧失等。

3. 心理-社会状况　患者一旦咯血，不论咯血量多少，都会情绪紧张、呼吸心跳加快，反复咯血者常有烦躁不安、焦虑、恐惧等心理反应。

（三）护理措施

1. 环境　保持病室安静，减少不良刺激。

2. 休息　避免不必要的谈话，减少肺部活动。小量咯血者静卧休息，大量咯血者绝对卧床休息，不宜随意搬动。协助患者取患侧卧位或平卧位头偏向一侧，嘱其尽量将血轻轻咯出，绝对不要屏气，以免诱发喉头痉挛，造成呼吸道阻塞而发生窒息。

3. 饮食　大量咯血者暂禁食，小量咯血者宜进少量凉或温的饮食。多饮水及多食含纤维素食物，保持大便通畅。

4. 用药护理　遵医嘱应用止血药物，如垂体后叶素，并注意观察疗效及不良反应。垂体后叶素有收缩小动脉的作用，故高血压、冠心病及孕妇忌用。注射过快可引起恶心、便意、心悸、面色苍白等不良反应。

5. 防止窒息的护理　发现窒息先兆时，立即通知医生，置患者于侧卧头低足高位，轻拍背部以利血块排出，并尽快用吸引器吸出或用手指套上纱布清除口、咽、鼻部血块，必要时用舌钳将舌牵出，清除积血。及时为患者漱口，擦净血迹，保持口腔清洁、舒适，以免因口腔异味刺激引起再度咯血。床边备好吸痰器、鼻导管、气管插管和气管切开包等急救用品，以便协助医生及时抢救。

6. 心理护理　大咯血患者易产生恐惧、焦虑的心情，应守护在患者身边，安慰患者，轻声、简要解释病情，减轻患者的紧张情绪，消除恐惧感，告知患者心情放松有利止血，并配合治疗。

三、胸痛

（一）定义

胸痛是由于胸内脏器或胸壁组织病变引起的胸部疼痛。因痛阈个体差异性大，故胸痛的程度与原发疾病的病情轻重并不完全一致。

（二）护理评估

1. 病因评估

（1）胸壁疾病：急性皮炎、皮下蜂窝织炎、带状疱疹等。

（2）心血管疾病：心绞痛、急性心肌梗死、肺梗死等。

（3）呼吸系统疾病：胸膜炎、胸膜肿瘤、自发性气胸、肺炎、急性气管–支气管炎、肺癌等。

（4）纵隔疾病：纵隔炎、纵隔肿瘤等。

（5）其他：膈下脓肿、肝脓肿、脾梗死等。

2. 症状评估

（1）发病年龄：青壮年胸痛，多为胸膜炎、自发性气胸、心肌病、风湿性心脏病。老年人则应注意心绞痛与心肌梗死。

（2）胸痛部位：胸壁的炎症性病变，局部可有红、肿、热、痛表现；带状疱疹是成簇的水疱沿一侧肋间神经分布伴神经痛，疱疹不超过体表中线。非化脓性肋骨软骨炎多侵犯第一、二肋软骨，呈单个或多个隆起，有疼痛但局部皮肤无红肿表现。食管及纵隔病变，胸痛多在胸骨后。心绞痛及心肌梗死的疼痛多在心前区及胸骨后或剑突下。自发性气胸、胸膜炎及肺梗死的胸痛多位于患侧的腋前线及腋中线附近。

（3）胸痛性质：带状疱疹呈刀割样痛或灼痛。食管炎则多为烧灼痛。心绞痛呈绞窄性并有窒息感。心肌梗死则疼痛更剧烈而持久并向左肩和左臂内侧放射。干性胸膜炎常呈尖锐刺痛或撕裂痛。肺癌常有胸部闷痛。肺梗死则表现突然的剧烈刺痛、绞痛，并伴有呼吸困难与发绀。

（4）持续时间：平滑肌痉挛或血管狭窄缺血所导致疼痛为阵发性；炎症、肿瘤、栓塞或梗死所导致疼痛呈持续性。如心绞痛发作时间短暂，而心肌梗死疼痛持续时间很长且不易缓解。

（5）影响疼痛的因素：包括发生诱因、加重与缓解因素。劳累、体力活动、精神紧张可诱发心绞痛。休息、含服硝酸甘油可使心绞痛缓解，而对心肌梗死则无效。胸膜炎和心包炎的胸痛则可因深呼吸与咳嗽而加剧。

（6）伴随症状：胸痛伴吞咽困难者提示食管疾病（如反流性食管炎）。伴有咳嗽或咯血者提示为肺部疾病，可能为肺炎、肺结核或肺癌。伴随呼吸困难者提示肺部较大面积病变，如大叶性肺炎或自发性气胸、渗出性胸膜炎，以及过度换气综合征。

3. 心理 – 社会评估　胸痛发作时，患者常烦躁不安、坐卧不宁，因对疾病的担心而情绪抑郁、焦虑甚至恐惧，而影响休息和睡眠。

（三）护理措施

1. 一般护理　保持病房环境安静、舒适，协助患者采取舒适的体位，部分患者采取患侧卧位，以减少胸壁与肺的活动，缓解疼痛。

2. 对症护理　指导患者在咳嗽、深呼吸或活动时，用手按压疼痛的部位制动，用以减轻疼痛。对疼痛剧烈者，遵医嘱使用镇痛药物，观察并记录疗效及不良反应。教会患者采用减轻疼痛的方法，如放松技术、局部按摩、穴位按压及欣赏音乐等，以转移对疼痛的注意力，延长镇痛药用药的间隔时间，减少对药物的依赖和成瘾。

3. 心理护理　及时向患者说明胸痛的原因及治疗护理措施，取得患者的信任。与患者及家属讨论疼痛发作时分散注意力的方法，保持情绪稳定，注意休息，配合治疗。

四、肺源性呼吸困难

（一）定义

呼吸困难（dyspnea）是指患者主观感觉空气不足、呼吸费力，客观表现为呼吸活动用力，并伴有呼吸频率、深度与节律异常。肺源性呼吸困难是由于呼吸系统疾病引起肺通气和（或）肺换气功能障碍，导致缺氧和（或）二氧化碳潴留。

（二）护理评估

1. 病因评估

（1）呼吸道和肺部疾病：有感染、气道炎症、气道阻塞或狭窄、肿瘤、肺动脉栓塞等，如肺炎、慢性阻塞性肺部疾病、支气管哮喘、支气管肺癌等。

（2）胸廓疾患：气胸、大量胸腔积液、严重胸廓、脊柱畸形和胸膜肥厚等。

2. 症状评估

（1）吸气性呼吸困难：特点是吸气显著困难，重者由于呼吸肌极度用力，胸腔负压增大，吸气时胸骨上窝、锁骨上窝和肋间隙明显凹陷，称"三凹征"，常伴有干咳及高调吸气性喉鸣。

（2）呼气性呼吸困难：特点是呼气费力，呼气时间延长而缓慢，常伴有哮鸣音。

（3）混合性呼吸困难：特点是吸气与呼气均感费力，呼吸频率增快、变浅，常伴有呼吸音异常（减弱或消失），可有病理性呼吸音。

（4）伴随症状：发作性呼吸困难伴哮鸣音，伴一侧胸痛、发热、咳嗽、咳脓痰、意识障碍等。

3. 心理 - 社会状况　了解患者的心理反应，如有无紧张、疲乏、注意力不集中、焦虑、抑郁或恐惧，以及睡眠障碍和行为改变。

（三）护理措施

1. 环境　提供安静舒适、空气洁净的病房环境，温度、湿度适宜，避免刺激性的气体吸入。

2. 休息　协助患者采取舒适的体位，如抬高床头或半卧位。严重呼吸困难者应尽量减少活动和不必要的谈话，减少耗氧量。

3. 饮食　保证每日摄入足够的热量，给予富含维生素、易消化的食物。张口呼吸者给予足够的水分，摄入量在 1 500 ~ 2 000mL/d，做口腔护理 2 ~ 3 次/天。

4. 对症护理

（1）遵医嘱给予抗感染药物、支气管扩张药、祛痰药等。气道分泌物较多者，协助患者有效排痰，保证气道通畅。

（2）遵医嘱给予合理氧疗，纠正缺氧，缓解呼吸困难。

（3）指导患者采取有效的呼吸技巧，如教会慢性阻塞性肺气肿患者做缓慢深呼吸、缩唇呼吸、腹式呼吸等，训练呼吸肌，增加肺活量。

5. 心理护理　医护人员应陪护患者，适当安慰患者，做好心理疏导，增强患者安全感，减轻紧张、焦虑情绪，缓解症状，有利于休息和睡眠。

（席梦乐）

第三节　慢性支气管炎

慢性支气管炎是气管、支气管黏膜及其周围组织的慢性非特异性炎症。临床上以咳嗽、咳痰或伴有喘息及反复发作为主要症状，每年发病持续 3 个月，连续 2 年或 2 年以上，排除具有咳嗽、咳痰、喘息症状的其他疾病（如肺结核、肺尘埃沉着症、肺脓肿、心脏病、心功能不全、支气管扩张、支气管哮喘、慢性鼻咽炎、食管反流综合征等疾患）。

本病是常见病，多见于中老年人，随着年龄的增长，患病率递增，50 岁以上的患病率高达 15%。本病流行与吸烟、地区和环境卫生等有密切关系。吸烟者患病率远高于不吸烟者。北方气候寒冷患病率高于南方。工矿地区大气污染严重，患病率高于一般城市。

一、护理评估

1. 健康史　询问患者起病的原因及诱因，有无呼吸道感染及吸烟等病史，有无过敏源接触史；询问患者的工作生活环境，有无有害气体、烟雾、粉尘等的吸入史。有无受凉、感冒、过度劳累而引起急性发作或加重。

2. 身体评估　如下所述。

（1）症状：缓慢起病，病程长，反复急性发作而病情加重。主要症状为咳嗽、咳痰，或伴有喘息。急性加重系指咳嗽、咳痰、喘息等症状突然加重。急性加重的主要原因是呼吸道感染，病原体可以是病毒、细菌、支原体和衣原体等。

1）咳嗽：一般晨间咳嗽为主，睡眠时有阵咳或排痰。

2）咳痰：一般为白色黏液和浆液泡沫痰，偶见痰中带血。清晨排痰较多，起床后或体位变动后可刺激排痰。伴有细菌感染时，则变为黏液脓性痰，痰量亦增加。

3）喘息或气急：喘息明显者称为喘息性支气管炎，部分可能伴支气管哮喘。若伴肺气肿时可表现为劳动或活动后气急。

（2）体征：早期多无异常体征。急性发作期可在背部或双肺底听到干、湿啰音，咳嗽后可减少或消失。如并发哮喘可闻及广泛哮鸣音并伴呼气期延长。

（3）分型：分为单纯型和喘息型两型。单纯型的主要表现为咳嗽、咳痰；喘息型除有咳嗽、咳痰外尚有喘息，常伴有哮鸣音，喘鸣于睡眠时明显，阵咳时加剧。

（4）分期：按病情进展分为三期。

1）急性发作期：指一周内出现脓性或黏液脓性痰，痰量明显增加，或伴有发热等炎症表现，或指一周内"咳"、"喘"、"痰"症状中任何一项明显加剧。

2）慢性迁延期：患者有不同程度的"咳"、"痰"、"喘"症状，迁延达一个月以上。

3）临床缓解期：经治疗或临床缓解，症状基本消失或偶有轻微咳嗽，痰液量少，持续2个月以上者。

3. 心理-社会状况　慢性支气管炎患者早期由于症状不明显，尚不影响工作和生活，患者往往不重视，感染时治疗也不及时。由于病程长，反复发作，患者易出现烦躁不安、忧郁、焦虑等情绪，易产生不利于恢复呼吸功能的消极因素。

4. 辅助检查　如下所述。

（1）血液检查：细菌感染时偶可出现白细胞总数和（或）中性粒细胞增多。

（2）痰液检查：可培养出致病菌涂片可发现革兰阳性菌或革兰阴性菌，或大量破坏的白细胞和已破坏的杯状细胞。

（3）胸部X线检查：早期无异常。反复发作引起支气管壁增厚，细支气管或肺泡间质炎症细胞浸润或纤维化。

（4）呼吸功能检查：早期无异常，随病情发展逐渐出现阻塞性通气功能障碍，表现为：第一秒用力呼气量占用力肺活量比值（FEV_1/FVC）<60%；最大通气量（MBC）<80%预计值等。

二、治疗原则

急性发作期和慢性迁延期患者，以控制感染及对症治疗（祛痰、镇咳、平喘）为主；临床缓解期，以加强锻炼，增强体质，避免诱发因素，预防复发为主。

1. 急性加重期的治疗　如下所述。

（1）控制感染：根据病原菌类型和药物敏感情况选择药物治疗。

（2）镇咳、祛痰：常用药物有氯化铵、溴己新、喷托维林等。

（3）平喘：有气喘者可加用解痉平喘药，如氨茶碱和茶碱缓释剂，或长效 β_2 激动剂加糖皮质激素吸入。

2. 缓解期治疗　如下所述。

（1）戒烟，避免有害气体和其他有害颗粒的吸入。

（2）增强体质，预防感冒。

（3）反复呼吸道感染者，可试用免疫调节剂或中医中药。

三、护理措施

1. 环境　保持室内空气流通、新鲜，避免感冒受凉。

2. 饮食　合理安排食谱，给予高蛋白、高热量、高维生素、易消化的食物，多吃新鲜蔬菜、水果，避免过冷过热及产气食物，以防腹胀影响膈肌运动。注意食物的色、香、味。水肿及心衰患者要限制钠盐的摄入，痰液较多者忌用牛奶类饮料，以防引起痰液黏稠不易排出。

3. 用药护理　遵医嘱使用抗炎、祛痰、镇咳药物，观察药物的疗效和不良反应。对痰液较多或年老体弱者以抗炎、祛痰为主，避免使用中枢镇咳药，如可待因，以免抑制咳嗽中枢，加重呼吸道阻塞，导致病情恶化。可待因有麻醉性中枢镇咳作用，适用于剧烈干咳者，有恶心、呕吐、便秘等不良反应，应用不当可能成瘾；喷托维林是非麻醉性中枢镇咳药，用于轻咳或少量痰液者，无成瘾性，有口干、恶心、头痛等不良反应；溴己新使痰液中黏多糖纤维断裂，痰液黏度降低，偶见恶心、转氨酶升高等不良反应，胃溃疡者慎用。

4. 保持呼吸道通畅　要教会患者排痰技巧，指导患者有效咳嗽的方法。每日定时给予胸部叩击或胸壁震颤，协助排痰。并鼓励患者多饮水，根据机体每日需要量、体温、痰液黏稠度，估计每日水分补充量，每日至少饮水 1 500mL，使痰液稀释，易于排出。痰多黏稠时可予雾化吸入，湿化呼吸道以促使痰液顺利咳出。

5. 改善呼吸状况　缩唇腹式呼吸；肺气肿患者可通过腹式呼吸以增强膈肌活动来提高肺活量，缩唇呼吸可减慢呼气，延缓小气道陷闭而改善呼吸功能，因而缩唇腹式呼吸可有效地提高患者的呼吸功能。患者取立位，亦可取坐位或卧位，一手放在前胸，另一手放在腹部，先缩唇，腹内收，胸前倾，由口徐徐呼气，此时切勿用力，然后用鼻吸气，并尽量挺腹，胸部不动。呼、吸时间之比为 2 ∶ 1 或 3 ∶ 1，7~8 次/分，每天锻炼 2 次，10~20 分/次。

6. 心理护理　对年老患者应加强心理护理，帮助其克服年老体弱的悲观情绪。患者病程长加上家人对患者的支持也常随病情进展而显得无力，患者多有焦虑、抑郁等心理障碍。护士应聆听患者的倾诉，做好患者与家属的沟通、心理疏导，让患者进行适当的文体活动。引导其进行循序渐进的锻炼，如气功、太极拳、户外散步等，将有助于增强老年人的机体免疫能力。为患者创造有利于治疗、康复的最佳心理状态。

四、健康教育

1. 指导患者和家属　了解疾病的相关知识，积极配合康复治疗。

2. 加强管理　如下所述。

（1）环境因素：消除及避免烟雾、粉尘和刺激性气体的吸入，避免接触过敏源或去空气污染、人多的公共场所；生活在空气清新、适宜温湿度、阳光充足的环境中，注意防寒避暑。

（2）个人因素：制定有效的戒烟计划；保持口腔清洁；被褥轻软、衣服宽大合身，沐浴时间不宜过长，防止晕厥等。

（3）饮食营养：足够的热量、蛋白质、维生素和水分，增强食欲。

3. 加强体育锻炼，增强体质，提高免疫能力　锻炼应量力而行、循序渐进，以患者不感到疲劳为宜；可进行散步、慢跑、太极拳、体操、有效的呼吸运动等。

4. 防止感染　室内用食醋 2~10mL/m²，加水 1~2 倍稀释后加热蒸熏，1h/次，每天或隔天 1 次，有一定的防止感冒作用。劝告患者在发病季节前应用气管炎疫苗、核酸等，从而增强免疫功能，以减少患者感冒和慢性支气管炎的急性发作。

5. 帮助患者加强身体的耐寒锻炼　耐寒锻炼需从夏季开始，先用手按摩面部，后用冷水浸毛巾拧干后擦头面部，渐及四肢。体质好、耐受力强者，可全身大面积冷水摩擦，持续到 9 月份，以后继续用冷水按摩面颈部，最低限度冬季也要用冷水洗鼻部，以提高耐寒能力，预防和减少本病发作。

（席梦乐）

第四节　支气管哮喘

支气管哮喘简称哮喘，是由多种细胞（如嗜酸性粒细胞、肥大细胞、T淋巴细胞、中性粒细胞、气道上皮细胞等）和细胞组分参与的气道慢性炎症性疾病。这种慢性炎症与气道高反应性相关，通常出现广泛多变的可逆性气流受限，并引起反复发作性的喘息、气急、胸闷或咳嗽等症状，常在夜间和（或）清晨发作、加剧，多数患者可自行缓解或经治疗缓解，支气管哮喘如诊治不及时，随病程的延长可产生气道不可逆性缩窄和气道重塑。

支气管哮喘是全球最常见的慢性病之一，全球约有1.6亿患者，我国的患病率接近1%～4%。成人男女患病率大致相同，儿童发病率高于成人，发达国家高于发展中国家，城市高于农村，约40%的患者有家族史。世界各国的哮喘防治专家共同起草、并不断更新了全球哮喘防治倡议（Global Initiative For Asthmn，GINA），GINA目前已成为防治哮喘的重要指南。

一、护理评估

1. 健康史　询问患者有无过敏史、家族史、个人史，有无吸入花粉、尘螨、动物皮屑，食入鱼、虾、蟹食物，服用普萘洛尔、阿司匹林药物等情况；了解患者有无感染、气候变化、运动、精神刺激等诱发因素；了解患者家族中有无哮喘等过敏性疾病史，以及本次发病经过、诊断和治疗情况。

2. 身体评估　如下所述。

（1）症状：为发作性伴有哮鸣音的呼气性呼吸困难或发作性胸闷和咳嗽。严重者被迫采取坐位或呈端坐呼吸，干咳或咳大量白色泡沫痰，甚至出现发绀等。哮喘症状可在数分钟内发作，经数小时至数天，用支气管舒张药或自行缓解。在夜间及凌晨发作和加重常是哮喘的特征之一。有时咳嗽可为唯一的症状（咳嗽变异性哮喘），有些青少年，其哮喘症状表现为运动时出现胸闷、咳嗽和呼吸困难（运动性哮喘）。

（2）体征：发作时胸腔呈过度充气状态，有广泛的哮鸣音，呼气音延长，心率增快，奇脉，胸腹反常运动和发绀常出现在严重哮喘患者中。但在轻度哮喘或非常严重哮喘发作时，哮鸣音可不出现，称之为寂静胸。

（3）重症哮喘：指严重的哮喘发作持续在24h以上，经一般支气管扩张剂治疗不能缓解者。发作时张口呼吸，大量出汗，发绀明显，呈端坐呼吸，如病情不能控制，出现呼吸和循环衰竭。

（4）病情分级：根据哮喘发作时患者的临床表现和用药情况，分为轻度、中度、重度和危重，详见表10-2和表10-3。

表10-2　哮喘急性发作时病情严重的分级

病情程度	临床表现	脉率	血气分析	血氧饱和度	支气管舒张剂
轻度	对日常生活影响不大，可平卧，说话连续成句，步行、上楼时有气短。呼吸频率轻度增加，呼吸末期散在哮鸣音。可有焦虑	<100次/分	基本正常	>95%	能控制
中度	日常生活受累，稍事活动便有喘息，喜坐位，说话时断时续，呼吸频率增加，哮鸣音响亮而弥漫，有焦虑和烦躁	100～120次/分	PaO_2 60～80mmHg $PaCO_2 \leq$ 45mmHg	91%～95%	仅有部分缓解
重度	日常生活受限，喘息持续发作，只能单字说话，端坐呼吸，大汗淋漓，呼吸频率>30次/分，哮鸣音响亮而弥漫。常有焦虑和烦躁	>120次/分，有奇脉、发绀	$PaO_2 <$ 60mmHg $PaCO_2 >$ 45mmHg	≤90%	无效

病情程度	临床表现	脉率	血气分析	血氧饱和度	支气管舒张剂
危重	患者不能讲话，出现嗜睡、意识模糊，哮鸣音明显减弱或消失	>120 次/分或脉率徐缓不规则，血压下降	PaO_2 < 60mmHg $PaCO_2$ > 45mmHg	<90%	无效

表 10 - 3 哮喘慢性持续期病情严重度的分级

分级	临床表现	肺功能改变
间歇（第一级）	症状 <每周 1 次，短暂发作，夜间哮喘症状 ≤每月 2 次	FEV_1≥80% 预计值或 PEF ≥80% 个人最佳值，PEF 或 FEV_1 变异率 <20%
轻度持续（第二级）	症状 ≥每周 1 次，但 <每天 1 次，可能影响活动和睡眠，夜间哮喘症状 >每月 2 次，但 <每周 1 次	FEV_1 ≥预计值或 PEF ≥80% 个人最佳值，PEF 或 FEV_1 变异率 20% ~30%
中度持续（第三级）	每天有症状，影响活动和睡眠，夜间哮喘症状 ≥每周 1 次	FEV_1 为 60% ~79% 预计值或 PEF 为 60% ~79% 个人最佳值，PEF 或 FEV_1 变异率 >30%
严重持续（第四级）	每天有症状，频繁发作，经常出现夜间哮喘症状，体力活动受限	FEV_1 <60% 预计值或 PEF <60% 个人最佳值，PEF 或 FEV_1 变异率 >30%

3. 心理 - 社会状况　哮喘发作时出现呼吸困难，造成患者焦虑、烦躁不安；若连续发作，则患者易对医护人员、家人和平喘药物产生依赖心理；若出现重症哮喘，患者易产生濒死感、恐惧感。哮喘缓解后，患者担心哮喘复发、不能痊愈而影响工作和生活；反复发作者易对治疗失去信心。

4. 辅助检查　如下所述。

（1）血常规检查：发作时血嗜酸性粒细胞升高，并发感染时白细胞总数和中性粒细胞增高。

（2）痰液检查：痰涂片在显微镜下可见嗜酸性粒细胞。

（3）呼吸功能检查

1）通气功能检测：哮喘发作时呈阻塞性通气功能障碍，与呼吸流速有关的全部指标，如第一秒用力呼气量（FEV_1）、第一秒用力呼气量占用力肺活量的比值（FEV_1/FVC%）、呼气峰流速值（PEFR）等均显著减少，症状缓解后，上述指标可逐渐恢复。

2）支气管舒张试验：用以测定气道气流受限的可逆性。

3）支气管激发试验：用以测定气道反应性。

4）呼气峰值流速（PEF）及其变异率测定：PEF 可反应气道通气功能的变化。

（4）胸部 X 线检查：哮喘发作时双肺透亮度增高，呈过度充气状态，缓解期多无明显异常。

（5）血气分析：哮喘发作时可有不同程度的低氧血症，在 PaO_2 下降的同时有 CO_2 潴留，则提示气道阻塞严重，病情危重。重症哮喘可出现呼吸性酸中毒或并发代谢性酸中毒。

（6）过敏源检查

1）血清特异性 IgE：用放射性过敏源吸附法可直接测定特异性 IgE 血清，哮喘患者的血清特异性 IgE 常较正常人升高 2 ~6 倍。

2）皮肤过敏源测试：用于指导避免过敏源接触和脱敏治疗，临床较为常用，需根据病史和当地生活环境选择可疑的过敏源进行检查，可通过皮肤点刺等方法进行，皮试阳性提示患者对该过敏源过敏。

二、治疗原则

治疗原则包括消除病因、控制急性发作、巩固治疗、改善肺功能、防止复发、提高患者的生活质量。根据病情，因人而异，采取综合措施。

1. 消除病因　脱离变应原，去除引起哮喘的刺激因子是最重要的，是防治哮喘最有效的方法。

2. 药物治疗 如下所述。

（1）支气管舒张剂：主要作用是舒张支气管平滑肌，使痉挛的气道松弛、扩张，同时也具有抗炎等作用。

1）β_2-受体激动剂：是控制急性发作的首选药物。常用的药物有沙丁胺醇、特布他林、沙美特罗等。

2）茶碱类药物：是目前治疗哮喘的有效药物。

3）抗胆碱药物：常用药物如异丙托溴铵。

（2）抗炎药

1）糖皮质激素：具有抗炎、抗过敏、抗渗出等作用。可分为吸入、口服和静脉用药。常用吸入药物有倍氯米松、布地奈德等。口服药物如泼尼松（强的松）、泼尼松龙（强的松龙）。静脉用药如琥珀酸氢化可的松，甲强龙（甲基强的松龙）。

2）色甘酸钠：是一种非糖皮质激素抗炎药，预防变应原引起速发和迟发反应，以及运动和过度通气引起的气道收缩。

（3）其他药物：抗白三烯药物是一种安全有效的抗炎、抗哮喘药物，作为吸入糖皮质激素的替代疗法，治疗轻度持续性哮喘。

3. 重症哮喘治疗 如下所述。

（1）持续雾化吸入 β_2-受体激动剂；氧疗；病情恶化缺氧不能纠正时，机械通气，必要时行气管切开，通畅气道。

（2）静脉滴注氨茶碱和糖皮质激素。

（3）注意维持水、电解质平衡，纠正酸碱平衡失调；控制感染。

三、护理措施

1. 环境 有明确过敏源者，应尽快脱离变应原；提供安静、舒适、冷暖适宜的休息环境，保持室内空气流通、新鲜，维持适宜的温湿度；室内避免放置花草、地毯、皮毛，整理床铺时避免尘埃飞扬等。

2. 休息 根据病情提供舒适体位，如为端坐呼吸者提供床旁桌以作支撑，使患者能伏桌休息，减少体力消耗。

3. 饮食 提供清淡、易消化、足够热量的饮食，避免食硬、冷、油煎食物，不宜食用鱼、虾、蟹、蛋类、牛奶等易过敏食物。多饮水，保持大便通畅。

4. 病情观察 观察哮喘发作的前驱症状，如鼻咽痒、喷嚏、流涕、眼痒等黏膜过敏症状。哮喘发作时，观察患者生命体征、意识、面容、出汗、发绀、呼吸困难程度、咳嗽、咳痰等，注意痰液黏稠度和量；监测呼吸音、哮鸣音变化，了解病情和治疗效果；加强对急性发作患者的监护，尤其是夜间和凌晨哮喘易发作时段，及时发现危重症状和并发症；监测动脉血气分析，血电解质、酸碱度平衡状况，对严重哮喘发作者，应准确记录出入量，为诊断与治疗提供可靠的依据。

5. 用药护理 按医嘱准确给予支气管舒张剂、激素、静脉补液等，注意观察药物疗效及不良反应。

（1）β_2-受体激动剂：主要不良反应为偶有头痛、头晕、心悸、手指震颤等，停药或坚持用药一段时间后症状可消失。药物用量过大可引起严重心律失常，甚至发生猝死。用药时应注意：患者按需用药，不宜长期、规律、单一、大量用药，以免出现耐受；指导患者正确使用雾化吸入器，以保证有效的吸入药物治疗剂量；使用气雾剂时，指导患者在用药时深吸气，吸气后屏气几秒钟，使药物吸入细小支气管以发挥更好的效果；β_2-受体激动剂缓释片内含控释成分，指导患者必须整片吞服；高血压病、糖尿病、甲亢、心肌缺血、心功能不全及老年人慎用或不用。

（2）茶碱类药物：主要不良反应有恶心、呕吐等胃肠道症状，心动过速、心律失常、血压下降等心血管症状，偶有兴奋呼吸中枢作用，甚至引起抽搐直至死亡。用药时注意：静脉注射浓度不宜过高，速度不宜过快，注射时间应在 10min 以上，以防中毒症状发生；与西咪替丁、大环内酯类、喹诺酮类药物等合用时可影响茶碱代谢而排泄减慢，应减少用量；用药中最好监测氨茶碱血浓度，安全浓度为 6～

15μg/mL；茶碱缓释片和控释片必须整片吞服；妊娠、发热、小儿或老年人及心、肝、肾功能障碍或甲状腺功能亢进者应慎用。

（3）糖皮质激素：部分患者吸入后可出现声音嘶哑、口咽部念珠菌感染或呼吸道不适。应指导患者吸药后用清水充分漱口，使口咽部无药物残留，以减轻局部反应和减少胃肠吸收；全身用药应注意肥胖、糖尿病、高血压、骨质疏松、消化性溃疡等不良反应，宜在饭后服用，以减少对消化道的刺激；激素的用量应严格按医嘱进行阶梯式逐渐减量，患者不得擅自停药或减量。

（4）色甘酸钠：吸入后在体内无蓄积作用，一般在4周内应见效，如8周无效者应停用。少数患者吸入后有咽喉不适、胸部紧迫感，偶见皮疹，甚至诱发哮喘。

6. 对症护理　如下所述。

（1）保持呼吸道通畅：遵医嘱给予鼻导管或面罩吸氧，改善呼吸功能。根据血气分析结果和患者的临床表现，及时调整吸氧流量或浓度，吸入的氧气应加温、加湿，避免气道干燥和寒冷气流的刺激而加重气道痉挛。严重发作、经一般药物治疗无效，缺氧不能纠正时，应协助医生进行机械通气，做好建立人工气道、有创机械通气的准备工作。

（2）促进排痰：若无心、肾功能不全，鼓励患者饮水2~3L/d。重症哮喘静脉补液，纠正失水，滴速以30~50滴/min为宜，避免单位时间内输入过多而诱发心力衰竭。若痰液黏稠不易排出用雾化吸入，辅以拍背，促进痰液排出；但不宜用超声雾化吸入，因颗粒过小使较多的雾滴进入肺泡，或过饱和的雾液进入支气管，刺激支气管痉挛，加重哮喘症状。

7. 心理护理　哮喘反复发作，可导致患者出现各种心理问题，而心理问题又会加重哮喘的症状及影响治疗效果，因此，应关心患者，经常与患者沟通，及时了解患者的心理变化，针对性地做好心理疏导和教育工作。急性发作时，患者常出现精神紧张、烦躁不安、恐惧等心理反应，若症状持续，无法缓解，会使患者处于焦虑或近于惊恐的状态，医护人员应尽量守护在患者床旁，或允许患者家属陪伴，多安慰患者，使其产生信任和安全感；发作时患者感背部发胀、发凉，采用背部按摩法使患者感觉通气轻松。向患者解释避免不良情绪的重要性，通过语言和非语言沟通，使患者身心放松、情绪稳定，有利于症状缓解。

四、健康教育

1. 指导患者及家属正确认识哮喘　向患者及家属介绍哮喘的基本知识，强调长期防治哮喘的重要性，说明哮喘虽然不能彻底治愈，但通过长期、适当的治疗可以有效地控制哮喘发作，使患者及家属树立战胜疾病的信心。

2. 避免诱发因素　对日常生活中可能存在的诱发因素如情绪紧张、气候突变、呼吸道感染、尘埃、煤气、油烟、花草、地毯、油漆、家庭宠物或某些药物、食品均应尽量避免。帮助患者识别个体的过敏源和刺激因素，以及告知避免诱因的方法。

3. 指导患者自我监测、预防和控制哮喘发作　指导患者自我监测病情，帮助患者学会用峰流速仪来监测PEEP值和记录方法，鼓励患者记录哮喘日记，识别哮喘发作或加重的先兆及相应的紧急处理方法，嘱患者随身携带止喘气雾剂，以有效预防和控制发作。

4. 用药指导　指导患者及家属按医嘱正确用药，积极配合治疗，不擅自减药或停药。帮助患者了解每一种药物的药名、用法、剂量、疗效、主要不良反应及如何采取相应的措施来减少或避免不良反应。

5. 心理护理　指导患者保持有规律的生活和积极、乐观的情绪，特别向患者说明发病与精神因素和生活压力的关系。鼓励患者家属或朋友参与对哮喘患者的管理，为其身心健康提供各方面的支持，并充分利用社会支持系统。

6. 定期门诊与急诊指导　指导患者坚持长期定期门诊随访，根据病情1~6个月门诊复诊一次。如出现哮喘加重恶化的征象，在采取紧急处理方法的同时，应立即来医院就诊。

（席梦乐）

第五节　支气管扩张

支气管扩张是指直径大于2mm的支气管由于管壁的肌肉和弹性组织破坏引起的慢性异常扩张。主要由于支气管及其周围组织的慢性炎症和支气管阻塞，引起支气管管壁肌肉和弹性组织的破坏，导致支气管管腔扩张和变形。临床上主要表现为慢性咳嗽伴大量脓痰和（或）反复咯血。

婴幼儿麻疹、百日咳、支气管肺炎等感染，是支气管－肺组织感染和阻塞所致的支气管扩张最常见的原因。随着人民生活水平的提高，麻疹、百日咳疫苗的预防接种，以及抗生素的临床应用，使本病的发病率大为降低。

一、护理评估

1. 健康史　详细询问患者既往是否有麻疹、百日咳、支气管肺炎迁延不愈；有无反复发作的呼吸道感染病史。

2. 身体状况　如下所述。

（1）主要症状

1）慢性咳嗽、大量脓痰：咳嗽、咳痰与体位改变有关，晨起及晚间卧床改变体位时咳嗽明显、痰量增多。感染急性发作时，黄绿色脓痰明显增加，一日达数百毫升；如有厌氧菌混合感染时，痰有恶臭味，呼吸有臭味。痰液收集于玻璃瓶中静置后分为四层：上层为泡沫，下悬脓性成分，中层为浑浊黏液，下层为坏死组织沉淀物。

2）反复咯血：50%～70%的患者反复咯血，量不等，从痰中带血至大咯血，咯血量与病情程度、病变范围不一致。部分患者仅有反复咯血，临床上称为"干性支气管扩张"，常见于结核性支气管扩张，病变多发生在引流良好的上叶支气管，且不易感染。

3）反复肺部感染：其特征是同一肺段反复发生肺炎并迁延不愈。这是由于扩张的支气管清除分泌物的功能丧失，引流差，易于反复发生感染。

4）全身中毒症状：反复的肺部感染引起全身中毒症状，出现间歇发热或高热、乏力、食欲减退、盗汗、消瘦、贫血等，严重者出现气促或发绀。

（2）体征：早期或干性支气管扩张无异常肺部体征。典型体征是在两肺下方持续存在的粗、中湿啰音，咳嗽、咳痰后啰音可暂时消失，以后又出现。结核引起的支气管扩张，湿啰音多位于肩胛间区；有时可伴哮鸣音。部分慢性患者可出现杵状指（趾）、贫血，肺功能严重下降的患者活动后可出现发绀等。

3. 心理－社会状况　支气管扩张是长期反复感染的慢性疾病，病程长，发病年龄较轻，给患者的学习、工作、甚至婚姻问题带来影响，尤其病情迁延反复，检查治疗收效不显著，患者出现悲观、焦虑情绪；痰多、有口臭的患者，在心理上产生极大压力，表现自卑、孤独、回避。若突然大咯血时，又可出现精神紧张、恐惧等表现。

4. 辅助检查　如下所述。

（1）胸部X线检查：早期轻者一侧或双侧肺纹理增多、增粗现象；典型X线表现为粗乱肺纹理中有多个不规则的蜂窝状透亮阴影，或沿支气管的卷发状阴影，感染时阴影内出现液平面。

（2）胸部CT检查：显示管壁增厚的柱状扩张，或成串成簇的囊样改变。

（3）支气管造影：是诊断支气管扩张的主要依据，可确诊本病，确定病变部位、性质、范围、严重程度，为治疗或手术切除提供重要参考依据。

（4）纤维支气管镜检查：明确出血、扩张或阻塞部位，还可进行活检、局部灌洗、局部止血，取冲洗液做微生物检查。

（5）实验室检查：继发肺部感染时白细胞总数和中性粒细胞增多。痰涂片或培养发现致病菌。

二、治疗原则

其原则是控制呼吸道感染，保持呼吸道引流通畅，处理咯血，必要时手术治疗。

1. 控制感染　是急性感染期的主要治疗措施。急性感染时根据病情、痰培养及药物敏感实验选用合适抗生素控制感染。

2. 加强痰液引流　痰液引流和抗生素治疗同样重要，可保持气道通畅，减少继发感染和减轻全身中毒症状。主要治疗方法有物理治疗法、药物祛痰法、纤维支气管镜吸痰法等。

3. 手术治疗　适用于病灶范围较局限，全身情况较好，经药物治疗仍有反复大咯血或感染者。根据病变范围行肺段或肺叶切除术；病变范围广泛或伴有严重心、肺功能障碍者不宜手术治疗。

4. 咯血处理　少量咯血给予药物止血；大量咯血时常用垂体后叶素缓慢静脉注射，经药物治疗无效者，行支气管动脉造影，根据出血小动脉的定位，注入明胶海绵或聚乙烯醇栓，或行栓塞止血。

三、护理措施

1. 一般护理　如下所述。

（1）急性感染或病情严重者卧床休息；保持室内空气流通，维持适宜的温度、湿度，注意保暖；使用防臭、除臭剂，消除室内异味；避免到空气污染的公共场所，戒烟、避免接触呼吸道感染患者。

（2）加强营养，摄入总热量以不低于 3 000kcal/d 为宜，指导患者多进食肉类、蛋类、豆类及新鲜蔬菜、水果等高蛋白、高热量及富含维生素和矿物质的饮食，增强机体抵抗力；高热者给予物理降温，鼓励患者多饮水，保证摄入足够的水分，饮水量在 1.5～2L/d，利于痰液稀释，易于咳出。大咯血时应暂禁食。

2. 病情观察　观察患者咳嗽、咳痰的量、颜色、黏稠度及痰液的气味，咳嗽、咳痰与体位的关系；有无咯血，以及咯血的量、性质；有无胸闷、气急、烦躁不安、面色苍白、神色紧张、出冷汗等异常表现，并密切观察患者体温、心率、呼吸、血压的变化，警惕窒息的发生。

3. 体位引流护理　体位引流是利用重力作用促使呼吸道分泌物流入支气管、气管排出体外。有助于排除积痰，减少继发感染和全身中毒症状。对痰多、黏稠而不易排除者，其作用有时不亚于抗生素，具体措施如下：

（1）引流前向患者说明体位引流的目的及操作过程，消除顾虑，取得患者的合作。

（2）根据病变部位及患者自身体验，采取相应体位。原则上抬高患肺位置，使引流支气管开口向下，同时辅以拍背，以借重力作用使痰液流出。

（3）引流宜在饭前进行，以免饭后引流导致呕吐。引流 1～3 次/天，15～20 分/次，时间安排在早晨起床时、晚餐前及睡前。

（4）引流过程中鼓励患者做深呼吸及有效咳嗽，以利于痰液排出；同时注意观察患者反应，如出现咯血、头晕、发绀、呼吸困难、出汗、疲劳等症状，及时停止。

（5）对痰液黏稠者，先用生理盐水超声雾化吸入或服用祛痰药（氯化铵、溴己新等），以稀释痰液，提高引流效果。

（6）引流完毕，给予清水漱口，去除痰液气味，保持口腔清洁，记录排出的痰量和性质，必要时送检。引流过程中应有护士或家人的协助。

4. 预防咯血窒息的护理　如下所述。

（1）嘱少量咯血患者卧床休息，大咯血者绝对卧床休息，取侧卧位或头侧平卧位，避免窒息。

（2）准备好抢救物品（如吸引器、氧气、气管插管、气管切开包、鼻导管、喉镜、止血药、呼吸兴奋剂、升压药及备血等）。

（3）如果发现患者咯血时突然出现胸闷、气急、发绀、烦躁、神色紧张、面色苍白、冷汗、突然坐起等，应怀疑患者发生了窒息，立即通知医师；同时让患者侧卧取头低脚高位，轻拍背部，协助将血咯出；无效时可直接用鼻导管抽吸，必要时行气管插管或气管切开，以解除呼吸道梗阻。

（4）发生大咯血时，安慰患者，嘱其保持镇静，不能屏气，将血轻轻咯出。

5. 心理护理　以尊重、亲切的态度，多与患者交谈，给予心理支持，帮助患者树立治疗信心，消除紧张、焦虑情绪；发生大咯血时，守护在患者身边，安慰患者，轻声、简要解释病情，减轻患者的紧张情绪，消除恐惧感，告知患者心情放松有利止血，并配合治疗。

四、健康教育

（1）做好麻疹、百日咳等呼吸道传染性疾病的预防接种工作，积极防治支气管肺炎、肺结核等呼吸道感染；治疗上呼吸道的慢性病灶，如扁桃体炎、鼻窦炎、龋齿等，减少呼吸道反复感染的机会。急性感染期，选用有效的抗生素，防止病情加重。注意口腔清洁卫生，用复方硼酸溶液漱口，一日数次。痰液经灭菌处理或焚烧。

（2）锻炼身体，避免受凉，减少刺激性气体吸入，务必戒烟。

（3）教会患者体位引流的方法和选择体位的原则，如两上肺叶的病变，选择坐位或头高脚低的卧位；中、下肺叶的病变，选择头低脚高的健侧卧位。体位的选择不宜刻板，患者还可根据自身体验（有利于痰液排除的体位）选择最佳的引流体位。指导患者和家属掌握有效咳嗽、雾化吸入的方法，观察感染，咯血等症状，以及引流过程中不良反应的处理，一旦症状加重，及时就诊。

（4）向患者说明咯血量的多少与病情程度不一定成正比，咯血时不要惊慌，及时就诊。

（5）对并发肺气肿者应进行呼吸功能锻炼。

（席梦乐）

第六节　肺炎

肺炎是指终末气道、肺泡和肺间质的炎症，可由病原微生物、理化因素、免疫损伤、过敏及药物所致，是呼吸系统的常见疾病，任何季节都会发病，但冬季和早春多见，任何年龄均有可能被感染。在我国，发病率及病死率高，尤其是老年人或免疫功能低下者，在各种致死病因中居第五位。随着抗生素的应用和发展，其病死率明显下降，但是，老年人及免疫功能低下者并发肺炎时，其病死率仍较高。临床表现主要有发热、咳嗽、咳痰和呼吸困难等，肺部 X 线可见炎性浸润阴影。肺炎预后良好，可以恢复其原来的结构和功能。

一、肺炎链球菌肺炎

肺炎链球菌肺炎是由肺炎链球菌所引起的肺实质的炎症，为最常见的细菌性肺炎，约占社区获得性肺炎的半数。本病以冬季与初春为高发季节，多发生于原先健康的青壮年男性，老年或婴幼儿呼吸道免疫功能受损或有慢性基础疾病等均易遭受肺炎链球菌侵袭。临床起病急骤，患者均有寒战、高热、胸痛、咳嗽和血痰等症状。近年来因抗生素及时广泛的应用，发病率逐渐下降，不典型病例较前增多。

1. 护理评估　如下所述。

（1）健康史：询问患者发病情况，有无受凉淋雨、过度疲劳、醉酒，是否年老体弱、长期卧床、意识不清、吞咽和咳嗽反射障碍、患慢性或重症疾病；是否长期使用糖皮质激素或免疫抑制剂、接受机械通气及大手术等；了解患者既往的健康状况，起病前是否存在使机体抵抗力下降、呼吸道防御功能受损的因素。

（2）身体评估

1）症状：典型表现为起病急骤，畏寒、高热，全身肌肉酸痛，体温通常在数小时内升至 39～40℃，呈稽留热型。患侧胸痛，可放射至肩部或腹部，咳嗽或深呼吸时加剧。咳嗽，咳痰，痰中带血，典型者咳铁锈色痰。当病变范围广泛时，引起呼吸功能受损，表现为呼吸困难、发绀等。

2）体征：患者呈急性病容，面颊绯红，鼻翼翕动，皮肤灼热、干燥，口角及鼻甲周围可出现单纯性疱疹；早期肺部无明显异常体征。肺实变时，触觉语颤增强，叩诊浊音，听诊闻及支气管呼吸音，消

— 81 —

散期可闻及湿啰音。严重者有发绀，心率过速或心律不齐。

（3）心理－社会状况：由于肺炎起病多急骤，短期内病情严重，加之高热和全身中毒症状明显，患者及家属常有焦虑不安；当出现较严重的并发症时，患者会出现忧虑和恐惧。

（4）辅助检查

1）血常规：除年老体弱、酗酒、免疫功能低下者白细胞计数可不增高外，其余白细胞计数升高，中性粒细胞多在80%以上，伴核左移。

2）痰液检查：痰涂片发现典型的革兰染色阳性，带荚膜的双球菌或链球菌。

3）胸部X线检查：早期仅见肺纹理增多，随着病情进展，表现为大片炎性浸润阴影或实变影，在消散期，X线显示炎性浸润逐渐吸收，可有片状区域吸收较快，呈现"假空洞"征。

2. 治疗原则　如下所述。

（1）早期应用抗生素治疗：首选青霉素G，滴注时每次尽可能在1h内滴完，以达到有效的血药浓度。青霉素过敏者，可选用红霉素、头孢菌素等。

（2）抗生素治疗时应给予支持治疗及对症治疗，如卧床休息，保证热量、维生素及蛋白质的摄入量，纠正脱水，维持水、电解质平衡。

（3）有感染性休克时按感染性休克治疗方法处理。

二、肺炎支原体肺炎

肺炎支原体肺炎是由肺炎支原体（mycoplasma pneumoniae）引起的呼吸道和肺部的急性炎症改变。本病约占非细菌性肺炎的1/3以上，或各种原因引起的肺炎的10%。常于秋冬季节发病。患者以儿童和青年人居多，婴儿有间质性肺炎时应考虑支原体肺炎的可能性。本病经有效治疗多在2～4周内痊愈，有严重并发症者可使病程迁延。

1. 护理评估　如下所述。

（1）健康史：起病通常缓慢，发病前常有鼻炎、咽炎等前驱症状。

（2）身体评估

1）症状：有咽痛、咳嗽、畏寒、发热、头痛、乏力、肌痛等症状。咳嗽多为阵发性刺激性呛咳，咳少量黏液，发热可持续2～3周，体温恢复正常后可能仍有咳嗽。

2）体征：肺部体征多不明显，一般无肺实变体征，可有局限性呼吸音减低及少量干湿性啰音。

（3）心理－社会状况：患者对本病的病因及预防知识缺乏，常因剧烈的咳嗽而烦躁不安、焦虑。

（4）辅助检查：血常规白细胞总数正常或稍增高，以中性粒细胞为主；可有血沉增快；血清学检查是确诊肺炎支原体感染最常用的检测手段；X线表现无特征性。

2. 治疗原则　如下所述。

（1）早期使用适当的抗生素可以减轻症状，缩短疗程至7～10d。肺炎支原体肺炎可在3～4周自行消散。

（2）治疗首选药物为大环内酯类抗生素，红霉素静脉滴注速度不宜过快，浓度不宜过高，以免引起疼痛及静脉炎。用药疗程不少于10d。青霉素或头孢菌素类抗生素无效。

（3）对剧烈呛咳者，应适当给予镇咳药。

三、军团菌肺炎

军团菌肺炎是由革兰染色阴性嗜肺军团杆菌引起的一种以肺炎为主的全身性疾病，又称军团病，1976年被确认。该菌存在于水和土壤中，常经供水系统、空调和雾化吸入而被吸入，引起呼吸道感染，可呈小的暴发流行，夏季与初秋为多发季节，常侵及老年人、患有慢性病或免疫功能受损者。

1. 护理评估　如下所述。

（1）健康史：一般起病缓慢，也可经2～10d潜伏期后突然发病。老年人或原有慢性疾病、血液病、恶性肿瘤、艾滋病或接受免疫抑制剂致免疫功能低下者易患本病。

（2）身体评估

1）症状：开始有倦怠、乏力和低热，1~2d 后出现高热、寒战、肌痛、头痛。呼吸道症状为咳嗽、痰少而黏稠，痰可带血，一般不呈脓性。可伴胸痛，进行性呼吸困难；消化道症状为恶心、呕吐和水样腹泻；严重者有焦虑、感觉迟钝、定向障碍、谵妄等神经精神症状，并可出现呼吸衰竭、休克和肾功能损害。

2）体征：20% 的患者可有相对缓脉，肺实变体征，两肺散在干、湿啰音，心率加快，胸膜摩擦音。

（3）心理－社会状况：本病起病急骤，短期内病情严重，患者常因疾病来势凶猛而烦躁不安、焦虑。

（4）辅助检查：血白细胞计数多超过 $10 \times 10^9/L$，中性粒细胞核左移，血沉快。动脉血气分析可提示低氧血症。支气管抽吸物、胸腔积液、支气管肺泡灌洗液做革兰染色可以查见细胞内的军团杆菌。

2. 治疗原则　如下所述。

（1）首选红霉素，用药 2~3 周，必要时可加利福平，或多西环素疗程 3 周以上，否则易复发。

（2）氨基糖苷类和青霉素、头孢菌素类抗生素对本病无效。

四、传染性非典型肺炎

传染性非典型肺炎是由 SARS 冠状病毒（SARS－Cov）引起的具有明显传染性、可累及多个脏器系统的特殊肺炎，世界卫生组织（WHO）将其命名为严重急性呼吸综合征（severe acute respiratory syndrome，SARS）。主要临床特征为急性起病、发热、干咳、呼吸困难、白细胞不高或降低、肺部阴影及抗生素治疗无效。本病依据报告病例计算的平均死亡率达 9.3%。人群普遍易感，呈家庭和医院聚集性发病，多见于青壮年，儿童感染率较低。

1. 护理评估　如下所述。

（1）健康史：询问患者接触史、家族史、个人史及既往健康情况，有无与 SARS 患者密切接触（指与 SARS 患者共同生活，照顾 SARS 患者，或曾经接触 SARS 患者的排泄物，特别是气道分泌物），特别询问是否到过收治 SARS 患者的医院和场所等不知情接触史。是否到过 SARS 流行地区，家族中有无相同患者；了解病程经过以及诊治情况，患者近期活动范围等；其潜伏期为 2~10d。

（2）身体评估

1）症状：起病急骤，发热，体温常大于 38℃，有寒战、咳嗽、少痰，偶有血丝痰，心悸、气促，甚至呼吸窘迫；伴有肌肉酸痛、头痛、关节痛、乏力和腹泻。患者多无上呼吸道卡他症状。

2）体征：肺部体征多不明显，部分患者可闻及少许湿啰音，或有肺实变体征。

（3）心理－社会状况：评估患者因患病以及隔离治疗是否表现有焦虑、忧郁、恐惧、悲观、自卑、孤独等心理反应，评估家庭成员对患者的态度、关心程度、照顾方式、患者的经济状况等。

（4）辅助检查

1）血液检查：血白细胞计数不升高，或降低，常有淋巴细胞减少，血小板降低。部分患者血清转氨酶、乳酸脱氢酶等升高。

2）病原学检查：早起用鼻咽部冲洗或吸引物、血、尿、便等标本进行病毒分离和聚合酶链反应（PCR）。平行检测进展期和恢复期双份血清 SARS 病毒特异性 IgM、IgG 抗体，抗体阳转或 4 倍以上升高，具有病原学诊断意义。

3）胸部 X 线检查：早期无异常，1 周内逐渐出现肺纹理粗乱的间质性改变、斑片状或片状渗出影，典型的改变为磨玻璃影及肺实变影。在 2~3d 波及一侧肺野或两肺，约半数波及双肺。病灶多在中下叶呈外周分布。

2. 治疗原则　以对症治疗为主，卧床休息，加强营养支持和器官功能保护，酌情静脉输液及吸氧，注意消毒隔离，预防交叉感染；已明确并发细菌感染者，及时选用敏感的抗生素；给予抗病毒药物，如利巴韦林、阿昔洛韦等，发病早期给予奥司他韦有助于减轻发病和症状；重症患者酌情使用糖皮质激素，密切注意其不良反应和 SARS 并发症。出现低氧血症的患者，使用无创机械通气，持续用至病情缓解，效果不佳或出现 ARDS，及时进行有创机械通气治疗。出现休克或多器官功能障碍综合征，应予相应治疗。

五、肺炎患者的护理

1. 环境　室内阳光充足、空气新鲜，每日定时通风，保持适宜的温湿度。病房环境保持整齐、清洁、安静和舒适并适当限制探视。

2. 休息　急性期卧床休息，尤其对于体温尚未恢复的患者，卧床休息可以减少组织耗氧量，利于机体组织的修复。卧床休息时，协助患者取半卧位，可增强肺通气量，减轻呼吸困难。应尽量将治疗、检查与护理操作集中进行，避开患者的睡眠和进餐时间，确保患者得到充分的休息。

3. 饮食　高热时，应及时补充营养和水分，给予高热量、高蛋白、高维生素、易消化的流质或半流质饮食。鼓励患者多饮水，每日饮水量在 2 000mL 以上。高热、暂不能进食者需静脉补液，滴速不宜过快，以免引起肺水肿。有明显麻痹性肠梗阻或胃扩张时，应暂时禁食、禁水，给予胃肠减压，直至肠蠕动恢复。

4. 病情观察　如下所述。

（1）意识状态：肺炎患者若出现烦躁不安或反应迟钝等精神症状时，须警惕休克的发生。

（2）脉搏：脉搏的强度和频率是观察休克症状的重要依据。脉搏快而弱后往往出现血压下降；脉搏细弱不规则或不能触及，表示血容量不足或心力衰竭。

（3）呼吸：休克患者呼吸浅促，若呼吸深而快常提示代谢性酸中毒。

（4）血压及脉压：早期血压下降，若在 10.6/6.7kPa（80/50mmHg）以下，脉压小，提示严重感染引起毛细血管通透性增加，周围循环阻力增加，心排量减少，有效血容量不足，病情严重。

（5）尿量：是观测休克期病情变化的重要指标，休克严重时常发生尿量减少或无尿。监测每小时尿量和尿比重，准确记录 24h 出入量。

（6）皮肤黏膜色泽及温湿度：反应皮肤血液灌注情况，如面、唇、甲床苍白和四肢厥冷，显示血液灌注不足。

（7）痰液：观察痰液的量、颜色和气味。如肺炎链球菌肺炎呈铁锈色痰，克雷白杆菌肺炎典型痰液为砖红色胶冻状，厌氧菌感染者痰液多有恶臭味等。

（8）监测血白细胞计数和分类计数、动脉血气分析结果。

5. 高热护理　如下所述。

（1）寒战时注意保暖，及时添加被褥，使用热水袋时防止烫伤，一般寒战可持续半小时左右，此期禁止物理降温。

（2）高热时，应给予物理降温，如酒精擦浴、冰袋、冰帽等方法，物理降温的同时，要注意保暖，如足底部置热水袋保暖。高热持续不退者，遵医嘱给予解热镇痛药物。

（3）大量出汗者应及时更换衣服和被褥，协助擦汗，避免着凉，并注意保持皮肤的清洁干燥。

（4）做好口腔护理：高热使唾液分泌减少，口腔黏膜干燥，同时机体抵抗力下降，易引起口唇干裂、口唇疱疹、口腔炎症、溃疡。因此，应做好口腔护理，协助患者漱口或用漱口液清洁口腔，口唇干裂可涂润滑油保护。

（5）卧床休息，以减轻头痛、乏力、肌肉酸痛症状。

（6）高热伴烦躁不安者，应注意安全护理，防止摔伤，必要时，应用约束带。

6. 保持呼吸道通畅　指导患者进行有效咳嗽，协助排痰，采取翻身、拍背、雾化吸入等措施。对痰量较多且不易咳出者，遵医嘱应用祛痰剂。协助患者取半卧位休息，以增强肺通气量，减轻呼吸困难。有气急发绀者，应给予氧气吸入，流量为 2~4L/min。

7. 胸痛患者　应采取患侧卧位，也可在呼气状态下用宽胶布固定胸廓，降低呼吸幅度而减轻痛苦，必要时遵医嘱给予止疼药。早期干咳而胸痛明显者，遵医嘱使用镇咳剂治疗以减轻疼痛。

8. 休克型肺炎的观察和护理　如下所述。

（1）将患者安置在监护室，专人护理：取抬高头胸部约20°，抬高下肢约30°的仰卧中凹位，以利于呼吸和静脉血回流，增加心排出量。尽量减少搬动，并注意保暖。

（2）迅速建立两条静脉通路，遵医嘱给予扩充血容量、纠正酸中毒、应用血管活性药物和糖皮质激素等抗休克治疗及应用抗生素抗感染治疗，恢复正常组织灌注，改善微循环功能。

1）扩充血容量：扩容是抗休克的最基本措施。一般先输低分子右旋糖酐，以迅速扩充血容量、降低血黏稠度、防止 DIC 的发生；继之输入5%葡萄糖盐水、复方氯化钠溶液、葡萄糖溶液等。输液速度应先快后慢，输液量宜先多后少，可在中心静脉压的监测下决定补液的量和速度。扩容治疗要求达到比较理想的效果：收缩压大于90mmHg（12.0kPa），脉压大于30mmHg（4.0kPa）。中心静脉压不超过10cmH_2O；尿量多于30mL/h；脉率少于100次/分；患者口唇红润、肢端温暖。

2）纠正酸中毒：常用5%碳酸氢钠溶液静脉滴注。纠正酸中毒可以增强心肌收缩力，改善微循环。

3）血管活性药物：在补充血容量和纠正酸中毒后，末梢循环仍无改善时可应用血管活性药物，如多巴胺、酚妥拉明、间羟胺等。血管活性药物应由单独一路静脉输入，并随时根据血压的变化来调整滴速。滴注多巴胺时，要注意药液不得外渗至组织中，以免引起局部组织的缺血坏死。

4）抗感染治疗：应早期使用足量有效的抗生素，重症患者常需联合用药并经静脉给药。用药过程中，要注意观察疗效和不良反应，发现异常及时报告并处理。

5）糖皮质激素的应用：病情严重，经上述药物治疗仍不能控制者，可使用糖皮质激素，以解除血管痉挛，改善微循环，稳定溶酶体膜，以防酶的释放，从而达到抗休克的作用。常用氢化可的松、地塞米松加入葡萄糖液中静脉滴注。

9. 心理护理　以通俗易懂的语言耐心讲解疾病的知识，各种检查、治疗和护理的目的。特别是休克型肺炎患者，及时与患者及家属进行沟通，减轻其心理负担，使患者能够积极配合治疗。

六、健康教育

1. 对疾病相关知识的宣教　讲解肺炎的病因和诱因，指导患者避免受凉、淋雨、吸烟、酗酒和防止过度疲劳。有皮肤痈、疖、伤口感染、毛囊炎、蜂窝织炎时及时治疗，尤其是免疫功能低下者和慢支、支气管扩张者。

2. 自我护理与疾病监测的指导　慢性病、年老体弱、长期卧床者，应注意经常改变体位、翻身、拍背、咳出气道痰液，有感染征象时及时就诊。

3. 饮食与活动的指导　增加营养的摄入，保证充足的休息时间，劳逸结合，生活有规律性。积极参加体育锻炼，增强体质，防止感冒。

4. 用药的指导　指导患者遵医嘱按时服药，了解肺炎治疗药物的疗效、用法、疗程、不良反应，防止自行停药或减量，定期随访。

（代俊芳）

第七节　肺脓肿

肺脓肿是由多种病原菌引起肺实质坏死的肺部化脓性感染。早期为肺组织的化脓性炎症，继而坏死、液化，由肉芽组织包绕形成脓肿。临床特征为高热、咳嗽和咳大量脓臭痰。胸部 X 线显示一个或多发的含气液平的空洞，如多个直径小于2cm的空洞则称为坏死性肺炎。本病可见于任何年龄，青壮年男性及年老体弱有基础疾病者多见。自抗生素广泛应用以来，肺脓肿发病率明显降低。

病原体常为上呼吸道、口腔的定植菌，包括需氧、厌氧和兼性厌氧菌。90%肺脓肿患者并发有厌氧菌感染。常见的其他病原体包括金黄葡萄球菌、化脓性链球菌、肺炎克雷白杆菌和铜绿假单胞菌。根据感染途径，肺脓肿可分为三种类型：吸入性肺脓肿、继发性肺脓肿和血源性肺脓肿。

一、护理评估

1. 健康史　了解患者有无意识障碍、肺部感染，以及齿、口、鼻咽部感染等相关病史；询问有无手术、劳累、醉酒、受凉和脑血管病等病史，以及身体其他部位的感染病史；了解细菌的来源和脓肿的发生方式。

2. 身体评估　如下所述。

（1）症状：急性起病，畏寒、高热，体温达 39～40℃，伴有咳嗽、咳黏痰或黏液脓性痰。炎症累及壁层胸膜可引起胸痛，且与呼吸有关。病变范围大时可出现气促。此外还有精神不振、全身乏力、食欲减退等全身中毒症状。如感染控制不及时，可于发病的 10～14d，突然咳出大量脓臭痰及坏死组织，每日可达 300～500mL，静置后可分为 3 层。偶有 1/3 患者有不同程度的咯血，偶有中、大量咯血而突然窒息致死。一般在咳出大量脓痰后，体温明显下降，全身中毒症状随之减轻，数周内一般情况逐渐恢复正常。肺脓肿破溃到胸膜腔，可出现突发性胸痛、气急，出现脓气胸。部分患者缓慢发病，仅有一般的呼吸道感染症状。血源性肺脓肿多先有原发病灶引起的畏寒、高热等全身脓毒症的表现。经数日或数周后才出现咳嗽、咳痰，痰量不多，极少咯血。慢性肺脓肿患者常有咳嗽、咳脓痰、反复发热和咯血，持续数周到数日。可有贫血、消瘦等慢性中毒症状。

（2）体征：与肺脓肿的大小和部位有关。初起时肺部可无阳性体征，或患侧可闻及湿啰音；病变继续发展，可出现肺实变体征，可闻及支气管呼吸音；肺脓腔增大时，可出现空瓮音；病变累及胸膜可闻及胸膜摩擦音或呈现胸腔积液体征。血源性肺脓肿多无阳性体征。慢性肺脓肿常有杵状指（趾）。

3. 心理-社会状况　急性肺脓肿起病急，症状明显，患者易产生紧张不安的情绪；慢性肺脓肿病程长，破坏了正常的工作、生活秩序，咳出大量脓性臭痰，无论对本人还是其他人都是一种不良刺激，患者常出现情绪抑郁，表现为悲观、失望、焦虑等。

4. 辅助检查　如下所述。

（1）血常规检查：急性肺脓肿血白细胞总数可达（20～30）×10^9/L，中性粒细胞在 90% 以上，核明显左移，常有中毒颗粒。慢性患者的白细胞可稍有升高或正常，红细胞和血红蛋白减少。

（2）痰细菌学检查：气道深部痰标本细菌培养可有厌氧菌和（或）需氧菌存在。

（3）胸部 X 线检查：X 线胸片早期可见大片浓密模糊浸润阴影，边缘不清或团片状浓密阴影。脓肿形成，脓液排出后，可见圆形透亮区及液平面。经脓液引流和抗生素治疗后，周围炎症先吸收，最后可仅残留纤维条索状阴影。血源性肺脓肿典型表现为两肺外侧有多发球形致密阴影，大小不一，中央有小脓腔和气液平面。

（4）纤维支气管镜检查：有助于明确病因、病原学诊断及治疗。

二、治疗原则

本病的治疗原则是抗菌药物治疗和脓液引流。

1. 抗菌药物治疗　一般选用青霉素。对青霉素过敏或不敏感者，可用林可霉素、克林霉素或甲硝唑等药物。若疗效不佳，要注意根据细菌培养和药物敏感试验结果选用有效抗菌药物。

2. 脓液引流　是提高疗效的有效措施。痰液黏稠不易咳出者可用祛痰药或雾化吸入生理盐水、祛痰药或支气管舒张剂以利痰液引流。身体状况较好者可采取体位引流排痰。

3. 支气管肺泡灌洗术（bronchoalveolar lavage，BAL）　是一种介入性操作，在纤维支气管镜直视下操作，能有效清除肺脓肿腔内的脓性分泌物，并可直接注入抗生素。

4. 手术治疗　略。

三、护理措施

1. 环境　肺脓肿患者咳痰量大，常有厌氧菌感染，痰有臭味，应保持室内空气流通，同时注意保暖，如有条件最好住单间。

2. 饮食护理　由于脓肿的肺组织在全身消耗严重的情况下修复困难，机体需要较强的支持疗法，应加强营养，给予高蛋白、高维生素、高热量、易消化饮食，食欲欠佳者应少量多餐。

3. 咳嗽、咳痰的护理　肺脓肿患者通过咳嗽排出大量脓痰。应鼓励患者进行有效的咳嗽，经常活动和变换体位，以利痰液排出。鼓励患者增加液体摄入量，以促进体内的水化作用，使脓痰稀释而易于咳出。要注意观察痰的颜色、性质、气味和静置后是否分层。准确记录24h痰液排出量。当发现血痰时，应及时报告医生，若痰中血量较多，要严密观察病情变化，并准备好抢救药品和用品，嘱患者头偏向一侧，最好取患侧卧位，注意大咯血或窒息的发生。

4. 体位引流的护理　体位引流有利于大量脓痰排出体外，根据病变部位采用肺段、支气管引流的体位，使支气管内痰液借重力作用，经支气管、气管排出体外。具体措施参见"支气管扩张"一节。对脓痰甚多，且体质虚弱的患者应做监护，以免大量脓痰涌出但无力咳出而窒息。年老体弱、呼吸困难明显者或在高热、咯血期间不宜行体位引流。必要时，应用负压吸引器给予经口吸痰或支气管镜抽吸排痰。痰量不多，中毒症状严重，提示引流不畅，应积极进行体位引流。发绀、呼吸困难、胸痛明显者，应警惕脓气胸。

5. 口腔护理　肺脓肿患者高热时间较长，唾液分泌减少，口腔黏膜干燥；又因咳大量脓臭痰，利于细菌繁殖，易引起口腔炎及黏膜溃疡；而大量抗生素的应用，易诱发真菌感染。因此要在晨起、饭后、体位引流后、临睡前协助患者漱口，做好口腔护理。

6. 用药护理　遵医嘱给予抗生素、祛痰药、支气管扩张剂，或给予雾化吸入。以利痰液稀释、排出。

7. 心理护理　本病患者常有焦虑、抑郁、内疚等不良心理状态。护理人员应富有同情心和责任感，向患者解释肺脓肿的有关知识，多进行安慰，对患者提出的问题耐心解答，建立，良好的护患关系，使患者能积极主动配合治疗，以缩短疗程，争取早日彻底康复。

四、健康教育

1. 疾病预防指导　让患者了解肺脓肿的感染途径，彻底治疗口腔、上呼吸道慢性感染病灶如龋齿、化脓性扁桃体炎、鼻窦炎、牙周溢脓等，以防止病灶分泌物吸入肺内，诱发感染。重视口腔清洁，经常漱口，多饮水，预防口腔炎的发生。积极治疗皮肤外伤感染、痈、疖等化脓性病灶，不挤压痈、疖，防止血源性肺脓肿的发生。不酗酒。

2. 疾病知识指导　如下所述。

（1）教会患者有效咳嗽、体位引流的方法，及时排出呼吸道异物，防止吸入性感染，保持呼吸道通畅，促进病变的愈合。

（2）指导慢性病、年老体弱患者家属经常为患者翻身、叩背，促进痰液排出，疑有异物吸入时要及时清除。

（3）肺脓肿患者的抗生素治疗需时较长，才能治愈，防止病情反复。患者及家属应了解其重要性，遵从治疗计划。

（代俊芳）

第八节　慢性阻塞性肺疾病

慢性阻塞性肺疾病（chronic obstructive pulmonary disease，COPD）是一种具有气流受限特征的可以预防和治疗的疾病，气流受限不完全可逆、呈进行性发展，与肺部对香烟烟雾等有害气体或有害颗粒的异常炎症反应有关。COPD主要累及肺脏，但也可引起全身（或称肺外）的不良效应。

COPD与慢性支气管炎和肺气肿密切相关。通常，慢性支气管炎是指在除外慢性咳嗽的其他已知原因后，患者每年咳嗽、咳痰3个月以上，并连续2年者。肺气肿则指肺部终末细支气管远端气腔出现异常持久的扩张，并伴有肺泡壁和细支气管的破坏而无明显的肺纤维化。当慢性支气管炎、肺气肿患者肺功能检查出现气流受限，并且不能完全可逆时，则能诊断为 COPD。如患者只有"慢性支气管炎"和（或）"肺气肿"，而无气流受限，则不能诊断为 COPD。

COPD 由于其病人数多，死亡率高，社会经济负担重，已成为一个重要的公共卫生问题。COPD 目前居全球死亡原因的第 4 位，世界银行/世界卫生组织公布，至 2020 年 COPD 将位居世界疾病经济负担的第 5 位。在我国，COPD 同样是严重危害人民身体健康的重要慢性呼吸系统疾病。

一、护理评估

1. **健康史**　评估患者慢性支气管炎等既往呼吸道感染的病史；注意询问吸烟史；评估患者的生活环境和职业，是否长期接触有害物质及生产劳动环境；评估既往健康情况，有无慢性肺部疾病；此次患病的起病情况、表现特点和诊治经过等。

2. **病史特征**　COPD 患病过程应有以下特征。

（1）吸烟史：多有长期较大量吸烟史。

（2）职业性或环境有害物质接触史：如较长期粉尘、烟雾、有害颗粒或有害气体接触史。

（3）家族史：COPD 有家族聚集倾向。

（4）发病年龄及好发季节：多于中年以后发病，症状好发于秋冬寒冷季节，常有反复呼吸道感染及急性加重史。随病情进展，急性加重越渐频繁。

（5）慢性肺源性心脏病史：COPD 后期出现低氧血症和（或）高碳酸血症，可并发慢性肺源性心脏病和右心衰竭。

3. **身体评估**　如下所述。

（1）症状

1）慢性咳嗽：通常为首发症状。初起咳嗽呈间歇性，早晨较重，以后早晚或整日均有咳嗽，但夜间咳嗽并不显著。少数病例咳嗽不伴咳痰。也有部分病例虽有明显气流受限但无咳嗽症状。

2）咳痰：咳嗽后通常咳少量黏液性痰，部分患者在清晨较多；并发感染时痰量增多，常有脓性痰。

3）气短或呼吸困难：这是 COPD 的标志性症状，是使患者焦虑不安的主要原因，早期仅于劳力时出现，后逐渐加重，以致日常活动甚至休息时也感气短。

4）喘息和胸闷：不是 COPD 的特异性症状。部分患者特别是重度患者有喘息；胸部紧闷感通常于劳力后发生，与呼吸费力、肋间肌等容性收缩有关。

5）全身性症状：在疾病的临床过程中，特别在较重患者，可能会发生全身性症状，如体重下降、食欲减退、外周肌肉萎缩和功能障碍、精神抑郁和（或）焦虑等。

（2）体征：COPD 早期体征可不明显，随疾病进展，常有以下体征。

1）视诊及触诊：胸廓形态异常，包括胸部过度膨胀、前后径增大、剑突下胸骨下角（腹上角）增宽及腹部膨凸等；常见呼吸变浅，频率增快，辅助呼吸肌如斜角肌及胸锁乳突肌参加呼吸运动，重症可见胸腹矛盾运动；患者不时采用缩唇呼吸以增加呼出气量；呼吸困难加重时常采取前倾坐位；低氧血症者可出现黏膜及皮肤发绀，伴右心衰竭者可见下肢水肿、肝脏增大。

2）叩诊：由于肺过度充气使心浊音界缩小，肺肝界降低，肺叩诊可呈过度清音。

3）听诊：两肺呼吸音可减低，呼气相延长，平静呼吸时可闻干性啰音，两肺底或其他肺野可闻湿啰音；心音遥远，剑突部心音较清晰响亮。

4. **临床分期**　COPD 病程可分为急性加重期与稳定期。

（1）COPD 急性加重期是指患者出现超越日常状况的持续恶化，并需改变基础 COPD 的常规用药者，通常在疾病过程中，患者短期内咳嗽、咳痰、气短和（或）喘息加重，痰量增多，呈脓性或黏脓性，可伴发热等炎症明显加重的表现。

（2）稳定期则指患者咳嗽、咳痰、气短等症状稳定或症状轻微。

5. **心理-社会状况**　由于病程长，病情反复发作、健康状况每况愈下，患者出现逐渐加重的呼吸困难，导致劳动能力逐渐丧失，同时也给患者带来较重的精神负担和经济负担，患者易出现焦虑、悲观、沮丧等心理反应，甚至对治疗失去信心。病情一旦发展到影响工作和生活时，患者容易产生自卑和孤独的心理。

6. 辅助检查　如下所述。

（1）肺功能检查：肺功能检查是判断气流受限的客观指标，其重复性好，对 COPD 的诊断、严重程度评价、疾病进展、预后及治疗反应等均有重要意义。气流受限是以第一秒用力呼气量（FEV_1）占用力肺活量百分比（FEV_1/FVC）降低来确定的。FEV_1/FVC 是 COPD 的一项敏感指标，可检出轻度气流受限。FEV_1 占预计值的百分比（$FEV_1\%$ 预计值）是中、重度气流受限的良好指标，它变异性小，易于操作，应作为 COPD 肺功能检查的基本项目。

（2）胸部 X 线检查：X 线检查对确定肺部并发症及与其他疾病（如肺间质纤维化、肺结核等）鉴别有重要意义。COPD 早期 X 线胸片可无明显变化，以后出现肺纹理增多、紊乱等非特征性改变；主要 X 线体征为肺过度充气。并发肺动脉高压和肺源性心脏病时，除右心增大的 X 线征外，还可有肺动脉圆锥膨隆，肺门血管影扩大及右下肺动脉增宽等。

（3）动脉血气分析：血气异常首先表现为轻、中度低氧血症。随疾病进展，低氧血症逐渐加重，并出现高碳酸血症。

（4）其他检查：低氧血症时，血红蛋白及红细胞可增高。并发感染时外周血白细胞增高，核左移，痰培养可检出各种病原菌，常见者为肺炎链球菌、流感嗜血杆菌、卡他莫拉菌、肺炎克雷白杆菌等。

二、治疗原则

1. COPD 稳定期治疗　如下所述。

（1）治疗目的

1）减轻症状，阻止病情发展。

2）缓解或阻止肺功能下降。

3）改善活动能力，提高生活质量。

4）降低病死率。

（2）教育与管理：主要内容包括：①教育与督促患者戒烟；②使患者了解 COPD 的病理生理与临床基础知识；③掌握一般和某些特殊的治疗方法；④学会自我控制病情的技巧，如腹式呼吸及缩唇呼吸锻炼等；⑤了解赴医院就诊的时机；⑥社区医生定期随访管理。

（3）控制职业性或环境污染：避免或防止粉尘、烟雾及有害气体吸入。

（4）药物治疗：根据疾病的严重程度，逐步增加治疗，如果没有出现明显的药物不良反应或病情的恶化，应在同一水平维持长期的规律治疗。根据患者对治疗的反应及时调整治疗方案。

1）支气管舒张剂：是控制 COPD 症状的主要治疗措施。主要的支气管舒张剂有 β_2 受体激动剂、抗胆碱药及甲基黄嘌呤类。

2）糖皮质激素：长期规律吸入糖皮质激素较适用于 $FEV_1 < 50\%$ 预计值（Ⅲ级和Ⅳ级）并且有临床症状以及反复加重的 COPD 患者。目前常用剂型有沙美特罗 + 氟替卡松、福莫特罗 + 布地奈德。

3）其他药物：祛痰药；抗氧化剂；免疫调节剂；流感疫苗；中药。

（5）氧疗：COPD 稳定期进行长期家庭氧疗对具有慢性呼吸衰竭的患者可提高生存率。对血流动力学、血液学特征、运动能力、肺生理和精神状态都会产生有益的影响。

（6）康复治疗：包括呼吸生理治疗、肌肉训练、营养支持、精神治疗与教育等多方面措施。

（7）外科治疗：包括肺大疱切除术、肺减容术和肺移植术。

2. COPD 急性加重期的治疗　如下所述。

（1）确定 COPD 急性加重的原因。

（2）COPD 急性加重的诊断和严重性评价。

（3）院外治疗：对于 COPD 加重早期，病情较轻的患者可以在院外治疗，但需注意病情变化，及时决定送医院治疗的时机。院外治疗包括适当增加以往所用支气管舒张剂的剂量及频度。口服糖皮质激素，也可糖皮质激素联合长效 β_2 受体激动剂雾化吸入治疗。咳嗽痰量增多并呈脓性时应积极给予抗生素治疗。

（4）住院治疗：COPD 加重期主要的治疗方案如下。

1）根据症状、血气分析、胸部 X 线片等评估病情的严重程度。

2）控制性氧疗：氧疗是 COPD 加重期住院患者的基础治疗。

3）抗生素：COPD 急性加重多由细菌感染诱发，故抗生素在 COPD 加重期治疗中具有重要地位。

4）支气管舒张剂：短效 β_2 受体激动剂较适用于 COPD 急性加重期的治疗。若效果不显著，建议加用抗胆碱能药物。对于较为严重的 COPD 加重者，可考虑静脉滴注茶碱类药物。

5）糖皮质激素：在应用支气管舒张剂基础上，口服或静脉滴注糖皮质激素。

6）机械通气：可通过无创或有创方式给予机械通气，根据病情需要，可首选无创性机械通气。

7）其他治疗措施：维持液体和电解质平衡；注意补充营养。

三、护理措施

1. 环境　提供整洁、舒适、阳光充足的环境。保持室内空气新鲜，定时通风，但应避免对流，以免患者受凉。维持适宜的温湿度。

2. 饮食　根据患者的病情和饮食习惯，给予高热量、高蛋白、高维生素的易消化饮食，食物宜清淡，避免油腻、辛辣。避免过冷、过热及产气食物，以防腹胀而影响膈肌运动。指导患者少食多餐，避免因过度饱胀而引起呼吸不畅。注意保持口腔清洁卫生，以增进食欲，补充机体必需营养物质，预防营养不良及呼吸肌疲劳的发生；便秘者，应鼓励多进食富含纤维素的蔬菜和水果。在患者病情允许时，鼓励患者多饮水，每天保证饮水在 1 500mL 以上，足够的水分可保证呼吸道黏膜的湿润和病变黏膜的修复，有利于痰液的稀释和排出。

3. 休息　急性加重期，卧床休息，协助患者取舒适体位，以减少机体消耗。稳定期可适当活动，帮助患者制定活动计划，活动应量力而行，循序渐进，以患者不感到疲劳为宜。

4. 病情观察　监测患者呼吸频率、节律、深度及呼吸困难的程度。监测生命体征，尤其是血压、心率和心律的变化。观察缺氧及二氧化碳潴留的症状和体征。密切观察患者咳嗽、咳痰情况。注意有无并发症的发生。监测动脉血气分析、电解质、酸碱平衡状况。

5. 保持呼吸道通畅　及时清除呼吸道分泌物，保持气道通畅，是改善通气，防止和纠正缺氧与二氧化碳潴留的前提。护理措施包括胸部物理疗法、湿化和雾化、机械吸痰及必要时协助医生建立人工气道。

6. 用药护理　遵医嘱正确、及时给药，指导患者正确使用支气管解痉气雾剂。长期或联合使用抗生素可导致二重感染，应注意观察。

7. 氧疗护理　在氧疗实施过程中，应注意观察氧疗效果，如吸氧后患者呼吸困难减轻、呼吸频率减慢、发绀减轻、心悸缓解、活动耐力增加或动脉血 PaO_2 达到 55mmHg 以上，$PaCO_2$ 呈逐渐下降趋势，显示氧疗有效。应根据动脉血气分析结果和患者的临床表现，及时调整吸氧流量或浓度，达到既保持氧疗效果，又可防止氧中毒和二氧化碳麻醉的目的。注意保持吸入氧气的湿化，以免干燥的氧气对呼吸道产生刺激和气道黏液栓形成。输送氧气的导管、面罩、气管导管等应妥善固定，以使患者感到舒适；保持其清洁与通畅，所有吸氧装置均应定期消毒，专人使用，预防感染和交叉感染。向患者家属交代氧疗的重要性，嘱其不要擅自停止吸氧或变动氧流量。特别是睡眠时氧疗不可间歇，以防熟睡时呼吸中枢兴奋性减弱或上呼吸道阻塞而加重低氧血症。

8. 呼吸功能锻炼　适合稳定期患者，其目的是使浅而快的呼吸变为深而慢的有效呼吸。进行腹式呼吸和缩唇呼吸等呼吸功能训练，能有效加强膈肌运动，提高通气量，减少耗氧量，改善呼吸功能，减轻呼吸困难，增加活动耐力。具体方法如下。

（1）腹式呼吸训练：指导患者采取立位、坐位或平卧位，左、右手分别放在腹部和胸前，全身肌肉放松，静息呼吸。吸气时，用鼻吸入，尽力挺腹，胸部不动；呼气时，用口呼出，同时收缩腹部，胸廓保持最小活动幅度，缓呼深吸，增加肺泡通气量。理想的呼气时间应是吸气时间的 2~3 倍；呼吸7~8 次/分，反复训练，10~20 分/次，2 次/天。熟练后逐步增加次数和时间，使之成为不自觉的呼吸习惯。

（2）缩唇呼吸训练：用鼻吸气用口呼气，呼气时口唇缩拢似吹口哨状，持续而缓慢地呼气，同时收缩腹部。吸与呼时间之比为 1：2 或 1：3，尽量深吸缓呼，呼吸 7~8 次/分，10~15 分/次，训练 2 次/天。缩唇呼气使呼出的气体流速减慢，延缓呼气气流下降，防止小气道因塌陷而过早闭合，改善通气和换气。

9. 心理护理　了解和关心患者的心理状况，经常巡视，患者在严重呼吸困难期间，护士应尽量在床旁陪伴，或者将呼叫器放在患者易取之处，听到呼叫立即应答。允许患者提问和表达恐惧心理，让患者说出或写出引起焦虑的因素，教会患者自我放松等缓解焦虑的方法，也有利于缓解呼吸困难，改善通气。稳定期应鼓励患者生活自理及进行社交活动，以增强患者自信心。

四、健康教育

（1）了解 COPD 的概况，包括 COPD 的定义，气流受限特点，防控 COPD 的社会经济意义等。

（2）知道通过长期规范的治疗能够有效控制其症状，不同程度地减缓病情进展速度。

（3）了解 COPD 的病因，特别是吸烟的危害以及大气污染、反复发生上呼吸道感染等因素的作用。

（4）了解 COPD 的主要临床表现。

（5）了解 COPD 的诊断手段，以及如何评价相关检查结果，包括 X 线胸片和肺功能测定结果。

（6）知道 COPD 的主要治疗原则，了解常用药物的作用、用法和不良反应，包括掌握吸入用药技术。

（7）根据我国制定的 COPD 防治指南，结合患者的病程和病情，医患双方制定出初步的治疗方案，包括应用抗胆碱能药物、茶碱和 β$_2$ 受体激动剂、必要时吸入糖皮质激素甚至短期口服激素，以后根据病情变化及治疗反应（包括肺功能测定指标）不断调整和完善，并制定出相应的随访计划。

（8）了解 COPD 急性加重的原因、临床表现及预防措施。发生急性加重时能进行紧急自我处理。

（9）知道在什么情况下应去医院就诊或急诊。

（10）学会最基本的、切实可行的判断病情轻重的方法，如 6min 步行、登楼梯或峰流速测定。

（11）帮助至今仍吸烟者尽快戒烟并坚持下去，包括介绍戒烟方法，必要时推荐相关药品。

（12）介绍并演示一些切实可行的康复锻炼方法，如腹式呼吸、深呼吸、缩唇呼吸。

（13）对于符合指征且具备条件者，指导其开展长期家庭氧疗及家庭无创机械通气治疗。

（14）设法增强或调整患者的机体免疫力，减少 COPD 的急性加重。如接种肺炎疫苗和每年接种 1 次流感疫苗。

（代俊芳）

第十一章

循环系统疾病护理

第一节　循环系统常见症状的护理

一、心悸

（一）定义

心悸是指患者自觉心跳或心悸，伴有心前区不适感。由各种原因引起的心动过速、心动过缓及心房颤动等心律失常，均易引起心悸。

正常情况下，人在静态或休息时不会感到自己的呼吸和心跳。如果在静态或休息状态下自觉心脏搏动并有不适感，则为心悸。此时，体格检查可发现心脏搏动增强、心率和心律变化，部分患者亦可正常。心悸是一种常见的临床症状，与患者的敏感性，以及心搏强度、速率或节律的变化有关。

（二）护理评估

1. 病因评估

（1）**病史询问**：患者有无心悸、心跳、心惊、胸部跳蹦，甚至感到心脏跳到咽喉部等症状；有无与心悸发生有关的心脏病病史或其他疾病病史，了解心功能状态；心悸与气候、环境、体力劳动、情绪、饮食起居、服药的关系。

（2）**体格检查**：重点了解心脏大小、脉搏、心率、心律与心音的变化，各瓣膜区有无杂音，有无贫血体征，有无甲状腺肿大等。

（3）**实验室及其他辅助检查**：除血常规、血糖及儿茶酚胺浓度外，应特别注意心电图、甲状腺功能检查的结果。

通过上述病史询问、相关体格检查和实验室及其他辅助检查，判断患者有无心悸，确定其心悸的性质为功能性或器质性。

2. 心悸发作时间、部位、性质、程度及其伴随症状

（1）**时间**：自第一次发作至今有多长时间，心悸发作的频率，每次发作持续与间隔的时间，突发性、暂时性还是持续性等，一般器质性心脏病引起的持续时间较长。

（2）**部位**：多数患者心悸位于心前区，少部分位于心尖波动处或胸骨下等，极少数患者从心前区直至咽喉部。

（3）**性质和程度**：心悸为主观感觉，依个人感受不同，其程度差异也较大。有心律失常引起的心悸，在检查患者的当时其心律失常不一定存在，因此，务必让患者详细陈述其发生心悸当时的主观感觉，如心跳是过快还是过慢、有无不规则样感觉等，帮助鉴别快速型或慢速型心律失常。

（4）**伴随症状**：心悸是否有前驱症状或伴有胸痛、呼吸困难、头晕、发热等症状，确定心悸的病因。

3. 目前诊断和治疗的情况　引起心悸的原因很多，其性质可能是功能性的，也可能是器质性的，

诊断和治疗也会存在很大差异，应仔细询问患者目前的诊断和用药情况，有无采用电学方法（如电复律、人工心脏起搏）、外科手术或其他治疗方法，疗效如何等。

4. 评估心悸对患者的影响　重点是评估患者目前的睡眠、工作和日常生活有无因心悸而改变，其程度如何，以及有无与心悸有关的情绪改变等。

（三）护理措施

1. 病情观察　注意心悸发生的时间、性质、程度、诱发或使其减轻的因素，以及呼吸困难、胸痛、晕厥等伴随症状的变化，重点观察心脏的体征，尤其是心率、心律的变化。监测心电图的变化及各相关检查的结果。

2. 心理护理　建立相互信任的护患关系，倾听患者的述说，了解患者的心理状态和心理需求，给予患者必要的精神安慰，解除紧张、焦虑的情绪，增强安全感和治疗的信心。对神经症患者更应关心。此外，舒适、安静的环境，有利于患者身心放松。

3. 控制诱发因素　包括限制饮酒、吸烟、饮用刺激性饮料；调整运动强度、工作压力和环境刺激；避免寒冷、刺激性谈话及电视或电影等。

4. 减轻症状

（1）休息：原则上根据心悸原发病的轻重、心功能不全的程度，决定如何休息。严重心律失常（阵发性室上性心动过速，多发、多源、连发的室性期前收缩伴 R on T 现象，Ⅱ度和Ⅲ度房室传导阻滞，发作频繁的窦性停搏等）者应卧床休息，直到心悸好转后再逐渐起床活动。心功能 3 级及以上者，应以绝对卧床休息为主。

（2）体位：心悸明显者卧床时应避免左侧卧位，因左侧卧位较易感觉到心悸；器质性心脏病伴心功能不全者，为减少回心血量和减轻心悸，宜取半坐卧位。衣服宜宽松，以免患者因衣服的束缚而使心悸加重。

（3）吸氧：对心律失常尤其是严重心律失常者，或器质性心脏病引起的心悸伴气急、不能平卧、发绀者，可行面罩或鼻导管吸氧，以增加重要脏器的氧供，提高血氧浓度，改善患者的自觉症状。

5. 饮食　器质性心脏病所致心悸者，应给予少盐、易消化饮食，少量多餐，以减轻水肿及心脏前负荷；多食富含维生素的水果、蔬菜，以利于心肌代谢，防止低钾；控制总热量，以降低新陈代谢，减轻心脏负担；避免饱餐，因饱餐可诱发室性期前收缩、阵发性室上性心动过速等心律失常，加重心悸。

6. 排便护理　养成良好排便习惯，防止便秘发生；适当增加全身运动量，增加直肠血供及肠蠕动，以利排便；做好腹部按摩或仰卧起坐运动，锻炼膈肌、腹肌和提肛肌力，促进排便；避免过久过度无效排便，导致心脏不适、脱肛、痔疮等。

7. 药物治疗的护理　抗心律失常药、强心药、利尿药、扩血管药、降血压药、肾上腺糖皮质激素、抗生素、抗甲状腺药等被用于治疗不同原因的心悸患者。护士应掌握上述药物的药理机制、使用方法和不良反应，用于指导药物疗效和不良反应的观察。

8. 特殊治疗的护理　对做心电监护、床旁血流动力学监测、电复律、人工心脏起搏等特殊检查和治疗的患者，必须做好相应的护理。

9. 健康教育

（1）指导患者正确描述症状，如心悸的时间、性质、程度、伴随症状、诱发或使症状减轻的因素等。

（2）应向患者说明心悸的原因和发生机制，避免过度劳累、精神刺激、情绪激动、饮酒、饮用咖啡和浓茶等可能诱发或加重心悸的因素。

（3）遵照医嘱用药，定期门诊随访。

二、心源性呼吸困难

（一）定义

呼吸困难（dyspnea），是指患者主观感到空气不足、呼吸费力，客观上表现为呼吸运动用力，严重时可出现张口呼吸、鼻翼翕动、端坐呼吸，甚至发绀，辅助呼吸肌参与活动，并伴有呼吸频率、深度与节律的改变。全身重要脏器疾病常伴有呼吸困难。心源性呼吸困难（cardiac dyspnea），又称气促或气急，是患者在休息和轻体力活动中自我感觉到的呼吸异常。循环系统疾病引起的呼吸困难最常见的病因是左心衰竭，也可出现于右心衰竭、心肌病、心包炎、心脏压塞时。由左心衰竭所致的呼吸困难较为严重。

（二）护理评估

1. 病史　询问患者有无心血管疾病、肺部疾病、神经精神性疾病、血液系统疾病及中毒症状等。呼吸困难发生与发展的特点，呼吸困难的表现形式或严重程度，引起呼吸困难的体力活动类型，睡眠情况，何种方法可使呼吸困难减轻，是否有咳嗽、咳痰、咯血、乏力等伴随症状。

2. 症状与体征的评估

（1）评估呼吸频率、节律、深度；脉搏；血压；意识状况；面容与表情；营养状况；体位；皮肤黏膜有无水肿、发绀；颈静脉有无怒张。

（2）胸部体征：两侧肺部是否可闻及湿啰音或哮鸣音，啰音的分布是否可随体位而改变。

（3）心脏检查：心脏有无扩大，心率、心律、心音有无改变，有无奔马律。

3. 相关因素评估

（1）实验室检查：评估血氧饱和度、血气分析，判断患者缺氧程度及酸碱平衡状况。

（2）肺部 X 线检查：有助于判断肺瘀血、肺水肿或肺部感染的严重程度，有无胸腔积液或心包积液。

（3）评估呼吸困难对患者生理心理的影响：是否影响睡眠；随着呼吸困难的逐步加重，对日常生活和机体活动耐力的影响，能否生活自理；患者是否有精神紧张和焦虑不安甚至悲观绝望。

（三）护理措施

1. 调整体位　宜采取半卧位或坐位，尤其夜间睡眠应保持半卧位，以改善呼吸和减少回心血量。发生左心衰竭时，应迅速保持其两腿下垂坐位及给予其他对症措施；避免臀、肩、骶、膝部受压或滑脱，可用枕或软垫支托。可让患者伏于床旁桌上保持半卧位。

2. 氧疗　吸氧可增加血氧浓度，改善组织缺氧，减轻呼吸困难。给予氧气间断或持续吸入，根据缺氧程度调节氧流量，根据病情选择合适的湿化液。

3. 活动与休息　患者应尽量减少活动和不必要的谈话，以减少耗氧量，从而减轻呼吸困难。保持环境干净、整洁、空气流通，患者衣服宽松，盖被松软，减轻憋闷感；提供适合的温度和湿度，有利于患者的放松和休息。呼吸困难加重时，加强生活护理，照顾其饮食起居，注意口腔护理，协助大、小便等，以减轻心脏负荷。

4. 心理护理　多巡视、关心患者，经常和患者接触，了解其心理动态。鼓励患者充分表达自己的感受。告知患者通过避免诱因，合理用药可以控制病情继续进展，缓解症状；相反，焦虑不利于呼吸困难的改善，甚至加重病情。以安慰和疏导，稳定患者情绪，降低其交感神经的兴奋性，使患者心率减慢、心肌耗氧量减少而减轻呼吸困难。

5. 密切观察病情　如观察呼吸困难有无改善，皮肤发绀是否减轻，血气分析结果是否正常。及时发现病情变化，尤其需加强夜间巡视和床旁安全监护。

6. 遵医嘱用药　如给予抗心衰、抗感染等药物治疗，观察药物的不良反应。用药的目的是改善肺泡通气。静脉输液时严格控制滴速，通常是 20～30 滴/分，防止诱发急性肺水肿。准确记录出入量，以了解体液平衡情况。

三、心源性水肿

（一）定义

当人体血管外组织间隙体液积聚过多时称为水肿（edema）。心源性水肿是指由于各种心脏病所致的心功能不全引起体循环静脉瘀血，使机体组织间隙有过多的液体积聚。心源性水肿最常见的病因是右心衰竭或全心衰竭，也可见于渗出性心包炎或缩窄性心包炎。其特点是早期出现在身体低垂部位，如卧床患者的背骶部或非卧床患者的胫前、足踝部，用指端加压水肿部位，局部可出现凹陷，称为压陷性水肿。重者可延及全身，出现胸腔积液、腹腔积液。

（二）护理评估

1. 病因或诱发因素评估　从既往病史中了解水肿的原因，如有无心脏病，是否伴活动后心悸、呼吸困难、不能平卧等。

2. 症状与体征的评估

（1）检查水肿的部位、范围、程度，压之是否凹陷，水肿部位皮肤是否完整。

（2）测量血压、脉搏、呼吸、体重、腹围等反映机体液体负荷量的项目，短时间内体重的骤然增加，也提示组织间隙有水钠潴留的可能。

（3）与水肿原发疾病有关的体征：如有无心脏杂音、颈静脉充盈、肝颈静脉回流征阳性、肝大、脾大等，注意有无胸水体征、腹腔积液体征。

3. 相关因素评估

（1）根据水肿的特点，评估水肿与饮食、体位及活动的关系，导致水肿的原因，饮水量、摄盐量、尿量等。

（2）患者目前休息状况，用药名称、剂量、时间、方法及其疗效。

（3）实验室及其他检查：了解患者有无低蛋白血症及电解质紊乱。

（4）评估患者目前的心理状态：是否因水肿引起躯体不适和形象改变而心情烦躁，或因病情反复而失去信心。

（三）护理措施

1. 休息与体位　嘱患者多卧床休息，下肢抬高，伴胸水或腹腔积液的患者宜采取半卧位。

2. 饮食护理　给予低盐、高蛋白、易消化的饮食。根据心功能不全程度和利尿治疗的效果限制钠盐。应向患者和家属说明钠盐与水肿的关系，告诉他们限制钠盐和养成清淡饮食习惯的重要性，注意患者口味和烹调技巧以促进食欲。根据病情适当限制液体摄入量。

3. 维持体液平衡

（1）观察尿量和体重的变化。

（2）严重水肿且利尿效果不佳时，每日进液量控制在前一天尿量加500mL左右。

（3）输液时应根据血压、心率、呼吸情况调节和控制滴数，以20～30滴/分为宜。

4. 皮肤护理

（1）保持床单清洁、平整、干燥。给患者翻身、使用便盆时动作轻巧，无强行推、拉，防止擦伤皮肤。定时协助和指导患者更换体位，严重水肿者可使用气垫床，预防压疮的发生。

（2）水肿局部血液循环不良，皮肤抵抗力低，感觉迟钝，破损后易感染，注意防护。

（3）用热水袋保暖时，水温不宜太高（<50℃），用毛巾包裹避免烫伤。

（4）肌内注射时应严密消毒皮肤并做深部肌内注射，拔针后用无菌棉球按压避免药液外渗，如有外渗，用无菌敷料包扎。

（5）对水肿明显的部位如骶、踝、足跟等处适当予以抬高，避免长时间受压。

（6）保持会阴部皮肤清洁、干燥，男患者可用托带支托阴囊。

（7）经常观察水肿部位及其他受压处皮肤有无发红、破溃现象；一旦发生压疮，积极按压疮进行处理。

5. 用药护理　遵医嘱使用利尿剂，观察用药后的尿量、体重变化及水肿消退情况，监测药物不良反应及有无电解质紊乱，观察有无低钠、低钾的症状。合理安排用药时间，利尿剂不宜晚间服用，以免夜间因排尿影响患者睡眠。

6. 病情观察　准确记录24h液体出入量，每天用同一台体重秤、在同一时间测量患者体重。注意水肿的分布及程度变化，必要时测量腹围和下肢周径，了解腹水和下肢水肿的消退情况，判断病情发展及对药物治疗的反应。

7. 其他　给予患者及其家人以心理支持，鼓励其坚持治疗，保持积极乐观的心态。

四、心源性晕厥

（一）定义

心源性晕厥是指由于心排血量突然骤减、中断或严重低血压而引起一过性脑缺血、缺氧，表现为突发的短暂意识丧失。

（二）护理评估

1. 病史　向患者询问发作前有无诱因及先兆症状，发作的频率。有无器质性心脏病或其他疾病史，有无服药、外伤史。了解发作时的体位、晕厥持续时间、伴随症状等。

2. 病因评估　通常病因包括严重心律失常和器质性心脏病。常见原因如下。

（1）心律失常：严重的窦性心动过缓、房室传导阻滞、心脏的停搏、阵发性室性心动过速等。

（2）心脏瓣膜病：严重的主动脉狭窄。

（3）心肌梗死。

（4）心肌疾病：梗阻性肥厚型心肌病。

（5）心脏压塞。

（6）其他：左房黏液瘤、二尖瓣脱垂等。

3. 症状与体征的评估

（1）检查患者的生命体征、意识状态，有无面色苍白或发绀，有无心率、心律变化及心脏杂音。

（2）倾听患者晕厥发生前和苏醒后的主诉，有无头晕、心悸等。

（3）肢体活动能力，有无外伤。

4. 相关因素评估

（1）实验室及其他检查：心电图、动态心电图、超声心电图等有助于判断晕厥的原因。

（2）晕厥发生时患者周围环境，看空气是否流通，是否人多嘈杂等，排除外界环境因素。

（3）评估当时周围环境是否安全、是否有利于施救。

（4）评估患者对晕厥发作的心理反应，是否有恐惧、沮丧的心情。

（三）护理措施

1. 发作时的护理　立即平躺于空气流通处，将头部放低，同时松解衣领，注意保暖。尽可能改善脑供血，促使患者较快清醒。

2. 休息与活动　晕厥发作频繁的患者应卧床休息，加强生活护理。嘱患者应避免单独外出，防止意外。

3. 避免诱发因素　嘱患者避免剧烈活动、情绪激动或紧张、快速改变体位等，改善闷热、通风不良的环境，防止晕厥发生。一旦有头晕、黑矇等先兆时立即平卧，以免摔伤。

4. 遵医嘱给予治疗　如心率显著缓慢的患者可予阿托品、异丙肾上腺素等药物或配合人工心脏起搏治疗；对其他心律失常患者可予抗心律失常药物。建议主动脉瓣狭窄、肥厚型心肌病患者有手术指征时尽早接受手术或其他治疗。

5. 心理护理　耐心进行病情解释，宽慰患者，使其精神放松。

（代俊芳）

第二节　心力衰竭

在致病因素作用下，心功能必将受到不同程度的影响，即为心功能不全（heart insufficiency）。在疾病的早期，机体能够通过心脏本身的代偿机制以及心外的代偿措施，可使机体的生命活动处于相对恒定状态，患者无明显的临床症状和体征，此为心功能不全的代偿阶段。心力衰竭（heart failure），简称心衰，又称充血性心力衰竭，一般是指心功能不全的晚期，属于失代偿阶段，是指在多种致病因素作用下，心脏泵功能发生异常变化，导致心排血量绝对减少或相对不足，以致不能满足机体组织细胞代谢需要，患者有明显的临床症状和体征的病理过程。常见心力衰竭分类见图11-1。

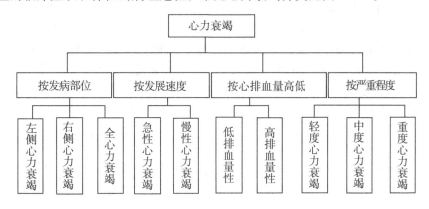

图11-1　心力衰竭的分类

近年来，很多学者将心力衰竭按危险因素和终末等级进行了分类，并指出新的治疗方式可以改善患者的生活质量。

A和B阶段指患者缺乏心力衰竭早期征象或症状，但存在有风险因素或心脏的异常，这些可能包括心脏形态和结构上的改变。

C阶段指患者目前或既往有过心力衰竭的症状，如气短等。

D阶段指患者目前有难治性心力衰竭，并适于进行特殊的进阶治疗，包括心脏移植。

一、病因与发病机制

（一）病因

1. 基本病因　心力衰竭的关键环节是心排血量的绝对减少或相对不足，而心排血量的多少与心肌收缩性的强弱、前负荷和后负荷的高低以及心率的快慢密切相关。因此，凡是能够减弱心肌收缩性、使心脏负荷过度和引起心率显著加快的因素均可导致心力衰竭的发生。

2. 诱因　如下所述。

（1）感染：呼吸道感染为最多，其次是风湿热。女性患者中泌尿道感染亦常见。亚急性感染性心内膜炎也常诱发心力衰竭。

（2）过重的体力劳动或情绪激动。

（3）钠盐摄入过多。

（4）心律失常：尤其是快速性心律失常，如阵发性心动过速、心房颤动等。

（5）妊娠分娩。

（6）输液（特别是含钠盐的液体）或输血过快或过量。

（7）洋地黄过量或不足。

（8）药物作用：如利舍平类、胍乙啶、维拉帕米、奎尼丁、肾上腺皮质激素等。

（9）其他：出血和贫血、肺栓塞、室壁膨胀瘤、心肌收缩不协调，乳头肌功能不全等。

（二）发病机制

心脏有规律的协调的收缩与舒张是保障心排血量的重要前提，其中收缩性是决定心排血量的最关键因素，也是血液循环动力的来源。因此，心力衰竭发病的中心环节，主要是收缩性减弱，但也可见于舒张功能障碍，或二者兼而有之。心肌收缩性减弱的基本机制包括：①心肌结构破坏，导致收缩蛋白和调节蛋白减少。②心肌能量代谢障碍。③心肌兴奋 - 收缩耦联障碍。④肥大心肌的不平衡生长。

二、临床表现与诊断

（一）临床表现

1. 症状和体征　心力衰竭的临床表现与左右心室或心房受累有密切关系。左侧心力衰竭的临床特点主要是由于左心房和（或）左心室衰竭引起肺瘀血、肺水肿；右侧心力衰竭的临床特点是由于右心房和（或）右心室衰竭引起体循环静脉瘀血和钠水潴留。发生左侧心力衰竭后，右心也常相继发生功能损害，最终导致全心心力衰竭。出现右侧心力衰竭后，左心衰竭的症状可有所减轻。

2. 辅助检查　如下所述。

（1）X 线：左侧心力衰竭可显示心影扩大，上叶肺野内血管纹理增粗，下叶血管纹理细，有肺静脉内血液重新分布的表现，肺门阴影增大，肺间质水肿引起肺野模糊，在两肺野外侧可见水平位的 Kerley B 线。

（2）心脏超声：利用心脏超声可以评价瓣膜、心腔结构、心室肥厚以及收缩和舒张功能等心脏完整功能参数。其对心室容积的测定、收缩功能和局部室壁运动异常的检出结果可靠。可检测射血分数，心脏舒张功能。

（3）血流动力学监测：除二尖瓣狭窄外，肺毛细血管楔嵌压的测定能间接反应左房压或左室充盈压，肺毛细血管楔嵌压的平均压，正常值为 <1.6kPa（12mmHg）。

（4）心脏核素检查：心血池核素扫描为评价左和右室整体收缩功能以及心肌灌注提供了简单方法。利用核素技术可以评价左室舒张充盈早期相。

（5）吸氧运动试验：运动耐量有助于评价其病情的严重性并监测其进展。运动时最大氧摄入量和无氧代谢阈（AT）。

（二）诊断

1. 急性心力衰竭（AHF）　AHF 的诊断主要依靠症状和体征，辅以适当的检查，如心电图、胸部 X 线、生化标志物和超声心动图。

2. 慢性心力衰竭　诊断如下。

（1）收缩性心力衰竭（SHF）：多指左侧心力衰竭，主要判定标准为心力衰竭的症状、左心腔增大、左心室收缩末容量增加和左室射血分数（LVEF）≤40%。近年研究发现 BNP 在心力衰竭诊断中具有较高的临床价值，其诊断心力衰竭的敏感性为 94%，特异性为 95%，为心力衰竭的现代诊断提供重要的方法。

（2）舒张性心力衰竭（DHF）：是指以心肌松弛性、顺应性下降为特征的慢性充血性心力衰竭，往往发生于收缩性心力衰竭前，约占心力衰竭总数的 1/3，欧洲心脏病协会于 1998 年制定了原发性 DHF 的诊断标准，即必须具有以下 3 点：①有充血性心力衰竭的症状和体征。②LVEF≥45%。③有左心室松弛、充盈、舒张期扩张度降低或僵硬度异常的证据。这个诊断原则在临床上往往难以做到，因此 Zile 等经过研究认为只要患者满足以下 2 项就可以诊断为 DHF：①有心力衰竭的症状和体征。②LVEF >50%。

三、治疗原则

（一）急性心力衰竭

治疗即刻目标是改善症状和稳定血流动力学状态。

（二）慢性心力衰竭

慢性心力衰竭治疗原则：去除病因；减轻心脏负荷；增强心肌收缩力；改善心脏舒张功能；支持疗法与对症处理。治疗目的：纠正血流动力学异常，缓解症状；提高运动耐量，改善生活质量；防治心肌损害进一步加重；降低病死率。

1. 防治病因及诱因　如能应用药物和手术治疗基本病因，则心力衰竭可获改善。如高血压心脏病的降压治疗，心脏瓣膜病及先天性心脏病的外科手术矫治等。避免或控制心力衰竭的诱发因素，如感染，心律失常，操劳过度及甲状腺功能亢进纠正甲状腺功能。

2. 休息　限制其体力活动，以保证有充足的睡眠和休息。较严重的心力衰竭者应卧床休息。

3. 控制钠盐摄入　减少钠盐的摄入，可减少体内水潴留，减轻心脏的前负荷，是治疗心力衰竭的重要措施。在大量利尿的患者，可不必严格限制食盐。

4. 利尿药的应用　可作为基础用药。控制心力衰竭体液潴留的唯一可靠方法。应该用于所有伴有体液潴留的、有症状的心力衰竭患者。但对远期存活率、死亡率的影响尚无大宗试验验证；多与一种ACEI类或β受体阻滞药合用。旨在减轻症状和体液潴留的表现。

5. 血管扩张药的应用　是通过减轻前负荷和（或）后负荷来改善心脏功能。应用小动脉扩张药如肼屈嗪等，可以降低动脉压力，减少左心室射血阻力，增加心排血量。

6. 洋地黄类药物的应用　洋地黄可致心肌收缩力加强，可直接或间接通过兴奋迷走神经减慢房室传导。能改善血流动力学，提高左室射血分数，提高运动耐量，缓解症状；降低交感神经及肾素－血管紧张素－醛固酮（R－A－A）活性，增加压力感受器敏感性。地高辛为迄今唯一被证明既能改善症状又不增加死亡危险的强心药，地高辛对病死率呈中性作用。

7. 非洋地黄类正性肌力药物　虽有短期改善心力衰竭症状作用，但对远期病死率并无有益的作用。研究结果表明不但不能使长期病死率下降，其与安慰剂相比反而有较高的病死率。

8. 血管紧张素转换酶抑制药（ACEI类）　其作为神经内分泌拮抗药之一已广泛用于临床。可改善血流动力学，直接扩张血管；降低肾素、血管紧张素Ⅱ（AngⅡ）及醛固酮水平，间接抑制交感神经活性；纠正低血钾、低血镁，降低室性心律失常危险，减少心脏猝死（SCD）。

9. β受体阻滞药　其作为神经内分泌阻断药的治疗地位日显重要。21世纪慢性心力衰竭的主要药物是β受体阻滞药。可拮抗交感神经及R－A－A活性，阻断神经内分泌激活；减缓心肌增生、肥厚及过度氧化，延缓心肌坏死与凋亡；上调β_1受体密度，介导信号传递至心肌细胞；通过减缓心率而提高心肌收缩力；改善心肌松弛，增强心室充盈；提高心电稳定性，降低室性心律失常及猝死率。

四、常见护理问题

（一）有急性左侧心力衰竭发作的可能

1. 相关因素　左心房和（或）左心室衰竭引起肺瘀血、肺水肿。

2. 临床表现　突发呼吸困难，尤其是夜间阵发性呼吸困难明显，患者不能平卧，只能端坐呼吸。呼吸急促、频繁，可达30～40次/分，同时患者有窒息感，面色灰白、口唇发绀、烦躁不安、大汗淋漓、皮肤湿冷、咳嗽，咳出浆液性泡沫痰，严重时咳出大量红色泡沫痰，甚至出现呼吸抑制、窒息、神志障碍、休克、猝死等。

3. 护理措施　急性左侧心力衰竭发生后的急救口诀：坐位下垂降前荷，酒精高氧吗啡静，利尿扩管两并用，强心解痉激素添。

（二）心排血量下降

1. 相关因素　与心肌收缩力降低、心脏前后负荷的改变、缺氧有关。

2. 临床表现　左、右侧心力衰竭常见的症状和体征均可出现。

3. 护理措施　如下所述。

（1）遵医嘱给予强心、利尿、扩血管药物，注意药效和观察不良反应。

（2）保持最佳体液平衡状态：遵医嘱补液，密切观察效果；限制液体和钠的摄入量；根据病情控制输液速度，一般每分钟20~30滴。

（3）根据病情选择适当的体位。

（4）根据患者缺氧程度予（适当）氧气吸入。

（5）保持患者身体和心理上得到良好的休息：限制活动减少氧耗量；为患者提供安静舒适的环境，限制探视。

（6）必要时每日测体重，记录24h尿量。

（三）气体交换受损

1. 相关因素　与肺循环瘀血，肺部感染，及不能有效排痰与咳嗽相关。

2. 临床表现　如下所述。

（1）劳力性呼吸困难、端坐呼吸、发绀（是指毛细血管血液内还原血红蛋白浓度超过50g/L，是指皮肤、黏膜出现青紫的颜色，以口唇、舌、口腔黏膜、鼻尖、颊部、耳垂和指、趾末端最为明显）。

（2）咳嗽、咳痰、咯血。

（3）呼吸频率、深度异常。

3. 护理措施　如下所述。

（1）休息：为患者提供安静、舒适的环境，保持病房空气新鲜，定时通风换气。

（2）体位：协助患者取有利于呼吸的卧位，如高枕卧位、半坐卧位、端坐卧位。

（3）根据患者缺氧程度给予（适当）氧气吸入。

（4）咳嗽与排痰方法：协助患者翻身、拍背，利于痰液排出，保持呼吸道通畅。

（5）教会患者正确咳嗽、深呼吸与排痰方法：屏气3~5s，用力地将痰咳出来，连续2次短而有力地咳嗽。

1）深呼吸：首先，患者应舒服地斜靠在躺椅或床上，两个膝盖微微弯曲，垫几个枕头在头和肩部后作为支撑，这样的深呼吸练习，也可以让患者坐在椅子上，以患者的手臂做支撑。其次，护理者将双手展开抵住患者最下面的肋骨，轻轻地挤压，挤压的同时，要求患者尽可能地用力呼吸，使肋骨突起，来对抗护理者手的挤压力。

2）年龄较大的心力衰竭患者排痰姿势：年龄较大、排痰困难的心衰患者，俯卧向下的姿势可能不适合他们，因为这样可能会压迫横膈膜，使得呼吸发生困难。可采取把枕头垫得很高，患者身体侧过来倚靠在枕头上，呈半躺半卧的姿势，这样将有助于患者排痰。

（6）病情允许时，鼓励患者下床活动，以增加肺活量。

（7）呼吸状况监测：呼吸频率、深度改变，有无呼吸困难、发绀。血气分析、血氧饱和度改变。

（8）向患者或家属解释预防肺部感染方法：如避免受凉、避免潮湿、戒烟等。

（四）体液过多

1. 相关因素　与静脉系统瘀血致毛细血管压增高，R－A－A系统活性和血管加压素水平，升高使水、钠潴留，饮食不当相关。

2. 临床表现　具体如下。

（1）水肿：表现为下垂部位如双下肢水肿，为凹陷性，起床活动者以足、踝内侧和胫前部较明显。仰卧者则表现为骶部、腰背部、腿部水肿，严重者可发展为全身水肿，皮肤绷紧而光亮。

（2）胸腔积液：全心心力衰竭者多数存在，右侧多见，主要与体静脉压增高及胸膜毛细血管通透性增加有关。

（3）腹水：多发生在心力衰竭晚期，常合并有心源性肝硬化，由于腹腔内体静脉压及门静脉压增高引起。

（4）尿量减少，体重增加。

（5）精神差，乏力，焦虑不安。

（6）呼吸短促，端坐呼吸。

3. 护理措施　如下所述。

（1）水肿程度的评估：每日称体重，一般在清晨起床后排空大小便而未进食前穿同样的衣服、用同样的磅秤测量。如 1 ~ 2d 体重快速增加，应考虑是否有水潴留，可增加利尿药的用量，应用利尿药后尿量明显增加，水肿消退。体重下降至正常时，体重又称干体重。同时为患者记出入水量。在急性期出量大于入量，出入量的基本平衡，有利于防止或控制心力衰竭。出量为每日全部尿量、大便量、引流量，同时加入呼吸及皮肤蒸发量 600 ~ 800mL。入量为饮食、饮水量、水果、输液等，每日总入量为 1 500 ~ 2 000mL。

（2）体位：尽量抬高水肿的双下肢，以利于下肢静脉回流，减轻水肿的程度。

（3）饮食护理：予低盐、高蛋白饮食，少食多餐。按病情限制钠盐及水分摄入，重度水肿盐摄入量为 1g/d、中度水肿 3g/d、轻度水肿 5g/d；还要控制含钠高的食物摄入，如腊制品、发酵的点心、味精、酱油、皮蛋、方便面、啤酒、汽水等。每日的饮水量通常一半量在用餐时摄取，另一半量在两餐之间摄入，必要时可给患者行口腔护理，以减轻口渴感。

（4）用药护理：应用强心苷和利尿药期间，监测水、电解质平衡情况，及时补钾。控制输液量和速度。

（5）保持皮肤清洁干燥，保持衣着宽松舒适，床单、衣服干净平整。观察患者皮肤水肿消退情况，定时更换体位，避免水肿部位长时间受压，避免在水肿明显的下肢行静脉输液，防止皮肤破损和压疮形成。

（五）活动无耐力

1. 相关因素　与心排血量减少，组织缺血、缺氧及胃肠道瘀血引起食欲缺乏、进食减少有关。

2. 临床表现　具体如下。

（1）生活不能自理。

（2）活动持续时间短。

（3）主诉疲乏、无力。

3. 护理措施　如下所述。

（1）评估心功能状态。

（2）设计活动目标与计划，以调节其心理状况，促进活动的动机和兴趣。让患者了解活动无耐力原因及限制活动的必要性，根据心功能决定活动量。

（3）循序渐进为原则，逐渐增加患者的活动量，避免使心脏负荷突然增加。

（4）注意监测活动时患者心率、呼吸、面色、发现异常立即停止活动。

（5）在患者活动量允许范围内，让患者尽可能自理，为患者自理活动提供方便条件：①将患者的常用物品放置在患者容易拿到的地方。②及时巡视病房，询问患者有无生活需要，及时满足其需求。③教会患者使用节力技巧。

（6）教会患者使用环境中的辅助设施，如床栏，病区走廊内、厕所内的扶手等，以增加患者的活动耐力。

（7）根据病情和活动耐力限制探视人次和时间。

（8）间断或持续鼻导管吸氧，氧流量 2 ~ 3L/min，严重缺氧时 4 ~ 6L/min 为宜。

（六）潜在并发症——电解质紊乱

1. 相关因素　如下所述。

（1）全身血流动力学、肾功能及体内内分泌的改变。

（2）交感神经张力增高与 R - A - A 系统活性增高的代偿机制对电解质的影响。

（3）心力衰竭使 $Na^+ - K^+ - ATP$ 酶受抑制，使离子交换发生异常改变。

（4）药物治疗可影响电解质：①袢利尿药及噻嗪类利尿药可导致低钾血症、低钠血症和低镁血症。

②保钾利尿药如螺内酯可导致高钾血症。③血管紧张素转换酶抑制药（ACEI）可引起高钾血症，尤其肾功能不全的患者。

2. 临床表现　具体如下。

（1）低钾血症：轻度乏力至严重的麻痹性肠梗阻、肌肉麻痹、心电图的改变（T波低平、U波）、心律失常，并增加地高辛的致心律失常作用。

（2）低钠血症：轻度缺钠的患者可有疲乏、无力、头晕等症状，严重者可出现休克、昏迷，甚至死亡。

（3）低镁血症：恶心，呕吐，乏力，头晕，震颤，痉挛，麻痹，严重低镁可导致房性或室性心律失常。

（4）高钾血症：乏力及心律失常。高钾血症会引起致死性心律失常，出现以下ECG改变：T波高尖；P-R间期延长；QRS波增宽。

3. 护理措施　如下所述。

（1）密切监测患者的电解质，及时了解患者的电解质变化，尤其是血钾、血钠和血镁。

（2）在服用利尿药、ACEI等药物期间，密切观察患者的尿量和生命体征变化，观察患者有无因电解质紊乱引起的胃肠道反应、神志变化、心电图改变。

（3）一旦出现电解质紊乱，应立即报告医生，给予相应的处理

1）低钾血症：停用排钾利尿药及洋地黄制剂；补充钾剂，通常应用10%枸橼酸钾口服与氯化钾静脉应用均可有效吸收。传统观念认为严重低钾者可静脉补钾，静滴浓度不宜超过40mmol/L，速度最大为20mmol/h（1.5g/h），严禁用氯化钾溶液直接静脉推注。但新的观点认为在做好患者生命体征监护的情况下，高浓度补钾也是安全的。

高浓度静脉补钾有如下优点：能快速、有效地提高血钾的水平，防止低钾引起的心肌应激性及血管张力的影响；高浓度静脉补钾避免了传统的需输注大量液体，从而减轻了心脏负荷，尤其适合于心力衰竭等低钾血症患者。

高浓度补钾时的护理：①高浓度静脉补钾必须在严密的监测血清钾水平的情况下和心电监护下进行，需每1~2h监测1次血气分析，了解血清钾水平并根据血钾提高的程度来调整补钾速度，一般心力衰竭患者血钾要求控制在4.0mmol/L以上，>45mmol/L需停止补钾。②严格控制补钾速度，最好用微泵调节，速度控制在20mmol/h以内，补钾的通道严禁推注其他药物，避免因瞬间通过心脏的血钾浓度过高而致心律失常。③高浓度静脉补钾应在中心静脉管道内输注，严禁在外周血管注射，因易刺激血管的血管壁引起剧痛或静脉炎。④补钾期间应监测尿量>30mL/h，若尿量不足可结合中心静脉压（CVP）判断血容量，如为血容量不足应及时扩容使尿量恢复。⑤严密观察心电图改变，了解血钾情况，如T波低平，ST段压低，出现U波，提示低钾可能，反之T波高耸则表示有高钾血症的可能。⑥补钾的同时也应补镁，因为细胞内缺钾的同时多数也缺镁，且缺镁也易诱发心律失常，甚至有人认为即使血镁正常也应适当补镁，建议监测血钾的同时也监测血镁的情况。

2）低钠血症：稀释性低钠血症患者对利尿药的反应很差，血浆渗透压低，因此选用渗透性利尿药甘露醇利尿效果要优于其他利尿药，联合应用强心药和袢利尿药。甘露醇100~250mL需缓慢静滴，一般控制在2~3h内静滴，并在输注到一半时应用强心药（毛花苷C），10~20min后根据患者情况静脉注射呋塞米100~200mg。

真性低钠血症利尿药的效果很差。应当采用联合应用大剂量袢利尿药和输注小剂量高渗盐水的治疗方法。补钠的量可以参照补钠公式计算。

补钠量（g）＝（142mmol/L-实测血清钠）×0.55×体重（kg）/17

根据临床情况，一般第1d输入补充钠盐量的1/4~1/3，根据患者的耐受程度及血清钠的水平决定下次补盐量。具体方案1.4%~3.0%的高渗盐水150mL，30min内快速输入，如果尿量增多，应注意静脉给予10% KCl 20~40mL/d，以预防低钾血症。入液量为1 000mL，每天测定患者体重、24h尿量、血电解质和尿的实验室指标。严密观察心肺功能等病情变化，以调节剂量和滴速，一般以分次补给为宜。

3）低镁血症：有症状的低镁血症：口服 2～4mmol/kg 体重，每 8～24h 服 1 次。补镁的过程中应注意不要太快，如过快会超过肾阈值，导致镁从尿液排出。无症状者亦应口服补充。不能口服时，也可用 50% 硫酸镁 20mL 溶于 50% 葡萄糖 1 000mL 静滴，缓慢滴注。通常需连续应用 3～5d 才能纠正低镁血症。

4）高钾血症：出现高钾血症时，应立即停用保钾利尿药，纠正酸中毒；静注葡萄糖酸钙剂对抗高钾对心肌传导的作用，这种作用是快速而短暂的，一般数分钟起作用，但只维持不足 1h。如 ECG 改变持续存在，5min 后再次应用。为了增加钾向细胞内的转移，应用胰岛素 10U 加入 50% 葡萄糖 50mL 静滴可在 10～20min 内降低血钾，此作用可持续 4～6h；应用袢利尿药以增加钾的肾排出；肾功能不全的严重高血钾（＞7mmol/L）患者应当立即给予透析治疗。

（七）潜在的并发症——洋地黄中毒

1. 相关因素　与洋地黄类药物使用过量、低血钾等因素有关。

2. 临床表现　具体如下。

（1）胃肠道反应：一般较轻，常见食欲缺乏、恶心、呕吐、腹泻、腹痛。

（2）心律失常：服用洋地黄过程中，心律突然转变，是诊断洋地黄中毒的重要依据。如心率突然显著减慢或加速，由不规则转为规则，或由规则转为有特殊规律的不规则。洋地黄中毒的特征性心律失常有：多源性室性期前收缩呈二联律，特别是发生在心房颤动基础上；心房颤动伴完全性房室传导阻滞与房室结性心律；心房颤动伴加速的交接性自主心律呈干扰性房室分离；心房颤动频发交界性逸搏或短阵交界性心律；室上性心动过速伴房室传导阻滞；双向性交界性或室性心动过速和双重性心动过速。洋地黄引起的不同程度的窦房和房室传导阻滞也颇常见。应用洋地黄过程中出现室上性心动过速伴房室传导阻滞是洋地黄中毒的特征性表现。

（3）神经系统表现：可有头痛、失眠、忧郁、眩晕，甚至神志错乱。

（4）视觉改变：可出现黄视或绿视以及复视。

（5）血清地高辛浓度 ＞2.0ng/mL。

3. 护理措施　如下所述。

（1）遵医嘱正确给予洋地黄类药物。

（2）熟悉洋地黄药物使用的适应证、禁忌证和中毒反应，若用药前心率＜60 次/分，禁止给药。

用药适应证：心功能 Ⅱ 级以上各种心力衰竭，除非有禁忌证，心功能 Ⅲ、Ⅳ 级收缩性心力衰竭，窦性心律的心力衰竭。

用药禁忌证：预激综合征并心房颤动，二度或三度房室传导阻滞，病态窦房结综合征无起搏器保护者，低血钾。

洋地黄中毒敏感人群：老年人；急性心肌梗死心肌炎、肺心病、重度心力衰竭；肝、肾功能不全；低钾血症、贫血、甲状腺功能减退症。

使地高辛浓度升高的药物：奎尼丁、胺碘酮、维拉帕米。

（3）了解静脉使用毛花苷 C 的注意事项：需稀释后才能使用，成人静脉注射毛花苷 C 洋地黄化负荷剂量为 0.8mg，首次给药 0.2mg 或 0.4mg 稀释后静脉推注，每隔 2～4h 可追加 0.2mg，24h 内总剂量不宜超过 0.8～1.2mg。对于易于发生洋地黄中毒者及 24h 内用过洋地黄类药物者应根据情况酌情减量或减半量给药。推注时间一般 15～20min，推注过程中密切观察患者心律和心率的变化，一旦心律出现房室传导阻滞、长间歇，心率＜60 次/分，均应立即停止给药，并通知医生。

（4）注意观察患者有无洋地黄中毒反应的发生。

（5）一旦发生洋地黄中毒，及时处理洋地黄制剂的毒性反应：①临床中毒患者立即停药，同时停用排钾性利尿药，重者内服不久时立即用温水、浓茶或 1∶2 000 高锰酸钾溶液洗胃，用硫酸镁导泻。②内服通用解毒药或鞣酸蛋白 3～5g。③发生少量期前收缩或短阵二联律时可口服 10% 氯化钾液 10～20mL，每日 3～4 次，片剂有发生小肠炎、出血或肠梗阻的可能，故不宜用。如中毒较重，出现频发的异位搏动，伴心动过速、室性心律失常时，可静脉滴注氯化钾，注意用钾安全。④如有重度房室传导阻滞、窦性心动过缓、窦房阻滞、窦性停搏、心室率缓慢的心房颤动及交界性逸搏心律等，根据病情轻重酌情采用硫酸阿托品静脉滴注、静脉注射或皮下注射。⑤当出现洋地黄引起的各种快速心律失常时如伴有房室传导阻滞的房性心动过速和室性期前收缩等患者，苯妥英钠可称为安全有效的良好药物，可用 250mg 稀释于 20mL 的注射用水或生理盐水中（因为强碱性，不宜用葡萄糖液稀释），于 5~15min 内注射完，待转为窦性心律后，用口服法维持，每次 0.1g，每日 3~4 次。⑥出现急性快速型室性心律失常，如频发室性期前收缩、室性心动过速、心室扑动及心室颤动等，可用利多卡因 50~100mg 溶于 10% 葡萄糖溶液 20mL，在 5min 内缓慢静脉注入，若无效可取低限剂量重复数次，间隔 20min，总量不超过 300mg，心律失常控制后，继以 1~3mg/min 静脉滴注维持。

除上述方法外，电起搏对洋地黄中毒诱发的室上性心动过速和引起的完全性房室传导阻滞且伴有阿－斯综合征者是有效而适宜的方法。前者利用人工心脏起搏器发出的电脉冲频率，超过或接近心脏的异位频率，通过超速抑制而控制异位心律；后者是采用按需型人工心脏起搏器进行暂时性右室起搏。为避免起搏电极刺激诱发严重心律失常，应同时合用苯妥英钠或利多卡因。

（八）焦虑

1. 相关因素　与疾病的影响、对治疗及预后缺乏信心、对死亡的恐惧有关。
2. 临床表现　精神萎靡、消沉、失望；容易激动；夜间难以入睡；治疗、护理欠合作。
3. 护理措施　如下所述。
（1）患者出现呼吸困难、胸闷等不适时，守候患者身旁，给患者以安全感。
（2）耐心解答患者提出的问题，给予健康指导。
（3）与患者和家属建立融洽关系，避免精神应激，护理操作要细致、耐心。
（4）尽量减少外界压力刺激，创造轻松和谐的气氛。
（5）提供有关治疗信息，介绍治疗成功的病例，注意正面效果，使患者树立信心。
（6）必要时寻找合适的支持系统，如单位领导和家属对患者进行安慰和关心。

五、健康教育

（一）心理指导

急性心力衰竭发作时，患者因不适而烦躁。护士要以亲切语言安慰患者，告知患者尽量做缓慢深呼吸，采取放松疗法，稳定情绪，配合治疗及护理，才能很快缓解症状。长期反复发病患者，需保持情绪稳定，避免焦虑、抑郁、紧张及过度兴奋，以免诱发心力衰竭。

（二）饮食指导

（1）提供令人愉快、舒畅的进餐环境，避免进餐时间进行治疗。饮食宜少食多餐、不宜过饱，在食欲最佳的时间进食，宜进食易消化、营养丰富的食物。控制钠盐的摄入，每日摄入食盐 5g 以下。对使用利尿药患者，由于在使用利尿药的同时，常伴有体内电解质的排出，容易出现低血钾、低血钠等电解质紊乱，并容易诱发心律失常、洋地黄中毒等，可指导患者多食香蕉、菠菜、苹果、橙子等含钾高的食物。

（2）适当控制主食和含糖零食，多吃粗粮、杂粮，如玉米、小米、荞麦等；禽肉、鱼类，以及核桃仁、花生、葵花子等坚果类含不饱和脂肪酸较多，可多用；多食蔬菜和水果，不限量，尤其是超体重者，更应多选用带色蔬菜，如菠菜、油菜、番茄、茄子和带酸味的新鲜水果，如苹果、橘子、山楂，提倡吃新鲜蔬菜；多用豆油、花生油、菜油及香油等植物油；蛋白质按 2g/kg 供给，蛋白尽量多用黄豆及其制品，如豆腐、豆干、百叶等，其他如绿豆、赤豆。

（3）禁忌食物：限制精制糖，包括蔗糖、果糖、蜂蜜等单糖类；最好忌烟酒，忌刺激性食物及调味品，忌油煎、油炸等烹调方法；少用猪油、黄油等动物油烹调；禁用动物脂肪高的食物，如猪肉、牛肉、羊肉及含胆固醇高的动物内脏、动物脂肪、蛋黄等；食盐不宜多用，每天 2~4g；含钠味精也应适量限用。

（三）作息指导

减少干扰，为患者提供休息的环境，保证睡眠时间。有呼吸困难者，协助患者采取适当的体位。教会患者放松疗法如局部按摩、缓慢有节奏的呼吸或深呼吸等。根据不同的心功能采取不同的活动量。在患者活动耐力许可范围内，鼓励患者尽可能生活自理。教会患者保存体力，减少氧耗的技巧，在较长时间活动中穿插休息，日常用品放在易取放位置。部分自理活动可坐着进行，如刷牙、洗脸等。心力衰竭症状改善后增加活动量时，首先是增加活动时间和频率，然后才考虑增加运动强度。运动方式可采取半坐卧、坐起、床边摆动肢体、床边站立、室内活动、短距离步行。

（四）出院指导

（1）避免诱发因素，气候转凉时及时添加衣服，预防感冒。

（2）合理休息，体力劳动不要过重，适当的体育锻炼以提高活动耐力。

（3）进食富含维生素、粗纤维食物，保持大便通畅。少量多餐，避免过饱。

（4）强调正确按医嘱服药，不随意减药或撤换药的重要性。

（5）定期门诊随访，防止病情发展。

（阴晓婷）

第三节　高血压

高血压是一种以动脉压升高为主要特征，同时伴有心、脑、肾、血管等靶器官功能性或器质性损害以及代谢改变的全身性疾病。我国目前采用的高血压诊断标准是《2005 年中国高血压诊治指南》，是在未用抗高血压药情况下，收缩压≥140mmHg 和（或）舒张压≥90mmHg，按血压水平将高血压分为 3 级。收缩压≥140mmHg 和舒张压＜90mmHg 单列为单纯性收缩期高血压。患者既往有高血压史，目前正在用抗高血压药，血压虽然低于 140/90mmHg，亦应该诊断为高血压见表 11－1。

表 11－1　高血压诊断标准

类别	收缩压（mmHg）	舒张压（mmHg）
正常血压	＜120	＜80
正常高值	120～139	80～89
高血压	≥140	≥90
1 级高血压（轻度）	140～159	90～99
2 级高血压（中度）	160～179	100～109
3 级高血压（重度）	≥180	≥110
单纯收缩期高血压	≥140	＜90

注：若患者的收缩压与舒张压分属不同的级别时，则以较高的分级为准。单纯收缩期高血压也可按照收缩压水平分为 1、2、3 级。

临床上高血压见于两类疾病，第一类为原发性高血压，又称高血压病，是一种以血压升高为主要临床表现而病因尚不明确的独立疾病（占所有高血压病患者的 90% 以上）。第二类为继发性高血压，又称症状性高血压，在这类疾病中病因明确，高血压是该种疾病的临床表现之一，血压可暂时性或持续性升高，如继发于急慢性肾小球肾炎、肾动脉狭窄等肾疾病之后的肾性高血压；继发于嗜络细胞瘤等内分泌疾病之后的内分泌性高血压；继发于脑瘤等疾病之后的神经源性高血压等。下面主要介绍原发性高血压。

一、病因和发病机制

（一）病因

高血压的病因尚未完全明了，可能与下列因素有关。

（1）遗传因素：调查表明，60%左右的高血压病患者均有家族史，但遗传的方式未明。某些学者认为属单基因常染色体显性遗传，但也有学者认为属多基因遗传。

（2）环境因素：包括饮食习惯（如饮食中热能过高以至肥胖或超重，高盐饮食等）、职业、噪声、吸烟、气候改变、微量元素摄入不足和水质硬度等。

（3）神经精神因素：缺少运动或体力活动，精神紧张或情绪创伤与本病的发生有一定的关系。

（二）发病机制

有关高血压的发病原理的学说较多，包括精神神经源学说、内分泌学说、肾源学说、遗传学说以及钠盐摄入过多学说等。各种学说各有其根据，综合起来认为高级神经中枢功能失调在发病中占主导地位，体液、内分泌因素、肾脏以及钠盐摄入过多也参与本病的发病过程。

外界环境的不良刺激以及某些不利的内在因素，引起剧烈、反复、长时间的精神紧张和情绪波动，导致大脑皮质功能障碍和下丘脑神经内分泌中枢功能失调。由此可通过下列几条途径促使周围小动脉痉挛，进而形成高血压：①皮质下血管舒缩中枢形成了以血管收缩神经冲动占优势的兴奋灶，引起细小动脉痉挛，外周血管阻力增加，血压增高。②大脑皮质功能失调可引起神经垂体释放更多的血管升压素，后者可直接引起小动脉痉挛，也可通过肾素－醛固酮系统，引起钠潴留，进一步促使小动脉痉挛。③大脑皮质功能失调也可引起垂体前叶促肾上腺皮质激素（ACTH）和肾上腺皮质激素分泌增加，促使钠潴留。④大脑皮质功能失调还可引起肾上腺髓质激素分泌增多，后者可直接引起小动脉痉挛，也可通过增加心排血量进一步加重高血压。

二、临床表现

（一）一般表现

大多数的高血压患者在血压升高早期仅有轻微的自觉症状，如头痛、头晕、失眠、耳鸣、烦躁、工作和学习精力不易集中，容易出现疲劳等。

（二）并发症

疼痛或出现颈背部肌肉酸痛紧张感。血压持久升高可导致心、脑、肾、血管等靶器官受损的表现。当出现心慌、气促、胸闷、心前区疼痛时表明心脏已受累；出现尿频、多尿、尿液清淡时表明肾脏受累；如果高血压患者突然出现神志不清、呼吸深沉不规则、大小便失禁等提示可能发生脑出血；如果是逐渐出现一侧肢体活动不利、麻木甚至麻痹应当怀疑是否有脑血栓的形成。

（三）高血压危险度分层

据心血管危险因素和靶器官受损的情况　分层如下。

（1）低危组：男性年龄＜55岁、女性年龄＜65岁，高血压1级、无其他危险因素者，属低危组。典型情况下，10年随访中患者发生主要心血管事件的危险＜15%。

（2）中危组：高血压2级或1~2级同时有1~2个危险因素，患者应否给予药物治疗，开始药物治疗前应经多长时间的观察，医生需予十分缜密的判断。典型情况下，该组患者随后10年内发生主要心血管事件的危险15%~20%，若患者属高血压1级，兼有一种危险因素，10年内发生心血管事件危险约15%。

（3）高危组：高血压水平属1级或2级，兼有3种或更多危险因素、兼患糖尿病或靶器官损害或高血压水平属3级但无其他危险因素患者属高危组。典型情况下，他们随后10年间发生主要心血管事件的危险20%~30%。

（4）很高危组：高血压 3 级同时有 1 种以上危险因素或兼患糖尿病或靶器官损害，或高血压 1～3 级并有临床相关疾病。典型情况下，随后 10 年间发生主要心血管事件的危险≥30%，应迅速开始最积极的治疗。

（四）几种特殊高血压类型

1. 高血压危象　在高血压疾病发展过程中，因为劳累、紧张、精神创伤、寒冷所诱发，出现烦躁不安、心慌、多汗、手足发抖、面色苍白、异常兴奋等临床表现，可伴有心绞痛、心力衰竭，也可伴有高血压脑病的临床表现。血压升高以收缩压升高为主，往往收缩压 >200mmHg。

2. 高血压脑病　在高血压疾病发展过程中，因为劳累、紧张、情绪激动等诱发，急性脑血液循环障碍，引起脑水肿和颅内压增高，出现头痛、呕吐、烦躁不安、心搏慢、视物模糊、意识障碍甚至昏迷等临床表现。血压升高以舒张压升高为主，往往舒张压 >120mmHg。

3. 恶性高血压　又称急进性高血压，是指舒张压和收缩压均显著增高，病情进展迅速，常伴有视网膜病变，多见于青年人，常常出现头晕、头痛、视物模糊、心慌、气短、体重减轻等临床表现，舒张压常 >130mmHg，易并发心、脑、肾等重要脏器的严重并发症，短时间内可因肾衰竭而死亡。

三、治疗

（一）药物治疗

临床上常用的降压药物主要有六大类：利尿药、α 受体阻断药、钙通道阻滞药（CCBs）、血管紧张素转换酶抑制药（ACEI）、β 受体阻断药以及血管紧张素 Ⅱ 受体拮抗药（ARBs）。临床试验结果证实几种降血压药物，均能减少高血压并发症。

1. 治疗目标　抗高血压治疗的最终目标是减少心血管和肾脏疾病的发病率和病死率。多数高血压患者，特别是 50 岁以上者 SBP 达标时，DBP 也会达标，治疗重点应放在 SBP 达标上。普通高血压患者降至 140/90mmHg 以下，糖尿病、肾病等高危患者降压目标是 <130/80mmHg 以下，老年高血压患者的收缩压降至 150mmHg 以下。

需要说明的是，降压目标是 140/90mmHg 以下，而不仅仅是达到 140/90mmHg。如患者耐受，还可进一步降低，如对年轻高血压患者可降至 130/80mmHg 或 120/80mmHg。

2. 治疗原则　高血压的治疗应全面考虑患者的血压升高水平、并存的危险因素、临床情况，以及靶器官损害，确定合理的治疗方案。对不同危险等级的高血压患者应采用不同的治疗原则。选择抗高血压药物时应考虑对其他伴随疾病存在有利和不利的影响。

（1）潜在的有利影响：噻嗪类利尿药有助于延缓骨质疏松患者的矿物质脱失。β 受体阻断药可治疗心房快速房性心律失常或心房颤动，偏头痛，甲亢（短期应用），特发性震颤或手术期高血压。CCBs 治疗雷诺综合征和某些心律失常。α 受体阻断药可治疗前列腺疾病。

（2）潜在的不利影响：噻嗪类利尿药慎用于痛风或有明显低钠血症史的患者。β 受体阻断药禁用于哮喘、反应性气道疾病、二度或三度心脏传导阻滞。ACEI 和 ARBs 不适于准备怀孕的妇女，禁用于孕妇。ACEI 不适于有血管性水肿病史的患者。醛固酮拮抗药和保钾利尿药会导致高钾血症，应避免用于服药前血清钾超过 5.0mEq/L 的患者。

3. 治疗的有效措施　包括以下几点。

（1）降低高血压患者的血压水平是预防脑卒中及冠心病的根本，只要降低高血压患者的血压水平，就对患者有益处。

（2）由于大多数高血压患者需要两种或以上药物联合应用才能达到目标血压，故提倡小剂量降压药的联合应用或固定剂量复方制剂的应用。

（3）利尿药、β 受体阻断药、ACE 抑制药、钙通道阻滞药、血管紧张素受体拮抗药及小剂量复方制剂均可作为初始或维持治疗高血压的药物。

（4）推荐应用每日口服 1 次，降压效果维持 24h 的降压药，强调长期有规律的抗高血压治疗，达到有效、平稳、长期控制的要求。

（二）非药物治疗

非药物治疗是高血压的基础治疗，主要通过改善不合理的生活方式，减低危险因素水平，进而使血压水平下降。对 1 级高血压患者，仅通过非药物治疗就有可能使血压降至正常水平。对于必须接受药物治疗的 2、3 级高血压患者，非药物治疗可以提高药物疗效，减少药物用量，从而降低药物的不良反应，减少治疗费用（表 11-2）。

表 11-2 防治高血压的非药物措施

措施	目标	收缩压下降范围
减重	减少热量，膳食平衡，增加运动，BMI 保持 20~24kg/m²	5~20mmHg/减重 10kg
膳食限盐	北方首先将每人每日平均食盐量降至 8g，以后再降至 6g，南方可控制在 6g 以下	2~8mmHg
减少膳食脂肪	总脂肪<总热量的 30%，饱和脂肪<10%，增加新鲜蔬菜每日 400~500g，水果 100g，肉类 50~100g，鱼虾类 50g 蛋类每周 3~4 枚，奶类每日 250g，每日食油 20~25g，少吃糖类和甜食	-
增加及保持适当体力活动	一般每周运动 3~5 次，每次持续 20~60min。如运动后自我感觉良好，且保持理想体重，则表明运动量和运动方式会话	4~9mmHg
保持乐观心态，提高应激能力	通过宣教和咨询，提高人群自我防病能力。提倡选择适合个体的体育，绘画等文化活动，增加老年人社交机会，提高生活质量	-
戒烟、限酒	不吸烟；不提倡饮酒，如饮酒，男性每日饮酒精量不超过 25g，即葡萄酒小于 100~150mL（相当于 2~3 两），或啤酒小于 250~500mL（相当于 0.5~1 斤），或白酒小于 25~50mL（相当于 0.5~1 两）；女性则减半量，孕妇不饮酒。不提倡饮高度烈性酒。高血压及心脑血管病患者应尽量戒酒	2~4mmHg

注：BMI：体重指数 = 体重/身高² （kg/m²）。

（三）特殊人群高血压治疗方案

1. 老年高血压　65 岁以上的老年人中 2/3 以上有高血压，老年人降压治疗强调平缓降压，应给予长效制剂，对可耐受者应尽可能降至 140/90mmHg 以下，但舒张压不宜低于 60mmHg，否则是预后不佳的危险因素。

2. 糖尿病　常合并血脂异常、直立性低血压、肾功能不全、冠心病，选择降压药应兼顾或至少不加重这些异常。

3. 冠心病　高血压合并冠心病的患者发生再次梗死或猝死的机会要高于不合并高血压的冠心病患者，它们均与高血压有直接关系，应积极治疗。研究显示，伴有冠心病的高血压患者，不论选用 β-受体阻断药还是钙通道阻滞药，作为控制血压的一线药物，最后结果是一样的。

4. 脑血管病　对于病情稳定的非急性期脑血管病患者，血压水平应控制在 140/90mmHg 以下。急性期脑血管病患者另作别论。

5. 肾脏损害　血肌酐<221μmol/L，首选 ACEI，因其对减少蛋白尿及延缓肾病变的进展有利；血肌酐>265μmol/L 应停用 ACEI，可选择钙通道阻滞药、α 受体阻断药、β 受体阻断药。伴有肾脏损害或有蛋白尿的患者（24h 蛋白尿>1g），控制血压宜更严格。

6. 妊娠高血压　因妊娠早期的血管扩张作用，在妊娠 20 周前，轻度高血压的患者不需药物治疗，从 16 周至分娩通常使用的较为安全的药物包括：甲基多巴、β 受体阻滞药、肼屈嗪（短期），降低所有的心血管危险因素，须停止吸烟。改变生活方式产生的效果与量和时间有关，某些人的效果更好。

四、高血压病常见护理问题

（一）疼痛——头痛

1. 相关因素　与血压升高有关。

2. 临床表现　头部疼痛。

3. 护理措施　如下所述。

（1）评估患者头痛的情况，如头痛程度（长海痛尺）、持续时间、是否伴有恶心、呕吐、视物模糊等伴随症状。

（2）尽量减少或避免引起或加重头痛的因素，保持病室环境安静，减少探视，护理人员做到操作轻、说话轻、走路轻、关门轻，保证患者有充足的睡眠。

（3）向患者讲解引起头痛的原因，嘱患者合理安排工作和休息，避免劳累、精神紧张、情绪激动等，戒烟、酒。

（4）指导患者放松的技巧，如听轻音乐、缓慢呼吸等。

（5）告知患者控制血压稳定和坚持长期、规律服药的重要性，加强患者的服药依从性。

（二）活动无耐力

1. 相关因素　与并发心力衰竭有关。

2. 临床表现　乏力，轻微活动后即感呼吸困难、无力等。

3. 护理措施　如下所述。

（1）告知患者引起乏力的原因，尽量减少增加心脏负担的因素，如剧烈活动等。

（2）评估患者心功能状态，评估患者活动情况，根据患者心功能情况制定合理的活动计划。督促患者坚持动静结合，循序渐进增加活动量。

（3）嘱患者一旦出现心慌、呼吸困难，胸闷等情况应立即停止活动，保证休息，并一次作为最大活动量的指征。

（三）有受伤的危险

1. 相关因素　与头晕、视物模糊有关。

2. 临床表现　头晕、眼花、视物模糊，严重时可出现晕厥。

3. 护理措施　如下所述。

（1）警惕急性低血压反应，避免剧烈运动、突然改变体位，改变体位时动作应缓慢，特别是夜间起床时；服药后不要站立太久，因为长时间的站立会使腿部血管扩张，血流增加，导致脑部供血不足；避免用过热的水洗澡，防止周围血管扩张导致晕厥。

（2）如出现晕厥、恶心、乏力时应立即平卧，头低足高位，促进静脉回流，增加脑部的血液供应。上厕所或外出应有人陪伴，若头晕严重应尽量卧床休息，床上大小便。

（3）避免受伤，活动场所应灯光明亮，地面防滑，厕所安装扶手，房间应减少障碍物。

（4）密切检测血压的变化，避免血压过高或过低。

（四）执行治疗方案无效

1. 相关因素　与缺乏相应治疗知识和治疗长期性、复杂性有关。

2. 临床表现　不能遵医嘱按时服药。

3. 护理措施　如下所述。

（1）告知患者按时服药的重要性，不能血压正常时就自行停药。

（2）嘱患者定期门诊随访，监测血压控制情况。

（3）坚持服药的同时还要注意观察药物的不良反应，如使用利尿药时应注意监测血钾水平，防止低血钾；用β受体阻断药应注意其抑制心肌收缩力、心动过缓、支气管痉挛、低血糖等不良反应；使用血管紧张素转换酶（ACE）抑制应注意其头晕、咳嗽、肾功能损害等不良反应。

（五）潜在并发症——高血压危重症

1. 相关因素　与血压短时间突然升高有关。

2. 临床表现　在高血压病病程中，患者血压显著升高，出现头痛、烦躁、心悸、气急、恶心、呕吐、视物模糊等。

3. 护理措施　如下所述。

（1）患者应进入加强监护室，绝对卧床休息，避免一切不良刺激，保证良好的休息环境。持续监测血压和尽快应用适合的降压药。

（2）安抚患者，做好心理护理，严密观察患者病情变化。

（3）迅速减压，静脉输注降压药，1h 使平均动脉血压迅速下降但不超过 25%，在以后的 2～6h 血压降至 60（100～110）mmHg。血压过度降低可引起肾、脑或冠脉缺血。如果这样的血压水平可耐受和临床情况稳定，在以后 24～48h 逐步降低血压达到正常水平。

（4）急症常用降压药有硝普钠（静脉）、尼卡地平、乌拉地尔、二氮嗪，肼屈嗪、拉贝洛尔、艾司洛尔、酚妥拉明等。用药时注意效果以及有无不良反应，如静滴硝酸甘油等药物时应注意监测血压变化。

（5）向患者讲明遵医嘱按时服药，保证血压稳定的重要性，争取患者及家属的配合。

（6）告知患者如出现血压急剧升高、剧烈头痛。呕吐等不适应及时来院就诊。

（7）协助生活护理，勤巡视病房，勤询问患者的生活需要。

五、健康教育

高血压的健康教育就是根据文化、经济、环境和地理的差异，针对不同的目标人群采用多种形式进行信息的传播，公众教育应着重于宣传高血压的特点、原因和并发症的有关知识；它的可预防性和可治疗性，以及生活方式在高血压的预防和治疗中的作用。尤其应针对不同人群开展不同内容的健康教育。

（一）随访教育

1. 教育诊断　确定患者的目前行为状况、知识、技能水平和学习能力、态度和信念以及近期内患者首先要采取改变的问题。

2. 咨询指导　指导要具体化，行为改变从小量开始，多方面的参与支持，从各方面给患者持续的一致的正面的健康信息可加强患者行为的改变。要加强家庭和朋友的参与全体医务人员的参与。

3. 随访和监测　定期随访患者，及时评价和反馈，并继续设定下一步的目标，可使患者改变的行为巩固和持续下去。一旦开始应用抗高血压药物治疗，多数患者应每月随诊，调整用药直至达到目标血压。2 级高血压或有复杂并发症的患者应增加随访的次数。每年至少监测 1 或 2 次血钾和肌酐。如血压已达标并保持稳定，可每隔 3～6 个月随访 1 次。如有伴随疾病如心力衰竭；或合并其他疾病如糖尿病；或实验室检查的需要均会影响随诊的频率。其他的心血管危险因素也应达到相应的治疗目标，并大力提倡戒烟。由于未控制的高血压患者服用小剂量阿司匹林脑出血的危险增加，只有在血压控制的前提下，才提倡小剂量阿司匹林治疗。

（二）饮食指导

在利尿药及其他降压药问世以前，高血压的治疗主要以饮食为主，随着药物学的发展，饮食治疗逐渐降至次要地位。然而近年来关于高血压病病因和发病机制的研究又促进人们重新评价营养在本病防治中的重要作用。其主要原因是由于：第一，高血压病作为一种常见病，其发生与环境因素，特别是与营养因素密切相关；第二，现有的各种降压药物均有一定的不良反应，而营养治疗不仅具有一定的疗效，而且合乎生理，因此更适宜于大规模人群的防治。

1. 营养因素在高血压痛防治中的作用　如下所述。

（1）钠和钾的摄入与高血压病的发病和防治有关：首先，流行病学方面大量资料表明，高血压病的发病率与居民膳食中钠盐摄入量呈显著正相关。其次，临床观察发现，不少轻度高血压患者，只需中度限制钠盐摄入，即可使其血压降至正常范围。即使是重度或顽固性高血压病患者，低盐饮食也常可增加药物疗效，减少用药剂量。第三，动物实验表明，钠盐摄入过多可使小鸡和大鼠形成高血压，血压增高的程度与盐量成正比。进一步研究还表明，钠盐对血压的影响与遗传因素有关。通过近亲交配所产生的对盐敏感的大鼠，即使喂以钠盐不高的饲料，也可产生高血压。钠盐摄入过多引起高血压的机制尚未明了。据认为可能与细胞外液扩张，心排血量增加，组织过分灌注，以至造成周围血管阻力增加和血压增高。有人发现高血压患者小动脉中每单位干重所含钠盐较正常人为高，这可使动脉壁增厚，血管阻力增加，也可使血管的舒缩性发生改变。

钾不论动物实验或人体观察均提示其具有对抗钠所引起的不利作用。临床观察表明，氯化钾可使血压呈规律性下降，而氯化钠则可使之上升。

（2）水质硬度和微量元素：软水地区高血压的发病率较硬水地区为高，这可能与微量元素镉有关。动物实验已证明，镉可引起大鼠的高血压，而当用镉的螯合剂时则可使其逆转。上海市高血压病研究所发现不论健康人或高血压患者的血压增高与血中镉含量的对数呈正相关。锌具有对抗镉的作用，其含量降低可使血压升高。此外，也有报道提到镁对高血压患者有扩张血管作用，能使大多数类型患者的心排血量增加。

（3）其他因素：包括热能、蛋白质、糖类和脂肪等也与本病的发生和防治有一定的联系。

2. 防治措施　具体如下。

（1）限制钠盐摄入：健康成人每天钠的需要量仅为200mg（相当于0.5g食盐）。WHO建议每人每日食盐量不超过6g。我国膳食中约80%的钠来自烹调或含盐高的腌制品，因此限盐首先要减少烹调用盐及含盐高的调料，少食各种咸菜及盐腌食品。根据WHO的建议，北方居民应减少日常用盐一半，南方居民减少1/3。

（2）减少膳食脂肪，补充适量优质蛋白质：有流行病学资料显示，即使不减少膳食中的钠和不减重，如果将膳食脂肪控制在总热量25%以下，P/S比值维持在1，连续40d可使男性SBP和DBP下降12%，女性下降5%。有研究表明每周吃鱼4次以上与吃鱼最少的相比，冠心病发病率减少28%。

建议改善动物性食物结构，减少含脂肪高的猪肉，增加含蛋白质较高而脂肪较少的禽类及鱼类。蛋白质占总热量15%左右，动物蛋白占总蛋白质20%。蛋白质质量依次为：奶、蛋；鱼、虾；鸡、鸭；猪、牛、羊肉；植物蛋白，其中豆类最好。

（3）注意补充钾和钙：研究资料表明钾与血压呈明显负相关，中国膳食低钾、低钙，因此要增加含钾多、含钙高的食物，如绿叶菜、鲜奶、豆类制品等。这一点在使用利尿药，特别是当血钾含量偏低时尤为重要。

（4）多吃蔬菜和水果：增加蔬菜或水果摄入，减少脂肪摄入可使SBP和DBP有所下降。素食者比肉食者有较低的血压，其降压的作用可能基于水果、蔬菜、食物纤维和低脂肪的综合作用。人类饮食应以素食为主，适当肉量最理想。

（5）限制饮酒：尽管有研究表明非常少量饮酒可能减少冠心病发病的危险，但是饮酒和血压水平及高血压患病率之间却呈线性相关，大量饮酒可诱发心脑血管事件发作。因此不提倡用少量饮酒预防冠心病，提倡高血压患者应戒酒，因饮酒可增加服用降压药物的耐受性。如饮酒，建议每日饮酒量应为少量，男性饮酒的酒精不超过25g，即葡萄酒<100~150mL，或啤酒<250~500mL，或白酒<25~50mL；女性则减半量，孕妇不饮酒。不提倡饮高度烈性酒。WHO对酒的新建议是越少越好。

（三）心理护理

1. 评估患者　通过问诊了解患者的家庭、社会、文化状况及行为，分析患者的心理，向患者解释造成高血压病最主要的原因及疾病的转归，再向患者说明高血压病可以控制，甚至可以治愈，从而以增强患者战胜疾病的信心。

2. 克服心理障碍　针对中年高血压患者存在的不良心理进行施护。麻痹大意心理：自以为年轻，身强力壮，采取无所谓的态度。针对这种心理首先要唤起患者对疾病的重视，使之认识到防治高血压病的重要性，在调养方法和注意事项上给予正确的引导，使之配合医师治疗，同时给患者制定个体化健康教育计划，并调动家属参与治疗活动，配合医护完成治疗任务，使之早日康复；焦虑、紧张、恐惧心理：一些患者，认为得了高血压病就是终身疾病，而且还会得心脑血管病，于是，久而久之产生焦虑恐惧心理。采取的措施是暗示诱导，应诱导患者使其注意力从一个客体转移到另一个客体，从而打破原来心理上存在的恶性循环，保持乐观情绪，轻松愉快地接受治疗，以达到防病治病的目的。

（四）正确测量血压

血压测量是诊断高血压及评估其严重程度的主要手段，目前主要用以下 3 种方法：

1. 诊所血压　是目前临床诊断高血压和分级的标准方法，由医护人员在标准条件下按统一的规范进行测量。具体要求如下：

（1）选择符合计量标准的水银柱血压计或者经国际标准（BHS 和 AAMD）检验合格的电子血压计进行测量。

（2）使用大小合适的袖带，袖带气囊至少应包裹 80% 上臂。大多数人的臂围 25～35cm，应使用长 35cm、宽 12～13cm 规格气囊的袖带；肥胖者或臂围大者应使用大规格袖带；儿童使用小规格袖带。

（3）被测者至少安静休息 5min，在测量前 30min 内禁止吸烟或饮咖啡，排空膀胱。

（4）被测量者取坐位，最好坐靠背椅，裸露右上臂，上臂与心脏处在同一水平。如果怀疑外周血管病，首次就诊时应测量左、右上臂血压。特殊情况下可以取卧位或站立位。老年人、糖尿病患者及出现直立性低血压情况者，应加测直立位血压。直立位血压应在卧位改为直立位后 1min 和 5min 时测量。

（5）将袖带缚于被测者的上臂，袖带的下缘应在肘弯上 2.5cm，松紧适宜。将听诊器探头置于肱动脉搏动处。

（6）测量时快速充气，使气囊内压力达到桡动脉搏动消失后再升高 30mmHg（4.0kPa），然后以恒定的速率（2～6mmHg/s）缓慢放气。在心率缓慢者，放气速率应更慢些。获得舒张压读数后，快速放气至零。

（7）在放气过程中仔细听取柯氏音，观察柯氏音第 I 时相（第一音）和第 V 时相（消失音）水银柱凸面的垂直高度。收缩压读数取柯氏音第 I 时相，舒张压读数取柯氏音第 V 时相。＜12 岁儿童、妊娠妇女、严重贫血、甲状腺功能亢进、主动脉瓣关闭不全及柯氏音不消失者，以柯氏音第 IV 时相（变音）定为舒张压。

（8）血压单位在临床使用时采用毫米汞柱（mmHg），在我国正式出版物中注明毫米汞柱与千帕斯卡（kPa）的换算关系，1mmHg＝0.133kPa。

（9）应相隔 1～2min 重复测量，取 2 次读数的平均值记录。如果收缩压或舒张压的 2 次读数相差 5mmHg 以上，应再次测量，取 3 次读数的平均值记录。

2. 自测血压　具体如下。

（1）对于评估血压水平及严重程度，评价降压效应，改善治疗依从性，增强治疗的主动参与，自测血压具有独特优点。且无白大衣效应，可重复性较好。目前，患者家庭自测血压在评价血压水平和指导降压治疗上已经成为诊所血压的重要补充。然而，对于精神焦虑或根据血压读数常自行改变治疗方案的患者，不建议自测血压。

（2）推荐使用符合国际标准的上臂式全自动或半自动电子血压计，正常上限参考值为 135/85mmHg。应注意患者向医生报告自测血压数据时可能有主观选择性，即报告偏差，患者有意或无意选择较高或较低的血压读数向医师报告，影响医师判断病情和修改治疗。有记忆存储数据功能的电子血压计可克服报告偏差。血压读数的报告方式可采用每周或每月的平均值。家庭自测血压低于诊所血压，家庭自测血压 135/85mmHg 相当于诊所血压 140/90mmHg。对血压正常的人建议定期测量血压（20～29 岁，每 2 年测 1 次；30 岁以上每年至少 1 次）。

3. 动态血压　具体如下。

（1）动态血压监测能提供日常活动和睡眠时血压的情况：动态血压监测提供评价在无靶器官损害的情况下（白大衣效应）高血压的可靠证据，也有助于评估明显耐药的患者，抗高血压药物引起的低血压综合征，阵发性高血压以及自主神经功能失调。动态血压测值常低于诊所血压测值。通常高血压患者清醒时血压≥135/85mmHg，睡眠时≥120/75mmHg。动态血压监测值与靶器官损害的相关性优于诊所血压。动态血压监测能提供血压升高占测量总数的百分比、整体血压负荷及睡眠时血压降低的程度。大多数人在夜间血压下降10%~20%，如果不存在这种血压下降现象，则其发生心血管事件的危险会增加。

（2）动态血压测量应使用符合国际标准的监测仪：动态血压的正常值推荐以下国内参考标准：24h平均值<130/80mmHg，白昼平均值<135/85mmHg，夜间平均值<125/75mmHg。正常情况下，夜间血压均值比白昼血压值低10%~15%。

（3）动态血压监测在临床上可用于诊断白大衣性高血压、隐蔽性高血压、顽固难治性高血压、发作性高血压或低血压，评估血压升高严重程度，但是目前主要仍用于临床研究，例如评估心血管调节机制、预后意义、新药或治疗方案疗效考核等，不能取代诊所血压测量。

（4）动态血压测量时应注意以下问题：①测量时间间隔应设定一般为每30min测1次。可根据需要而设定所需的时间间隔。②指导患者日常活动，避免剧烈运动。测血压时患者上臂要保持伸展和静止状态。③若首次检查由于伪迹较多而使读数<80%的预期值，应再次测量。④可根据24h平均血压，日间血压或夜间血压进行临床决策参考，但倾向于应用24h平均血压。

（五）适量运动

1. 运动的作用　运动除了可以促进血液循环，降低胆固醇的生成外，并能增强肌肉、骨骼，减少关节僵硬的发生，还能增加食欲，促进肠胃蠕动、预防便秘、改善睡眠。

2. 运动的形式　最好养成持续运动的习惯，对中老年人应包括有氧、伸展及增强肌力练习3类，具体项目可选择步行、慢跑、太极拳、门球、气功等。

3. 运动强度的控制　每个参加运动的人特别是中老年人和高血压患者在运动前最好了解一下自己的身体状况，以决定自己的运动种类、强度、频度和持续运动时间。运动强度必须因人而异，按科学锻炼的要求，常用运动强度指标可用运动时最大心率达到180（或170）减去年龄，如50岁的人运动心率为120~130次/分，如果求精确则采用最大心率的60%~85%作为运动适宜心率，需在医师指导下进行。运动频度一般要求每周3~5次，每次持续20~60min即可，可根据运动者身体状况和所选择的运动种类以及气候条件等而定。

（六）在医生指导下正确用药

1. 减药　高血压患者一般须终身治疗。患者经确诊为高血压后若自行停药，其血压（或迟或早）终将回复到治疗前水平。但患者的血压若长期控制，可以试图小心、逐步地减少服药数或剂量。尤其是认真地进行非药物治疗，密切地观察改进生活方式进度和效果的患者。患者在试行这种"逐步减药"时，应十分仔细地监测血压。

2. 记录　一般高血压病患者的治疗时间长达数十年，治疗方案会有多次变换，包括药物的选择。最好建议患者详细记录其用过的治疗药物及疗效。医生则更应为经手治疗的患者保存充分的记录，随时备用。

3. 剂量的调整　对大多数非重症或急症高血压，要寻找其最小有效耐受剂量药物，也不宜降压太快。故开始给小剂量药物，经1个月后，如疗效不够而不良反应少或可耐受，可增加剂量；如出现不良反应不能耐受，则改用另一类药物。随访期间血压的测量应在每天的同一时间，对重症高血压，须及早控制其血压，可以较早递增剂量和合并用药。随访时除患者主观感觉外，还要做必要的化验检查，以了解靶器官状况和有无药物不良反应。对于非重症或急症高血压，经治疗血压长期稳定达1年以上，可以考虑减少剂量，目的为减少药物的可能不良反应，但以不影响疗效为前提。

（1）选择针对性强的降血压药：降血压药物品种很多，个体差异很大，同一种药物不同的患者服用后的效果会因人而异。对医生开的降血压药，护理人员和患者必须了解药物的名称、作用、剂量、用法、不良反应等，并遵照医嘱按时服药。

（2）合适的剂量：一般由小剂量开始，逐渐调整到合适的剂量。晚上睡觉前的治疗剂量，尤其要偏小，因入睡后如果血压降得太低，则易出现脑动脉血栓形成。药品剂量不能忽大忽小，否则血压波动太大，会造成实质性脏器的损伤。

（3）不能急于求成：如血压降得太低，常会引起急性缺血性脑血管病和心脏缺血性疾病的发生。

（4）不要轻易中断治疗：应用降血压药过程中，症状改善后，仍需坚持长期服药，也不可随意减少剂量，必须听从医生的治疗安排。

（5）不宜频繁更换血压药物：各种降血压药，在人体内的作用时间不尽相同，更换降血压药时，往往会引起血压的波动，换降血压药必须在医生指导下进行，不宜多种药合用，以避免药物不良反应。

（6）患痴呆症或意识不清的老人，护理人员必须协助服药，并帮助管理好药物，以免发生危险。

（7）注意观察不良反应，必要时，采取相应的防范措施。若患者突然出现头痛、多汗、恶心、呕吐、烦躁、心悸等症状，家人协助患者立即平卧抬高头部，用湿毛巾敷在头部；测量血压，若血压过高，应用硝苯地平嚼碎舌下含服等，以快速降血压；如果半小时后血压仍不下降，且症状明显，应立即去医院就诊。

（阴晓婷）

第四节　心绞痛

心绞痛（angina pectoris）是冠状动脉供血不足，心肌急剧的、暂时的缺血与缺氧引起的综合征。其特点为阵发性的前胸压榨性疼痛感觉，主要位于胸骨后部，可放射至左上肢，常发生于劳累或情绪激动时，持续数分钟，休息或服用硝酸酯制剂后消失。本病多见于男性，多数患者在 40 岁以上，劳累、情绪激动、饱食、受寒、阴雨天气、急性循环衰竭等为常见的诱因。

一、病因

1. 基本病因　对心脏予以机械性刺激并不引起疼痛，但心肌缺血、缺氧则引起疼痛。当冠状动脉的"供血"与心肌的"需氧"出现矛盾，冠状动脉血流量不能满足心肌代谢需要时，引起心肌急剧的、暂时的缺血、缺氧时，即产生心绞痛。

2. 其他病因　除冠状动脉粥样硬化外，主动脉瓣狭窄或关闭不全、梅毒性主动脉炎、肥厚性心肌病、先天性冠状动脉畸形、风湿性冠状动脉炎，都可引起冠状动脉在心室舒张期充盈障碍，引发心绞痛。

二、临床表现与诊断

（一）临床表现

1. 症状和体征　具体如下。

（1）部位：典型心绞痛主要在胸骨体上段或中段之后，可波及心前区，有手掌大小范围，可放射至左肩、左上肢前内侧，达无名指和小指；不典型心绞痛疼痛可位于胸骨下段、左心前区或上腹部，放射至颈、下颌、左肩胛部或右前胸。

（2）性质：胸痛为压迫、发闷，或紧缩性，也可有烧灼感。发作时，患者往往不自觉地停止原来的活动，直至症状缓解。

（3）诱因：典型的心绞痛常在相似的条件下发生。以体力劳累为主，其次为情绪激动。登楼、平地快步走、饱餐后步行、逆风行走、甚至用力大便或将臂举过头部的轻微动作，暴露于寒冷环境、进冷饮、身体其他部位的疼痛，以及恐怖、紧张、发怒、烦恼等情绪变化，都可诱发。晨间痛阈低，轻微劳力如刷牙、剃须、步行即可引起发作；上午及下午痛阈提高，则较重的劳力亦可不诱发。

（4）时间：疼痛出现后常逐步加重，然后在 3～5min 逐渐消失，一般在停止原活动后缓解。一般为 1～15min，多数 3～5min，偶可达 30min 的，可数天或数星期发作 1 次，亦可 1d 内发作多次。

（5）硝酸甘油的效应：舌下含有硝酸甘油片如有效，心绞痛应于 1～2min 缓解，对卧位型心绞痛，硝酸甘油可能无效。在评定硝酸甘油的效应时，还要注意患者所用的药物是否已经失效或接近失效。

2. 体征 平时无异常体征，心绞痛发作时常见心律增快、血压升高、表情焦虑、皮肤冷或出汗，有时出现第四或第三奔马律。可有暂时性心尖部收缩期杂音，是乳头肌缺血以致功能失调引起二尖瓣关闭不全所致。

（二）诊断

1. 冠心病诊断 具体如下。

（1）据典型的发作特点和体征，含用硝酸甘油后缓解，结合年龄和存在冠心病易患因素，除外其他原因所致的心绞痛，一般即可建立诊断。

（2）心绞痛发作时心电图：绝大多数患者 ST 段压低 0.1mV（1mm）以上，T 波平坦或倒置（变异型心绞痛者则有关导联 ST 段抬高），发作过后数分钟内逐渐恢复。

（3）心电图无改变的患者可考虑做负荷试验：发作不典型者，诊断要依靠观察硝酸甘油的疗效和发作时心电图的改变；如仍不能确诊，可多次复查心电图、心电图负荷试验或 24h 动态心电图连续监测，如心电图出现阳性变化或负荷试验诱发心绞痛发作亦可确诊。

（4）诊断有困难者可考虑行选择性冠状动脉造影或做冠状动脉 CT：考虑施行外科手术治疗者则必须行选择性冠状动脉造影。冠状动脉内超声检查可显示管壁的病变，对诊断可能更有帮助。

2. 近年对确诊心绞痛的患者主张进行仔细的分型诊断 根据世界卫生组织"缺血性心脏病的命名及诊断标准"，现将心绞痛作如下归类。

（1）劳累性心绞痛：是由运动或其他增加心肌需氧量的情况所诱发的心绞痛。包括 3 种类型。①稳定型劳累性心绞痛：简称稳定型心绞痛，亦称普通型心绞痛。是最常见的心绞痛。指由心肌缺血缺氧引起的典型心绞痛发作，其性质在 1～3 个月并无改变。即每日和每周疼痛发作次数大致相同，诱发疼痛的劳累和情绪激动程度相同，每次发作疼痛的性质和疼痛部位无改变，用硝酸甘油后也在相同时间内发生疗效。②初发型劳累性心绞痛：简称初发型心绞痛。指患者过去未发生过心绞痛或心肌梗死，而现在发生由心肌缺血缺氧引起的心绞痛，时间尚在 1～2 个月。有过稳定型心绞痛但已数月不发生心绞痛，再发生心绞痛未到 1 个月者也归入本型。③恶化型劳累性心绞痛：进行型心绞痛指原有稳定型心绞痛的患者，在 3 个月内疼痛的频率、程度、诱发因素经常变动，进行性恶化。可发展为心肌梗死与猝死。

（2）自发性心绞痛：心绞痛发作与心肌需氧量无明显关系，与劳累性心绞痛相比，疼痛持续时间一般较长，程度较重，且不易为硝酸甘油所缓解。包括四种类型：①卧位型心绞痛：在休息时或熟睡时发生的心绞痛，其发作时间较长，症状也较重，发作与体力活动或情绪激动无明显关系，常发生在半夜，偶尔在午睡或休息时发作。疼痛常剧烈难忍，患者烦躁不安、起床走动。硝酸甘油的疗效不明显或仅能暂时缓解。可能与夜梦、夜间血压降低或发生未被察觉的左心室衰竭，以致狭窄的冠状动脉远端心肌灌注不足；或平卧时静脉回流增加，心脏工作量增加，需氧增加等有关。②变异型心绞痛：本型患者心绞痛的性质、与卧位型心绞痛相似，也常在夜间发作，但发作时心电图表现不同，显示有关导联的 ST 段抬高而与之相对应的导联中则 ST 段压低。本型心绞痛是由于在冠状动脉狭窄的基础上，该支血管发生痉挛，引起一片心肌缺血所致。③中间综合征：亦称冠状动脉功能不全。指心肌缺血引起的心绞痛发作历时较长，达 30min 或 1h 以上，发作常在休息时或睡眠中发生，但心电图、放射性核素和血清学检查无心肌坏死的表现。本型疼痛其性质是介于心绞痛与心肌梗死之间，常是心肌梗死的前奏。④梗死后心绞痛：在急性心肌梗死后不久或数周后发生的心绞痛。由于供血的冠状动脉阻塞，发生心肌梗死，但心肌尚未完全坏死，一部分未坏死的心肌处于严重缺血状态下又发生疼痛，随时有再发生梗死的可能。

（3）混合性心绞痛：劳累性和自发性心绞痛混合出现，因冠状动脉的病变使冠状动脉血流储备固定地减少，同时又发生短暂的再减损所致，兼有劳累性和自发性心绞痛的临床表现。有人认为这种心绞痛在临床上实甚常见。

（4）不稳定型心绞痛：在临床上被广泛应用并被认为是稳定型劳累性心绞痛和心肌梗死和猝死之

间的中间状态。它包括了除稳定型劳累性心绞痛外的上述所有了类型。其病理基础是在原有病变上发生冠状动脉内膜下出血、粥样硬化斑块破裂、血小板或纤维蛋白凝集、冠状动脉痉挛等除了没有诊断心肌梗死的明确的心电图和心肌酶谱变化外，目前应用的不稳定心绞痛的定义根据以下 3 个病史特征做出。①在相对稳定的劳累相关性心绞痛基础上出现逐渐增强的疼痛。②新出现的心绞痛（通常 1 个月内），由很轻度的劳力活动即可引起心绞痛。③在静息和很轻劳力时出现心绞痛。

三、治疗原则

预防：主要预防动脉粥样硬化的发生和发展。

治疗原则：改善冠状动脉的血供；减低心肌的耗氧；同时治疗动脉粥样硬化。

（一）发作时的治疗

（1）休息：发作时立刻休息，经休息后症状可缓解。

（2）药物治疗：应用作用较快硝酸酯制剂。

（3）在应用上述药物的同时，可考虑用镇静药。

（二）缓解期的治疗

系统治疗，清除诱因、注意休息、使用作用持久的抗动脉粥样硬化药物，以防心绞痛发作，可单独、交替或联合应用。宜尽量避免各种确知足以诱致发作的因素。调节饮食，特别是一次进食不应过饱；禁绝烟酒。调整日常生活与工作量；减轻精神负担；保持适当的体力活动，但以不致发生疼痛症状为度；一般不需卧床休息。

（三）其他治疗

低分子右旋糖酐或羟乙基淀粉注射液，作用为改善微循环的灌流，可用于心绞痛的频繁发作。抗凝药，如肝素；溶血栓剂和抗血小板药可用于治疗不稳定型心绞痛。高压氧治疗增加全身的氧供应，可使顽固的心绞痛得到改善，但疗效不易巩固。体外反搏治疗可能增加冠状动脉的血供，也可考虑应用。兼有早期心力衰竭者，治疗心绞痛的同时宜用快速作用的洋地黄类制剂。

（四）外科手术治疗

主动脉 - 冠状动脉旁路移植手术（coronary artery bypass grafting，CABG）方法：取患者自身的大隐静脉或内乳动脉作为旁路移植材料。一端吻合在主动脉，另一端吻合在有病变的冠状动脉段的远端，引主动脉的血液以改善该冠状动脉所供血的心肌的血流量。

（五）经皮腔内冠状动脉成形术

经皮腔内冠状动脉成形术（percutaneous transluminal coronary angioplasty，PTCA）方法：冠状动脉造影后，针对相应病变，应用带球囊的心导管经周围动脉送到冠状动脉，在导引钢丝的指引下进入狭窄部位；向球囊内加压注入稀释的造影剂使之扩张，解除狭窄。

（六）其他冠状动脉介入性治疗

由于 PTCA 有较高的术后再狭窄发生率，近来采用一些其他成形方法如激光冠状动脉成形术（PTCLA）、冠状动脉斑块旋切术、冠状动脉斑块旋磨术、冠状动脉内支架安置等，期望降低再狭窄发生率。

（七）运动锻炼疗法

谨慎安排进度适宜的运动锻炼有助于促进侧支循环的发展，提高体力活动的耐受量，改善症状。

四、常见护理问题

（一）舒适的改变——心绞痛

1. 相关因素　与心肌急剧、短暂地缺血、缺氧，冠状动脉痉挛有关。

2. 临床表现　阵发性胸骨后疼痛。

3. 护理措施　如下所述。

（1）心绞痛发作时立即停止步行或工作，休息片刻即可缓解。根据疼痛发生的特点，评估心绞痛严重程度（表 11 - 3），制定相应活动计划。频发者或严重心绞痛者，严格限制体力活动，并绝对卧床休息。

表 11 - 3　劳累性心绞痛分级

心绞痛分级	表现
Ⅰ级：日常活动时无症状	较日常活动重的体力活动，如平地小跑步、快速或持重物上三楼、上陡坡等时引起心绞痛
Ⅱ级：日常活动稍受限制	一般体力活动，如常速步行 1.5～2km、上三楼、上坡等即引起心绞痛
Ⅲ级：日常活动明显受损	较日常活动轻的体力活动，如常速步行 0.5～1km、上二楼、上小坡等即引起心绞痛
Ⅳ级：任何体力活动均引起心绞痛	轻微体力活动（如在室内缓行）即引起心绞痛，严重者休息时亦发生心绞痛

（2）遵医嘱给予患者舌下含服硝酸甘油、吸氧，记录心电图，并通知医生。心绞痛频发或严重者遵医嘱使用硝酸甘油静脉微泵推注。由于此类药物能扩张头面部血管，有些患者使用后会出现颜面潮红、头痛等症状，应向患者说明。

（3）用药后动态观察患者胸痛变化情况，同时监测 ECG，必要时进行心电监测。

（4）告知患者在心绞痛发作时的应对技巧：一是立即停止活动；二是立即含服硝酸甘油。向患者讲解含服硝酸甘油是因为舌下有丰富的静脉丛，吸收见效比口服硝酸甘油快。若疼痛持续 15min 以上不缓解，则有可能发生心肌梗死，需立即急诊就医。

（二）焦虑

1. 相关因素　与心绞痛反复频繁发作、疗效不理想有关。

2. 临床表现　睡眠不佳，缺乏自信心、思维混乱。

3. 护理措施　如下所述。

（1）向患者讲解心绞痛的治疗是一个长期过程，需要有毅力，鼓励其说出内心想法，针对其具体心理情况给予指导与帮助。

（2）心绞痛发作时，尽量陪伴患者，多与患者沟通，指导患者掌握心绞痛发作的有效应对措施。

（3）及时向患者分析讲解疾病好转信息，增强患者治疗信心。

（4）告知患者不良心理状况对疾病的负面影响，鼓励患者进行舒展身心的活动（如听音乐、看报纸）等活动，转移患者注意力。

（三）知识缺乏

1. 相关因素　与缺乏知识来源，认识能力有限有关。

2. 临床表现　患者不能说出心绞痛相关知识，不知如何避免相关因素。

3. 护理措施　如下所述。

（1）避免诱发心绞痛的相关因素：如情绪激动、饱食、焦虑不安等不良心理状态。

（2）告知患者心绞痛的症状为胸骨后疼痛，可放射至左臂、颈、胸，常为压迫或紧缩感。

（3）指导患者硝酸甘油使用注意事项。

（4）提供简单易懂的书面或影像资料，使患者了解自身疾病的相关知识。

五、健康教育

（一）心理指导

告知患者需保持良好心态，因精神紧张、情绪激动、饱食、焦虑不安等不良心理状态，可诱发和加重病情。患者常因不适而烦躁不安，且伴恐惧，此时鼓励患者表达感觉，告知尽量做深呼吸，放松情绪才能使疾病尽快消除。

（二）饮食指导

1. 减少饮食热能　控制体重少量多餐（每天 4～5 餐），晚餐尤应控制进食量，提倡饭后散步，切忌暴饮暴食，避免过饱；减少脂肪总量，限制饱和脂肪酸和胆固醇的摄入量，增加不饱和脂肪酸；限制单糖和双糖摄入量，供给适量的矿物质及维生素，戒烟戒酒。

2. 在食物选择方面，应适当控制主食和含糖零食　多吃粗粮、杂粮，如玉米、小米、荞麦等；禽肉、鱼类，以及核桃仁、花生、葵花子等坚果类含不饱和脂肪酸较多，可多食用；多食蔬菜和水果，不限量，尤其是超体重者，更应多选用带色蔬菜，如菠菜、油菜、番茄、茄子和带酸味的新鲜水果，如苹果、橘子、山楂，提倡吃新鲜泡菜；多用豆油、花生油、菜油及香油等植物油；蛋白质按劳动强度供给，冠心病患者蛋白质按 2g/kg 供给。尽量多食用黄豆及其制品，如豆腐、豆干、百叶等，其他如绿豆、赤豆也很好。

3. 禁忌食物　忌烟、酒、咖啡以及辛辣的刺激性食品；少用猪油、黄油等动物油烹调；禁用动物脂肪高的食物，如猪肉、牛肉、羊肉及含胆固醇高的动物内脏、动物脂肪、脑髓、贝类、乌贼鱼、蛋黄等；食盐不宜多用，每天 2～4g；含钠味精也应适量限用。

（三）作息指导

制定固定的日常活动计划，避免劳累。避免突发性的劳力动作，尤其在较长时间休息以后。如凌晨起来后活动动作宜慢。心绞痛发作时，应停止所有活动，卧床休息。频发或严重心绞痛患者，严格限制体力活动，应绝对卧床休息。

（四）用药指导

1. 硝酸酯类　硝酸甘油是缓解心绞痛的首选药。

（1）心绞痛发作时可用短效制剂 1 片舌下含化，1～2min 即开始起作用，持续半小时；勿吞服。如药物不易溶解，可轻轻嚼碎继续含化。

（2）应用硝酸酯类药物时可能出现头晕、头胀痛、头部跳动感、面红、心悸，继续用药数日后可自行消失。

（3）硝酸甘油应储存在棕褐色的密闭小玻璃瓶中，防止受热、受潮，使用时应注意有效期，每用 6 个月须更换药物。如果含服药物时无舌尖麻刺、烧灼感，说明药物已失效，不宜再使用。

（4）为避免直立性低血压所引起的晕厥，用药后患者应平卧片刻，必要时吸氧。长期反复应用会产生耐药性而效力降低，但停用 10d 以上，复用可恢复效力。

2. 长期服用 β 受体阻滞药者　如使用阿替洛尔（氨酰心安）、美托洛尔（倍他乐克）时，应指导患者用药。

（1）不能随意突然停药或漏服，否则会引起心绞痛加重或心肌梗死。

（2）应在饭前服用，因食物能延缓此类药物吸收。

（3）用药过程中注意监测心率、血压、心电图等。

3. 钙通道阻滞药　目前不主张使用短效制剂（如硝苯地平），以减少心肌耗氧量。

（五）特殊及行为指导

（1）寒冷刺激可诱发心绞痛发作，不宜用冷水洗脸，洗澡时注意水温及时间。外出应戴口罩或围巾。

（2）患者应随身携带心绞痛急救盒（内装硝酸甘油片）：心绞痛发作时，立即停止活动并休息，保持安静。及时使用硝酸甘油制剂，如片剂舌下含服，喷雾剂喷舌底 1～2 下，贴剂粘贴在心前区。如果自行用药后，心绞痛未缓解。应请求协助救护。

（3）有条件者可以氧气吸入，使用氧气时，避免明火。

（4）患者洗澡时应告诉家属，不宜在饱餐或饥饿时进行，水温勿过冷过热，时间不宜过长，门不要上锁，以防发生意外。

（5）与患者讨论引起心绞痛的发作诱因，确定需要的帮助，总结预防发作的方法。

（六）病情观察指导

注意观察胸痛的发作时间、部位、性质、有无放射性及伴随症状，定时监测心率、心律。若心绞痛发作次数增加，持续时间延长，疼痛程度加重，含服硝酸甘油无效者，有可能是心肌梗死先兆，应立即就诊。

（七）出院指导

（1）减轻体重，肥胖者需限制饮食热量及适当增加体力活动，避免采用剧烈运动防治各种可加重病情的疾病，如高血压、糖尿病、贫血、甲亢等。特别要控制血压，使血压维持在正常水平。

（2）慢性稳定型心绞痛患者大多数可继续正常性生活，为预防心绞痛发作，可在 1h 前含服硝酸甘油 1 片。

（3）患者应随身携带硝酸甘油片以备急用，患者及家属应熟知药物的放置地点，以备急需。

（阴晓婷）

第五节　心肌梗死

心肌梗死（myocardial infarction）是心肌缺血性坏死。为在冠状动脉病变基础上，发生冠状动脉供血急剧减少或中断，使相应的心肌严重而持久地急性缺血所致。

一、病因和发病机制

1. 病因　基本病因是冠状动脉粥样硬化（偶为冠状动脉痉挛、栓塞、炎症、先天性畸形、外伤、冠状动脉阻塞所致）。造成管腔狭窄和心肌供血不足，而侧支循环尚未建立时，下列原因加重心肌缺血即可发生心肌梗死。在此基础上，一旦冠状动脉血供进一步急剧减少或中断 20～30min，使心肌严重而持久地急性缺血达 0.5h 以上，即可发生心肌梗死。

另心肌梗死发生严重心律失常、休克、心力衰竭，均可使冠状动脉血流量进一步下降，心肌坏死范围扩大。

2. 发病机制　冠状动脉病变：血管闭塞处于相应的心肌部位坏死。

二、临床表现

临床表现与梗死面积大小、梗死部位、侧支循环情况密切相关。

1. 先兆　多数患者于发病前数日可有前驱症状，如原有心绞痛近日发作频繁，程度加重，持续时间较久，休息或硝酸甘油不能缓解，甚至在休息中或睡眠中发作。表现为突发上腹部剧痛、恶心、呕吐、急性心力衰竭，或严重律失常。心电图检查可显示 ST 段一过性抬高或降低，T 波高大或明显倒置。

2. 症状　具体如下。

（1）疼痛：最早出现症状。少数患者可无疼痛，起病即表现休克或急性肺水肿。有些患者疼痛部位在上腹部，且伴有恶心、呕吐、易与胃穿孔、急性胰腺炎等急腹症相混淆。

（2）全身症状：发热、心动过速、白细胞增高、红细胞沉降率增快，由坏死物质吸收所引起。一般在疼痛 24～48h 出现，程度与梗死范围呈正相关，体温 38℃ 左右，很少超过 39℃，持续约 1 周。

（3）胃肠道症状：疼痛可伴恶心、呕吐、上腹胀痛，与迷走神经受坏死物质刺激和胃肠道组织灌注不足等有关。

（4）心律失常：75%～95% 的患者伴有心律失常，以 24h 内为最多见，以室性心律失常最多。

（5）休克：20% 患者，数小时至 1 周内发生，主要原因如下。①心肌遭受严重损害，左心室排血量急剧将低（心源性休克）。②剧烈胸痛引起神经反射性周围血管扩张。③因呕吐、大汗、摄入不足所致血容量不足。

（6）心力衰竭：主要是急性左侧心力衰竭。可在最初几天内发生，或在疼痛、休克好转阶段，为梗死后心脏舒缩力减弱或不协调所致。

急性心肌梗死引起的心力衰竭称为泵衰竭。按 Killip 分级法可分为：Ⅰ级，尚无明显心力衰竭；Ⅱ级，有左侧心力衰竭；Ⅲ级，有急性肺水肿；Ⅳ级，有心源性休克。

3. 体征　具体如下。

（1）心脏体征：心率多增快，第一心音减弱，出现第四心音。若心尖区出现收缩期杂音，多为乳头肌功能不全所致。反应性纤维心包炎者，有心包摩擦音。

（2）血压：均有不同程度的降低，起病前有高血压者，血压可降至正常。

（3）其他：可有心力衰竭、休克体征、心律失常有关的体征。

三、治疗原则

心肌梗死的救治原则为：①挽救濒死心肌，防止梗死扩大，缩小心肌缺血范围。②保护、维持心脏功能。③及时处理严重心律失常、泵衰竭及各种并发症。

（一）监护及一般治疗（motoring and general care）

1. 休息　卧床休息 1 周，保持安静，必要时给予镇静药。

2. 吸氧　持续吸氧 2～3d，有并发症者需延长吸氧时间。

3. 监测　在 CCU 进行 ECG、血压、呼吸、监测 5～7d。

4. 限制活动　无并发症者，根据病情制订活动计划，详见护理部分。

5. 进食易消化食物　不宜过饱，可少量多餐。保持大便通畅，必要时给予缓泻药。

（二）解除疼痛（relief of pain）

尽快止痛，可应用强力止痛药。

（1）哌替啶（度冷丁）：50～100mg 紧急肌内注射。

（2）吗啡：5～10mg 皮下注射，必要时 1～2h 后再注射 1 次以后每 4～6h 可重复应用，注意呼吸抑制作用。

（3）轻者：可待因 0.03～0.06g 口服或罂粟碱 0.03～0.06g 肌内注射或口服。

（4）试用硝酸甘油 0.3mg，异山梨酯 5～10mg 舌下含用或静脉滴注，注意心率增快，BP 下降等不良反应。

（5）顽固者，人工冬眠疗法。

（三）再灌注心肌（myocardial reperfusion）

意义：再通疗法是目前治疗 AMI 的积极治疗措施，在起病 3～6h，使闭塞的冠状动脉再通，心肌得到再灌注，挽救濒死的心肌，以缩小梗死范围，改善预后。

适应证：再通疗法只适于透壁心肌梗死，所以心电图上必须要有 2 个或 2 个以上相邻导联 ST 段抬高 >0.1mV，方可进行再通治疗。心肌梗死发病后 6h 内再通疗法是最理想的；发病 6～12h ST 段抬高的 AMI。

方法：溶栓疗法，紧急施行 PTCA，随后再安置支架。

1. 溶栓疗法（thrombolysis）　具体如下。

（1）溶栓的药物：尿激酶、链激酶、重组组织型纤维蛋白溶酶原激活药（rt-PA）等。

（2）注意事项：①溶栓期间进行严密心电监护：及时发现并处理再灌注心律失常。溶栓 3h 内心律失常发生率最高，84% 心律失常发生在溶栓 4h 之内。前壁心肌梗死时，心律失常多为室性心律失常，如频发室性期前收缩，加速室性自主心律、室性心动过速、心室颤动等；下壁梗死时，心律失常多发生窦性心动过缓、房室传导阻滞。②血压监测：低血压是急性心梗的常见症状，可由于心肌大面积梗死、心肌收缩力明显降低、心排血量减少所至，但也可能与血容量不足、再灌注性损伤、血管扩张药及合并出血等有关。一般低血压在急性心肌梗死后 4h 最明显。对单纯的低血压状态，应加强对血压的监测。在溶栓进行的 30min 内，10min 测量 1 次血压；溶栓结束后 3h 内，30min 测量 1 次；之后 1h 测量 1 次；

血压平稳后根据病情延长测量时间。③用药期间注意出血倾向：在溶栓期间应严密观察患者有无皮肤黏膜出血、尿血、便血及颅内出血（观察瞳孔意识），输液穿刺部位有无瘀点、瘀斑、牙龈出血等。溶栓后 3d 内每天检查 1 次尿常规、大便隐血和出凝血时间，溶栓次日复查血小板，应尽早发现出血性并发症，早期采取有效的治疗措施。

（3）不宜溶栓的情况：①年龄大于 70 岁。②ST 段抬高，时间 >24h。③就诊时严重高血压（ >180/110mmHg）。④仅有 ST 段压低（如非 Q 心肌梗死，心内膜下心肌梗死）及不稳定性心绞痛。⑤有出血倾向、外伤、活动性溃疡病、糖尿病视网膜病变，脑出血史及 6 个月内缺血性脑卒中史，夹层动脉瘤，半个月内手术等。

（4）判断再通指标

1）冠状动脉造影直接判断。

2）临床间接判断血栓溶解（再通）指标：①ECG 抬高的 ST 段于 2h 内回降 >50%。②胸痛 2h 内基本消失。③2h 内出现再灌注性心律失常。④血清 CK - MB 酶峰值提前出现（14h 内）。

2. 经皮冠状动脉腔内成形术　如下所述。

（1）补救性 PTCA：经溶栓治疗，冠状动脉再通后又再堵塞，或再通后仍有重度狭窄者，如无出血禁忌，可紧急施行 PTCA，随后再安置支架。预防再梗和再发心绞痛。

（2）直接 PTCA：不进行溶栓治疗，直接进行 PTCA 作为冠状动脉再通的手段，其目的在于挽救心肌。

适应证：①对有溶栓禁忌或不适宜溶栓治疗的患者，以及对升压药无反应的心源性休克患者应首选直接 PTCA。②对有溶栓禁忌证的高危患者，如年龄 >70 岁、既往有 AMI 史、广泛前壁心肌梗死以及收缩压 <100mmHg、心率 >100 次/分或 Killip 分级 > Ⅰ级的患者若有条件最好选择直接 PTCA。

（四）控制休克

最好根据血流动力学监测结果用药。

1. 补充血容量　估计血容量不足，中心静脉压下降者，用低分子右旋糖酐、10% GS 500mL 或 0.9% NS 500mL 静脉滴入。输液后中心静脉压 >18cmH$_2$O，则停止补充血容量。

2. 应用升压药　补充血容量后血压仍不升，而心排血量正常时，提示周围血管张力不足，此时可用升压药物。多巴胺或间羟胺微泵静脉使用，两者亦可合用。亦可选用多巴酚丁胺。

3. 应用血管扩张药　经上述处理后血压仍不升，周围血管收缩致四肢厥冷时可使用硝酸甘油。

4. 其他措施　纠正酸中毒，保护肾功能，避免脑缺血，必要时应用糖皮质激素和洋地黄制剂。

5. 主动脉内球囊反搏术（intra aortic balloon pumping，IABP）　上述治疗无效时可考虑应用 IABP，在 IABP 辅助循环下行冠脉造影，随即行 PTCA、CABG。

（五）治疗心力衰竭

主要治疗左侧心力衰竭，见"心力衰竭"节。

（六）其他治疗

有助于挽救濒死心肌，防止梗死扩大，缩小缺血范围，根据患者具体情况选用。

1. β 受体阻滞药、钙通道阻滞药，ACE 抑制药的使用　改善心肌重构，防止梗死范围扩大改善预后。

2. 抗凝疗法　口服阿司匹林等药物。

3. 极化液疗法　有利于心脏收缩，减少心律失常，有利 ST 段恢复。极化液具体配置 10% KCl 15mL ＋胰岛素 8U ＋10% GS 500mL。

4. 促进心肌代谢药物　维生素 C、维生素 B$_6$、1、6 - 二磷酸果糖、辅酶 Q$_{10}$ 等。

5. 右旋糖酐 40 或羟乙基淀粉　降低血黏度，改善微循环。

（七）并发症的处理

1. 栓塞　溶栓或抗凝治疗。

2. 心脏破裂　乳头肌断裂、VSD 者手术治疗。

3. 室壁瘤　影响心功能或引起严重心律失常者手术治疗。

4. 心肌梗死后综合征　可用糖皮质激素、阿司匹林、吲哚美辛等。

（八）右室心肌梗死的处理

表现为右侧心力衰竭伴低血压者治疗以扩容为主，维持血压治疗，不宜用利尿药。

四、常见护理问题

（一）疼痛

1. 相关因素　与心肌急剧缺血、缺氧有关。

2. 主要表现　胸骨后剧烈疼痛，伴烦躁不安、出汗、恐惧或有濒死感。

3. 护理措施　如下所述。

（1）绝对卧床休息（包括精神和体力）：休息即为最好的疗法之一，病情稳定无特殊不适，且在急性期均应绝对卧床休息，严禁探视，避免精神紧张，一切活动包括翻身、进食、洗脸、大小便等均应在医护人员协助下进行，避免生扯硬拽现象。如果患者焦虑、抑郁情绪严重并有睡眠障碍等表现时，应根据病情选择没有禁忌的镇静药物，如哌替啶等。

（2）做好氧疗管理：心肌梗死时由于持续的心肌缺血缺氧，代谢物积聚或产生多肽类致癌物等，刺激神经末梢，经神经传导至大脑产生痛觉，而疼痛使患者烦躁不安、情绪恶化，加重心肌缺氧，影响治疗效果。若胸闷、疼痛剧烈或症状不缓解、持续时间长，氧流量可控制在 5～6L/min，待症状消失后改为 3～4L/min，一般不少于 72h，5d 后可根据情况间断给氧。

（3）患者的心理管理：疾病给患者带来胸闷、疼痛等压抑的感觉，再加上环境的生疏，可使患者恐惧、紧张不安，而这又导致交感神经兴奋引起血压升高，心肌耗氧量增加，诱发心律失常，加重心肌缺血坏死，因此，应了解患者的职业、文化、经济、家庭情况及发病的诱因，关心体贴患者，消除紧张恐惧心理，让患者树立战胜疾病的信心，使患者处于一个最佳心理状态。

（二）恐惧

1. 相关因素　可与下列因素有关：①胸闷不适、胸痛、濒死感。②因病房病友病重或死亡。③病室环境陌生/监护、抢救设备。

2. 主要表现　心情紧张、烦躁不安。

3. 护理措施　如下所述。

（1）消除患者紧张与恐惧心理：救治过程中要始终关心体贴，态度和蔼，鼓励患者表达自己的感受，安慰患者，使之尽快适应环境，进入患者角色。

（2）了解患者的思想状况，向患者讲清情绪与疾病的关系，使患者明白紧张的情绪会加重病情，使病情恶化。劝慰患者消除紧张情绪，使患者处于接受治疗的最佳心理状态。

（3）向患者介绍救治心肌梗死的特效药及先进仪器设备，肯定效果与作用，使患者得到精神上的安慰和对医护人员的信任。在治疗护理过程中做到忙而不乱，紧张而有序，迅速而准确。

（4）给患者讲解抢救成功的例子，使其树立战胜疾病的信心。

（5）针对心理反应进行耐心解释，真诚坦率地为其排忧解难，做好生活护理，给他们创造一个安静、舒适、安全、整洁的休息环境。

（三）自理缺陷

1. 相关因素　与治疗性活动受限有关。

2. 主要表现　日常生活不能自理。

3. 护理措施　如下所述。

（1）心肌梗死急性期卧床期间协助患者洗漱进食、大小便及个人卫生等生活护理。

（2）将患者经常使用的物品放在易拿取的地方，以减少患者拿东西时的体力消耗。

（3）将呼叫器放在患者手边，听到铃响立即给予答复。

（4）提供患者有关疾病治疗及预后的确切消息，强调正面效果，以增加患者自我照顾的能力和信心，并向患者说明健康程序，不要允许患者延长卧床休息时间。

（5）在患者活动耐力范围内，鼓励患者从事部分生活自理活动和运动，以增加患者的自我价值感。

（6）让患者有足够的时间，缓慢地进行自理活动或者在活动过程中提供多次短暂的休息时间；或者给予较多的协助，以避免患者过度劳累。

（四）便秘

1. 相关因素　与长期卧床、不习惯床上排便、进食量减少有关。

2. 主要表现　大便干结，超过 2d 未排大便。

3. 护理措施　如下所述。

（1）合理饮食：提醒患者饮食要节制，要选择清淡易消化、产气少、无刺激的食物。进食速度不宜过快、少食多餐。

（2）遵医嘱给予大便软化药或缓泻药。

（3）鼓励患者定时排便，安置患者于舒适体位排便。

（4）不习惯于床上排便的患者，应向其讲明病情及需要在床上排便的理由并用屏风遮挡。

（5）告知病患者排便时不要太用力，可用手掌在腹部按乙状结肠走行方向做环形按摩。

（五）潜在并发症——心力衰竭

1. 相关因素　与梗死面积过大、心肌收缩力减弱有关。

2. 主要表现　咳嗽、气短、心悸、发绀，严重者出现肺水肿表现。

3. 护理措施　如下所述。

（1）避免诱发心力衰竭的因素：上感、劳累、情绪激动、感染，不适当的活动。

（2）若突然出现急性左侧心力衰竭，应立即采取急救，详见"心力衰竭"一节。

（六）潜在并发症——心源性休克

1. 相关因素　与心肌梗死、心排血量减少有关。

2. 主要表现　血压下降，面色苍白、皮肤湿冷、脉细速、尿少。

3. 护理措施　如下所述。

（1）严密观察神志、意识、血压、脉搏、呼吸、尿量等情况并做好记录。

（2）观察患者末梢循环情况，如皮肤温度、湿度、色泽。

（3）注意保暖。

（4）保持输液通畅，并根据心率、血压、呼吸及用药情况随时调整滴速。

（七）潜在并发症——心律失常

1. 相关因素　与心肌缺血、缺氧、电解质失衡有关。

2. 主要表现　室性期前收缩、快速型心律失常、缓慢型心律失常。

3. 护理措施　如下所述。

（1）给予心电监护，监测患者心律、心率、血压、脉搏、呼吸及心电图改变，并做好记录。

（2）嘱患者尽量避免诱发心律失常的因素：如情绪激动、烟酒、浓茶、咖啡等。

（3）向患者说明心律失常的临床表现及感受，若出现心悸、胸闷、胸痛、心前区不适等症状，应及时告诉医护人员。

（4）遵医嘱应用抗心律失常药物，并观察药物疗效及不良反应。

（5）备好各种抢救药物和仪器：如除颤器、起搏器，抗心律失常药及复苏药。

五、健康教育

（一）心理指导

本病起病急，症状明显，患者因剧烈疼痛而有濒死感，又因担心病情及疾病预后而产生焦虑、紧张等情绪，护士应陪伴在患者身旁，允许患者表达出对死亡的恐惧如呻吟、易怒等，用亲切的态度回答患者提出的问题。解释先进的治疗方法及监护设备的作用。

（二）饮食指导

急性心梗2~3d时以流质为主，每天总热能500~800kcal；控制液体量，减轻心脏负担，口服液体量应控制在1 000mL/d；用低脂、低胆固醇、低盐、适量蛋白质、高食物纤维饮食，脂肪限制在40g/d以内，胆固醇应<300mg/d；选择容易消化吸收的食物，不宜过热过冷，保持大便通畅，排便时不可用力过猛；病情稳定3d后可逐渐改半流质、低脂饮食，总热能1 000kcal/d左右。避免食用辛辣或发酵食物，减少便秘和腹胀。康复期低糖、低胆固醇饮食，多吃富含维生素和钾的食物，伴有高血压病或心力衰竭者应限制钠盐摄入量。

在食物选择方面，心梗急性期主食可用藕粉、米汤、菜水、去油过筛肉汤、淡茶水、红枣泥汤；选低胆固醇及有降脂作用的食物，可食用的有鱼类、鸡蛋清、瘦肉末、嫩碎蔬菜及水果，降脂食物有山楂、香菇、大蒜、洋葱、海鱼、绿豆等。病情好转后改为半流质，可食用浓米汤、厚藕粉、枣泥汤、去油肉绒、鸡绒汤、薄面糊等。病情稳定后，可逐渐增加或进软食，如面条、面片、馄饨、面包、米粉、粥等。恢复期饮食治疗按冠心病饮食治疗。

禁忌食物：凡胀气、刺激性流质不宜吃，如豆浆、牛奶、浓茶、咖啡等；忌烟酒及刺激性食物和调味品，限制食盐和味精用量。

（三）作息指导

保证睡眠时间，2次活动间要有充分的休息。急性期后1~3d应绝对卧床，第4~6d可在床上做上下肢被动运动。1周后，无并发症的患者可床上坐起活动。每天3~5次，每次20min，动作宜慢。有并发症者，卧床时间延长。第2周起开始床边站立→床旁活动→室内活动→完成个人卫生。根据患者对运动的反应，逐渐增加活动量。第2周后室外走廊行走，第3~4周试着上下1层楼梯。

（四）用药指导

常见治疗及用药观察如下。

1. 止痛　使用吗啡或哌替啶止痛，配合观察镇静止痛的效果及有无呼吸抑制，脉搏加快。

2. 溶栓治疗　溶栓过程中应配合监测心率、心律、呼吸、血压，注意胸痛情况和皮肤、牙龈、呕吐物及尿液有无出血现象，发现异常应及时报告医护人员，及时处理。

3. 硝酸酯类药　配合用药时间及用药剂量，使用过程中要注意观察疼痛有无缓解，有无头晕、头痛、血压下降等不良反应。

4. 抑制血小板聚集药物　药物宜餐后服。用药期间注意有无胃部不适，有无皮下、牙龈出血，定期检查血小板数量。

（五）行为指导

（1）大便干结时忌用力排便，应用开塞露塞肛或服用缓泻药如口服酚酞等方法保持大便通畅。

（2）接受氧气吸入时，要保证氧气吸入的有效浓度以达到改善缺氧状态的效果，同时注意用氧安全，避免明火。

（3）病情未稳定时忌随意增加活动量，以免加重心脏负担，诱发或加重心肌梗死。

（4）在输液过程中，应遵循医护人员控制的静脉滴注速度，切忌随意加快输液速度。

（5）当患者严重气急，大汗，端坐呼吸，应取坐位或半坐卧位，两腿下垂，有条件者立即吸氧。并应注意用氧的安全。

（6）当患者出现心搏骤停时，应积极处理。

（7）指导患者 3 个月后性生活技巧。

（8）选择一天中休息最充分的时刻行房事（早晨最好）。避免温度过高或过低时，避免饭后或酒后进行房事。

（9）如需要，可在性生活时吸氧。

（10）如果出现胸部不舒适或呼吸困难，应立即终止。

（六）病情观察指导

注意观察胸痛的性质、部位、程度、持续时间，有无向他处放射；配合监测体温、心率、心律、呼吸及血压及电解质情况，以便及时处理。

（七）出院指导

（1）养成良好的生活方式，生活规律，作息定时，保证充足的睡眠。病情稳定无并发症的急性心肌梗死，6 周后可每天步行、打太极拳。8 ~ 12 周可骑车、洗衣等。3 ~ 6 个月后可部分或完全恢复工作。但不应继续从事重体力劳动、驾驶员、高空作业或工作量过大。

（2）注意保暖，适当添加衣服。

（3）饮食宜清淡，避免饱餐，忌烟酒及减肥，防止便秘。

（4）坚持按医嘱服药，随身备硝酸甘油，有多种剂型的药物，如片剂、喷雾剂，定期复诊。

（5）心肌梗死最初 3 个月内不适宜坐飞机及单独外出，原则上不过性生活。

（阴晓婷）

第六节　感染性心内膜炎

感染性心内膜炎是心内膜表面的微生物感染，伴赘生物形成。生物是大小不等、形状不一的血小板和纤维素团块，内有微生物和炎症细胞。瓣膜是最常受累部位，间隔缺损部位、腱索或心壁内膜也可发生感染。而动静脉瘘、动脉瘘（如动脉导管未闭）、主动脉缩窄部位的感染虽然属于动脉内膜炎，但临床与病理均类似于感染性心膜炎。

感染性心内膜炎根据病程可分为急性和亚急性。急性感染性心内膜炎特点是：中毒症状明显；病情发展迅速，数天或数周引起瓣膜损害；迁移性感染多见；病原体主要是金黄色葡萄球菌。亚急性感染性心内膜炎特点是：中毒症状轻；病程长，可数周至数月；迁移性感染少见；病原体多见草绿色链球菌，其次为肠球菌。

感染性心内膜炎又可分为自体瓣膜心内膜炎、人工瓣膜心内膜炎和静脉药瘾者的心内膜炎。本章主要阐述自体瓣膜心内膜炎。

一、病因与发病机制

（一）病因

感染性心内膜炎主要是由链球菌和葡萄球菌感染。急性感染性心内膜炎主要由金黄色葡萄球菌引起，少数患者由肺炎球菌、淋球菌、A 族链球菌和流感杆菌等所致。亚急性感染性心内膜炎由草绿色链球菌感染最常见，其次为 D 族链球菌（牛链球菌和肠球菌）、表皮葡萄球菌，其他细菌较少见。真菌、立克次体和衣原体等是感染性心内膜炎少见的致病微生物。

（二）发病机制

1. 急性感染性心内膜炎　目前尚不明确，由来自皮肤、肌肉、骨骼、肺等部位的活动性感染灶的病原菌，细菌量大，细菌毒力强，具有很强的侵袭性和黏附于心内膜的能力。主要累及正常心瓣膜，主动脉瓣常受累。

2. 亚急性感染性心内膜炎　亚急性感染性心内膜炎临床上至少占据病例的 2/3，其发病与以下因素有关：

（1）血流动力学因素：亚急性感染性心内膜炎患者约有 3/4 主要发生于器质性心脏病，多为心脏瓣膜病，主要是二尖瓣和主动脉瓣，其次是先天性心血管病，如室间隔缺损、动脉导管未闭、法洛四联征和主动脉狭窄。赘生物常位于二尖瓣关闭不全的瓣叶心房面、主动脉瓣关闭不全的瓣叶心室面和室间隔缺损的间隔右心室侧，可能与这些部位的压力下降和内膜灌注减少，利于微生物沉积和生长有关。高速射流冲击心脏或大血管内膜处可使局部损伤，如二尖瓣反流面对的左心房壁、主动脉反流面对的二尖瓣前叶有关腱索和乳头肌，未闭动脉导管射流面对的肺动脉壁的内皮损伤，并容易感染。在压差小的部位，发生亚急性感染性心内膜炎少见，如房间隔缺损和大室间隔缺损或血流缓慢时，如房颤和心力衰竭时少见，瓣膜狭窄时比关闭不全少见。

近年来，随着风湿性心脏病发病率的下降，风湿性瓣膜心内膜炎发生率也随之下降。由于超声心动图诊断技术的普遍应用，主动脉瓣二叶瓣畸形、二尖瓣脱垂和老年性退行性瓣膜病的诊断率提高和风湿性瓣膜病心内膜炎发病率的下降，而非风湿性瓣膜病的心内膜炎发病率有所升高。

（2）非细菌性血栓性心内膜病变：研究证实，当内膜的内皮受损暴露内皮下结缔组织的胶原纤维时，血小板聚集，形成血小板微血栓和纤维蛋白沉积，成为结节样无菌性赘生物，称其为非细菌性血栓性心内膜病变，是细菌定居瓣膜表面的重要因素。无菌性赘生物最常见于湍流区域、瘢痕处（如感染性心内膜炎后）和心脏外因素所致内膜受损。正常瓣膜可偶见。

（3）短暂性菌血症感染无菌性赘生物：各种感染或细菌寄居的皮肤黏膜的创伤（如手术、器械操作等）导致暂时性菌血症。皮肤和心脏外其他部位葡萄球菌感染的菌血症；口腔创伤常致草绿色链球菌菌血症；消化道和泌尿生殖道创伤或感染常引起肠球菌和革兰阴性杆菌菌血症，循环中的细菌如定居在无菌性赘生物上。细菌定居后，迅速繁殖，促使血小板进一步聚集和纤维蛋白沉积，感染性赘生物增大。纤维蛋白层覆盖在赘生物外，阻止吞噬细胞进入，为细菌生存繁殖提供良好的庇护所，即发生感染性心内膜炎。

细菌感染无菌性赘生物需要有几个因素：①发生菌血症的频度。②循环中细菌的数量，这与感染程度和局部寄居细菌的数量有关。③细菌黏附于无菌性赘生物的能力。草绿色链球菌从口腔进入血流的机会频繁，黏附性强，因而成为亚急性感染性心内膜炎最常见致病菌；虽然大肠埃希菌的菌血症常见，但黏附性差，极少引起心内膜炎。

二、临床表现

从短暂性菌血症的发生至症状出现之间的时间多在 2 周以内，但有不少患者无明确的细菌进入途径可寻。

（一）症状

1. 发热　发热是感染性心内膜炎最常见的症状，除有些老年或心、肾衰竭重症患者外，几乎均有发热，常伴有头痛、背痛和肌肉关节痛的症状。亚急性感染性心内膜炎起病隐匿，可伴有全身不适、乏力、食欲缺乏和体重减轻等症状，可有弛张性低热，一般 <39℃，午后和晚上高。急性感染性心内膜炎常有急性化脓性感染，呈暴发性败血症过程，有高热、寒战。常可突发心力衰竭。

2. 非特异性症状　如下所述。

（1）脾大：有 15%~50%，病程 >6 周的患者可出现。急性感染性心内膜炎少见。

（2）贫血：贫血较为常见，尤其多见于亚急性感染性心内膜炎，伴有苍白无力和多汗。多为轻、中度贫血，晚期患者有重度贫血。主要由于感染骨髓抑制所致。

（3）杵状指（趾）：部分患者可见。

3. 动脉栓塞　多发生于病程后期，但也有少部分患者为首发症状。赘生物引起动脉栓塞可发生在机体的任何部位，如脑、心脏、脾、肾、肠系膜及四肢。脑栓塞的发生率最高。在由左向右分流的先天性心血管病或右心内膜炎时，肺循环栓塞常见。如三尖瓣赘生物脱落引起肺栓塞，表现为突然咳嗽、呼吸困难、咯血或胸痛等症状。肺栓塞还可发展为肺坏死、空洞，甚至脓气胸。

（二）体征

1. 心脏杂音　80%～85%的患者可闻心脏杂音，是基础心脏病和（或）心内膜炎导致瓣膜损害所致。

2. 周围体征　可能是微血管炎或微栓塞所致，多为非特异性，包括：①瘀点：多见病程长者，可出现于任何部位，以锁骨、皮肤、口腔黏膜和睑结膜常见。②指、趾甲下线状出血。③Roth 斑：多见于亚急性感染性心内膜炎，表现为视网膜的卵圆形出血斑，其中心呈白色。④Osler 结节：为指和趾垫出现豌豆大的红或紫色痛性结节，较常见于亚急性感染性心内膜炎。⑤Janeway 损害：是手掌和足底处直径1～4mm，无痛性出血红斑，主要见于急性感染性心内膜炎。

（三）并发症

1. 心脏　包括以下几点。

（1）心力衰竭：是最常见并发症，主要由瓣膜关闭不全所致，以主动脉瓣受损患者最多见。其次为二尖瓣受损的患者，三尖瓣受损的患者也可发生。各种原因的瓣膜穿孔或腱索断裂导致急性瓣膜关闭不全时，均可诱发急性左心衰竭。

（2）心肌脓肿：常见于急性感染性心内膜炎患者，可发生于心脏任何部位，以瓣膜周围特别在主动脉瓣环多见，可导致房室和室内传导阻滞。可偶见心肌脓肿穿破。

（3）急性心肌梗死：多见于主动脉瓣感染时，出现冠状动脉细菌性动脉瘤，引起冠状动脉栓塞，发生急性心肌梗死。

（4）化脓性心包炎：主要发生于急性感染性心内膜炎患者，但不多见。

（5）心肌炎。

2. 细菌性动脉瘤　多见于亚急性感染性心内膜炎患者，发生率为3%～5%。一般见于病程晚期，多无自觉症状。受累动脉多为近端主动脉及主动脉窦、脑、内脏和四肢，可扪及的搏动性肿块，发生周围血管时易诊断。如果发生在脑、肠系膜动脉或其他深部组织的动脉时，常到动脉瘤出血时才可确诊。

3. 迁移性脓肿　多见于急性感染性心内膜炎患者，亚急性感染性心内膜炎患者少见，多发生在肝、脾、骨髓和神经系统。

4. 神经系统　神经系统受累表现，约有1/3患者发生。

（1）脑栓塞：占其中1/2。最常受累的是大脑中动脉及其分支。

（2）脑细菌性动脉瘤：除非破裂出血，多无症状。

（3）脑出血：由脑栓塞或细菌性动脉瘤破裂所致。

（4）中毒性脑病：可有脑膜刺激征。

（5）化脓性脑膜炎：不常见，主要见于急性感染性心内膜炎患者，尤其是金黄色葡萄球菌性心内膜炎。

（6）脑脓肿。

5. 肾　大多数患者有肾损害：①肾动脉栓塞和肾梗死：多见于急性感染性心内膜炎患者。②局灶性或弥散性肾小球肾炎：常见于亚急性感染性心内膜炎患者。③肾脓肿：但少见。

三、实验室检查

（一）常规项目

1. 尿常规　显微镜下常有血尿和轻度蛋白尿。肉眼血尿提示肾梗死。红细胞管型和大量蛋白尿提示弥漫性肾小球性肾炎。

2. 血常规　白细胞计数正常或轻度升高，分类计数轻度左移。可有"耳垂组织细胞"现象，即揉耳垂后穿刺的第一滴血液涂片时可见大单核细胞，是单核－吞噬细胞系统过度受刺激的表现。急性感染性心内膜炎常有血白细胞计数增高，并有核左移。红细胞沉降率升高。亚急性感染性心内膜炎患者常见正常色素型正常细胞性贫血。

（二）免疫学检查

80%的患者血清出现免疫复合物，25%的患者有高丙种球蛋白血症。亚急性感染性心内膜炎在病程6周以上的患者中有50%类风湿因子阳性。当并发弥散性肾小球肾炎的患者，血清补体可降低。免疫学异常表现在感染治愈后可消失。

（三）血培养

血培养是诊断菌血症和感染性心内膜炎的最有价值的重要方法。近期未接受过抗生素治疗的患者血培养阳性率可高达95%以上。血培养的阳性率降低，常由于2周内用过抗生素或采血、培养技术不当所致。

（四）X线检查

肺部多处小片状浸润阴影，提示脓毒性肺栓塞所致的肺炎。左心衰竭时可有肺瘀血或肺水肿征。主动脉增宽可是主动脉细菌性动脉瘤所致。

细菌性动脉瘤有时需经血管造影协助诊断。

CT扫描有助于脑梗死、脓肿和出血的诊断。

（五）心电图

心肌梗死心电图表现可见于急性感染性心内膜炎患者。主动脉瓣环或室间隔脓肿的患者可出现房室、室内传导阻滞的情况。

（六）超声心动图

超声心动图发现赘生物、瓣周并发症等支持心内膜炎的证据，对明确感染性心内膜炎诊断有重要价值。经食管超声（TTE）可以检出<5mm的赘生物，敏感性高达95%以上。

四、治疗原则

（一）抗微生物药物治疗

抗微生物药物治疗是治疗本病最重要的措施。用药原则为：①早期应用。②充分用药，选用灭菌性抗微生物药物，大剂量和长疗程。③静脉用药为主，保持稳定、高的血药浓度。④病原微生物不明时，急性感染性心内膜炎应选用针对金黄色葡萄球菌、链球菌和革兰阴性杆菌均有效的广谱抗生素，亚急性感染性心内膜炎应用针对链球菌、肠球菌的抗生素。⑤培养出病原微生物时，应根据致病菌对药物的敏感程度选择抗微生物药物。

1. 经验治疗　病原菌尚未培养出时，对急性感染性心内膜炎患者，采用萘夫西林、氨苄西林和庆大霉素，静脉注射或滴注。亚急性感染性心内膜炎患者，按常见的致病菌链球菌的用药方案，以青霉素为主或加庆大霉素静脉滴注。

2. 已知致病微生物时的治疗　具体如下。

（1）青霉素敏感的细菌治疗：至少用药4周。对青霉素敏感的细菌如草绿色链球菌、牛链球菌、肺炎球菌等。①首选大剂量青霉素分次静脉滴注。②青霉素加庆大霉素静脉滴注或肌内注射。③青霉素过敏时可选择头孢曲松或万古霉素静脉滴注。

（2）青霉素耐药的链球菌治疗：①青霉素加庆大霉素，青霉素应用4周，庆大霉素应用2周。②万古霉素剂量同前，疗程4周。

（3）肠球菌心内膜炎治疗：①大剂量青霉素加庆大霉素静脉滴注。②氨苄西林加庆大霉素，用药4~6周，治疗过程中酌减或撤除庆大霉素，防其不良反应。③治疗效果不佳或不能耐受者可改用万古霉素，静脉滴注，疗程4~6周。

（4）对金黄色葡萄球菌和表皮葡萄球菌的治疗：①萘夫西林或苯唑西林，静脉滴注，用药4~6周，治疗开始3~5d加用庆大霉素，剂量同前。②青霉素过敏或无效患者，可用头孢唑林，静脉滴注，用药4~6周，治疗开始3~5d，加用庆大霉素。③如青霉素和头孢菌素无效时，可用万古霉素4~

6 周。

(5) 耐药的金黄色葡萄球菌和表皮葡萄球菌治疗：应用万古霉素治疗 4 周。

(6) 对其他细菌治疗：用青霉素、头孢菌素或万古霉素，加或不加氨基糖苷类，疗程 4~6 周。革兰阴性杆菌感染，可用氨苄西林、哌拉西林、头孢噻肟或头孢拉定，静脉滴注。加庆大霉素，静脉滴注。环丙沙星，静脉滴注也可有效。

(7) 真菌感染治疗：用两性霉素 B，静脉滴注。首日 1mg，之后每日递增 3~5mg，总量 3~5g。在用药过程中，应注意两性霉素的不良反应。完成两性霉素疗程后，可口服氟胞嘧啶，用药需数月。

（二）外科治疗

有严重心脏并发症或抗生素治疗无效的患者，应考虑手术治疗。

五、护理措施

（一）一般护理

要保持室内环境清洁整齐，定时开窗通风，保持空气新鲜。注意防寒保暖，保持口腔、皮肤清洁，预防呼吸道、皮肤感染。

（二）饮食护理

给予高热量、高蛋白、高维生素、易消化的半流食或软食，注意补充蔬菜、水果，变换膳食花样和口味，促进食欲，补充高热引起的机体消耗。

（三）发热护理

观察体温和皮肤黏膜，每 4~6h 测量 1 次，并准确记录，以判断病情进展和治疗效果。观察患者皮肤情况，检查有无指、趾甲下线状出血、指和趾垫出现豌豆大的红或紫色痛性结节、手掌和足底无痛性出血红斑等周围体征。

高热患者应卧床休息，给予物理降温如温水擦浴、冰袋等，及时记录降温后体温变化。及时更换被汗浸湿的床单、被套，为避免患者因大汗频繁更换衣服而受凉，可在患者出汗多的时候，在衣服与皮肤之间衬以柔软的毛巾，便于及时更换，增加舒适感。

患者高热、大汗要及时补充水分，必要时注意补充电解质，记录出入量，保证水及电解质的平衡。注意口腔护理，防止感染，增加食欲。

（四）正确采集血标本

正确留取合格的血培养标本，对于本病的诊断、治疗十分重要，而采血方法、培养技术及应用抗生素的时间，都可影响血培养阳性率。告诉患者暂时停用抗生素和反复多次抽取血的必要性，以取得患者的理解和配合。留取血培养标本方法如下：

对于未开始治疗的亚急性感染性心内膜炎患者，应在第 1d 每间隔 1h 采血 1 次，共 3 次。如次日未见细菌生长，重复采血 3 次后，开始抗生素治疗。

已用过抗生素患者，应停药 2~7d 后采血。急性感染心内膜炎患者应在入院后 3h 内，每隔 1h 1 次共取 3 个血标本后开始治疗。

每次取静脉血 10~20mL，做需氧和厌氧培养，至少应培养 3 周，并周期性做革兰染色涂片和次代培养。必要时培养基需补充特殊营养或采用特殊培养技术。

（五）病情观察

严密观察体温及生命体征的变化；观察心脏杂音的部位、强度、性质有无变化，如有新杂音出现、杂音性质的改变往往与赘生物导致瓣叶破损、穿孔或腱索断裂有关；注意观察脏器动脉栓塞有关症状，当患者发生可疑征象，尽早报告医师及时处理。

（六）用药护理

遵医嘱给予抗生素治疗，告诉患者病原菌隐藏在赘生物内和内皮下，需要坚持大剂量、全疗程、时间长的抗生素治疗才能杀灭，要严格按时间、剂量准确地用药，以确保维持有效的血药浓度。注意保护患者静脉血管，有计划地使用，以保证完成长时间的治疗。在用药过程中要注意观察用药效果和可能出现的不良反应，如有发生及时报告医师，调整抗生素应用方案。

（七）健康教育

1. 提高患者依从性　帮助患者及家属认识本病的病因、发病机制，坚持足够疗程的治疗意义。

2. 就诊注意事项　告诉患者在就诊时应向医师讲明本人有心内膜炎病史，在实施口腔内手术如拔牙、扁桃体摘除，上呼吸道手术或操作及生殖、泌尿、消化道侵入性检查或其他外科手术前，应预防性使用抗生素。

3. 预防感染　嘱咐患者平时要注意防寒、保暖，保持口腔及皮肤清洁，不要挤压痤疮、疖、痈等感染病灶，减少病原菌侵入机会。

4. 病情观察　帮助患者掌握病情自我观察方法，如自测体温，观察体温变化，观察有无栓塞表现等，定期门诊随诊，有病情变化及时就诊。

5. 家属支持　教育患者家属要在长时间疾病诊治过程中，注意给患者生活照顾，心理支持，鼓励协助患者积极治疗。

（王　会）

第十二章

消化系统疾病护理

第一节 消化系统常见症状的护理

一、恶心、呕吐

恶心是上腹部一种紧迫欲吐的不适感，可单独存在，但常为呕吐的先兆，是延髓的呕吐中枢受到刺激的结果。恶心严重时可伴有迷走神经兴奋症状，如皮肤苍白、头晕、流涎和心动过速。

呕吐是胃内容物或部分肠内容物通过食管逆流出口腔的反射动作。呕吐可排出胃内有毒物质，对人体有保护作用，但持久而剧烈的呕吐可引起脱水、电解质紊乱及营养障碍等不良结果。

（一）评估

1. 病因评估

（1）反射性呕吐

1）消化系统疾病：①口咽刺激；②胃肠疾病：如急性胃肠炎、慢性胃炎、幽门梗阻、肠梗阻等；③肝、胆、胰疾病：如急性肝炎、急性胆囊炎、胆石症、急性胰腺炎等；④腹膜及肠系膜疾病：如急性腹膜炎。

2）其他系统疾病：①泌尿系统及生殖系统疾病：如泌尿系统结石、肾绞痛、急性肾盂肾炎、盆腔炎等；②心血管疾病：如急性心肌梗死、心力衰竭及休克等；③眼部疾病：如青光眼、屈光不正等；④急性传染病。

（2）中枢性呕吐

1）中枢神经系统疾病：①中枢神经感染：如各种病原体引起的脑膜炎、脑炎；②颅内血管疾病：如脑出血、脑栓塞或脑动脉血栓形成等；③颅脑损伤：如脑震荡、颅内血肿。

2）药物或化学毒物的作用：如洋地黄、各类抗菌药物、抗癌药物以及砷、有机磷等。

3）其他：如妊娠、代谢障碍（如尿毒症）、酮中毒、低钠血症等。

（3）前庭障碍性呕吐：如迷路炎、晕动病等。

（4）神经官能性呕吐：如胃神经官能症、癔症等。

2. 症状评估

（1）发作状态：注意呕吐前有无恶心，呕吐发生的时间、频率、呕吐方式，呕吐与进食的关系。

（2）呕吐物的量、性状和特点：观察呕吐物的性质、气味和量及消化程度，并注意是否混有血液、胆汁、粪便等。上消化道出血时呕吐物呈咖啡色甚至鲜红色；消化性溃疡并发幽门梗阻时呕吐常在餐后发生，呕吐量大，呕吐物含酸性发酵宿食；低位肠梗阻时呕吐物带粪臭味；急性胰腺炎可出现频繁剧烈的呕吐，吐出胃内容物甚至胆汁。呕吐频繁且量大者可引起水电解质紊乱、代谢性碱中毒。

（3）伴随症状及身心状况：是否伴有腹痛、腹泻、食欲减退、发热、头痛、眩晕等，以及患者的生命体征、神志、营养状况，有无疲乏无力，有无焦虑、抑郁及其程度。如伴腹泻多见于急性胃肠炎或细菌性食物中毒、霍乱等；长期呕吐伴畏食者可致营养不良；伴右上腹痛及发热、寒战或有黄疸者应考虑胆囊炎或胆石症。

3. 实验室评估　呕吐物的毒物分析或细菌培养等检查，呕吐量大者监测血清电解质、酸碱平衡状况。

（二）护理措施

（1）清醒患者呕吐时应协助其坐起或侧卧位，膝部弯曲，使其头偏向一侧，取容器接呕吐物；对昏迷患者应尽可能吸尽口腔呕吐物，避免因不慎将呕吐物吸入气道而引发窒息。

（2）观察呕吐特点，记录呕吐的次数，呕吐物的性质、量、颜色及气味。

（3）呕吐后应及时给患者漱口，清理被污染的床褥、衣被等。

（4）监测生命体征，准确记录出入水量，观察有无脱水征象。

（5）积极补充水分和电解质，口服补液时，应少量多次饮用，以免引起恶心呕吐，严重时应遵医嘱予以静脉补液。

（6）当出现恶心、呕吐时鼓励患者做深呼吸或转移注意力，对频繁呕吐的患者可针刺内关、足三里等穴位，或按医嘱给甲氧氯普氨（胃复安）、多潘立酮（吗丁啉）等止呕药物。镇吐药物可引起倦怠、嗜睡等反应，应予以解释。对剧烈呕吐的患者，应用镇吐剂后，尤应加强观察，以防掩盖其他病情。

（7）使用棉签、纱布清洁口腔时，注意避免刺激舌、咽、上腭等，以防诱发呕吐。

二、腹痛

腹痛是指各种原因引起的腹部的疼痛，为消化系统最常见症状，也是患者就诊的重要原因。腹痛可为器质性或功能性，多数由腹部脏器疾病引起，但胸部及全身性疾病也可引起腹痛。

（一）评估

1. 病因评估　急性腹痛多由腹腔脏器的急性炎症、扭转或破裂，空腔脏器梗阻或扩张，腹腔内血管阻塞等引起；慢性腹痛的原因常为腹腔脏器的慢性炎症、腹腔脏器包膜的张力增加、消化性溃疡、胃肠神经功能紊乱、肿瘤压迫及浸润等。

2. 症状评估

（1）发作状态及诱发因素：了解起病急骤或缓慢，腹痛与进食、活动、体位等因素的关系；多数腹痛有一定的诱发因素，如胆囊炎或胆石症发作前常有进食肥腻食物，急性胰腺炎发作前常有酗酒史。

（2）腹痛的部位、性质、程度和持续时间：腹痛可表现为隐痛、钝痛、灼痛、胀痛、刀割样痛、钻痛或绞痛等，可为持续性或阵发性疼痛，其部位、性质和程度常与疾病有关。如胃、十二指肠疾病引起的腹痛多为中上腹部隐痛、灼痛或不适感，伴畏食、恶心、呕吐、嗳气、反酸等。小肠疾病多呈脐周疼痛，并有腹泻、腹胀等表现。大肠病变所致的腹痛为腹部一侧或双侧疼痛。急性胰腺炎常出现上腹部剧烈疼痛，为持续性钝痛、钻痛或绞痛，并向腰背部呈带状放射。急性腹膜炎时疼痛弥漫全腹，腹肌紧张，有压痛、反跳痛。

（3）伴随症状：腹痛可伴有恶心、呕吐、腹泻、呕血、便血、血尿、发热等症状，如腹痛伴发热寒战者显示有炎症存在，见于急性胆管感染、胆囊炎、肝脓肿等；腹痛伴黄疸者可能与胆系疾病或胰腺疾病有关；腹痛伴休克，同时有贫血者可能是腹腔脏器破裂，无贫血者则见于胃肠穿孔、绞窄性肠梗阻、急性出血性坏死性胰腺炎。

（4）全身评估：评估患者生命体征、神志、神态、体位、营养状况，以及有关疾病的相应体征等。

3. 实验室及其他检查　根据不同病种进行相应的实验室检查，必要时需做 X 线检查、消化内镜检查、B 超检查等。

（二）护理措施

1. 疼痛评估　观察并记录患者腹痛的部位、性质及程度，发作的时间、频率、持续时间，以及相关疾病的其他临床表现。

2. 指导患者采用非药物性缓解疼痛的方法

（1）分散注意力：如深呼吸、数数、谈话等。

（2）行为疗法：如放松技术、冥想、音乐疗法、生物反馈等。

（3）局部热疗法：除急腹症外，对疼痛局部可使用热水袋进行热敷，从而解除肌肉痉挛而达到止痛效果。

（4）针灸止痛：根据不同疾病和疼痛部位选择针疗穴位。

3. 药物止痛　根据病情、疼痛性质和程度遵医嘱给予药物止痛。癌性疼痛应遵循按需给药的原则，有效控制患者的疼痛，疼痛缓解或消失后及时停药。观察药物的止痛效果及不良反应。急性剧烈腹痛诊断未明时，不可随意使用镇痛药物，以免掩盖症状，延误病情。

4. 生活护理　协助患者取适当体位以利于休息，减少疲劳感和体力消耗。急性剧烈腹痛患者应卧床休息，要加强巡视，随时了解和满足患者所需，做好生活护理。烦躁不安者应采取防护措施，防止坠床等意外发生。

5. 心理护理　针对性地对患者进行心理疏导，使其减轻紧张恐惧心理，精神放松，情绪稳定，从而利于增强患者对疼痛的耐受性，减轻疼痛。

三、腹胀

腹胀是一种腹部胀满、膨隆的不适感觉，可由胃肠道积气、积食或积粪、腹水、气腹、腹腔内肿物、胃肠功能紊乱等引起，亦可由低钾血症所致。

（一）评估

1. 病因评估

（1）胃肠胀气

1）吞咽大量空气：如饮用大量碳酸饮料、嚼口香糖、张口呼吸、打鼾、吃饭狼吞虎咽等，以及十二指肠溃疡、胆囊炎、食管炎等任何引起胸腹部疼痛及恶心、呕吐的疾病，都会使人在不知不觉中吞下大量的空气。

2）胃肠道内产气过多：包括消化不良、食入大量不易消化的食物或产气食物。

3）肠内气体通过障碍：一般情况下，小肠梗阻时腹部膨胀是逐渐增加的；大肠梗阻时则是严重腹胀，但症状亦是逐渐出现的；但是高位性小肠梗阻时最明显的症状是呕吐，当腹部剧烈疼痛时呕吐呈喷射状，且含绿色胆汁；低位性小肠梗阻时有明显的腹胀，且呕吐物呈粪臭味；大肠梗阻时有明显的腹胀、完全性便秘，呕吐少见。

4）肠壁气体吸收障碍：如门脉高压、各种原因引起的肠炎、结肠过敏等，因胃肠血液循环障碍使得消化吸收功能降低，影响气体的吸收。

5）肠蠕动减弱：如肠梗阻、肠麻痹、巨结肠症、甲状腺功能低下、低钾血症、长期卧床或使用药物（如吗啡、654-2）。

（2）腹腔积液

1）低蛋白血症：造成胶体渗透压降低。

2）水分排泄障碍：因血清中含高浓度的抗利尿激素（ADH），使排尿量减少。

3）类固醇分泌过多：醛固酮过多症是因肝脏无法代谢醛固酮，使水钠重吸收增加，排尿量减少，水分存积于体内。

4）渗出性腹水：引起的病因包括癌症侵犯腹膜、结核性腹膜炎、腹外伤、主动脉瘤破裂、胆管或肠道穿孔等。

5）漏出性腹水：引起的病因包括肝硬化、心力衰竭、肾病综合征等。

（3）腹腔内肿物：包括腹腔内的组织或器官发生肿大形成腹腔内异常包块，如肝硬化、脾大；腹腔内巨大肿瘤或肿物。

2. 症状评估

（1）发作状态：腹胀出现的时间长短、发展速度，询问患者过去有无胃炎、溃疡病、腹部手术史、心血管系统疾病、呼吸系统疾病、肝肾疾病及外伤史。

（2）腹胀的部位、程度。

（3）伴随症状及体征：有无腹痛、恶心、呕吐、食欲不振、呼吸困难、排便异常、体重减轻等。如伴有蜘蛛痣、肝掌、肚脐周围静脉曲张则考虑肝硬化所造成的腹水和门脉高压；伴有肠鸣音 > 10 次/分、声音高调亢奋则表明有肠梗阻；腹部叩诊如为鼓音则为肠胀气，若为移动性浊音，则应考虑腹水的可能，若为实音，则为腹部肿物。

（4）全身评估：评估患者生命体征、神志、体重、腹围、出入量、体位、行动、营养状况，有无精神紧张、焦虑不安等，以及有关疾病的相应体征。

（二）护理措施

1. 胀气

（1）根据病情，针对性地选择以下措施

1）肛管排气法：将肛管由肛门插入直肠，排除肠腔内积气，减轻腹胀。

2）胃肠减压法：对于术后肠蠕动未恢复或肠梗阻的患者，给予插入胃管以抽出胃液和气体达到减轻腹胀的作用。

3）热敷腹部顺时针按摩法：热敷执行完后应注意排气的时间，腹胀是否减轻或解除。

4）给予洗肠或软便剂：如是便秘引起的腹胀，则根据医嘱给予洗肠或软便剂，以促进肠蠕动。

（2）保持病室安静：倾听患者的不安、不满、不舒适及痛苦的主诉，并使之获得充分的休息。

（3）适时告诉患者病情：使之对自己的疾病有所认识、了解，避免害怕与焦虑。

（4）饮食：限制产气食物如豆制品、芋头、土豆、包心菜、洋葱、牛奶、汽水、啤酒、胡萝卜，多摄取促进肠蠕动的蔬菜、糙米和富含纤维素的食品。限制发酵食品，如面包、馒头、面食类。必要时少量多餐，严重腹胀时禁食。

（5）增加活动量，经常更换体位，以促进肠蠕动。

2. 腹水

（1）每日详细记录出入水量，并根据出入水量随时评估患者体液平衡的情况。

（2）根据病情定期在同一时间、同一条件下测量体重、腹围，并记录。

（3）维持水及电解质平衡：合理安排和调整输液顺序，密切观察皮肤弹性或者黏膜干燥情况，必要时监测中心静脉压；观察并记录生命体征、体重、出入水量及尿比重，作为液体补充的根据；给予低钾血症患者补钾；监测尿及血清电解质的生化检验值，并随时报告不正常值，以便及时补充和调整。

（4）饮食：腹水患者常伴有食欲不振，故饮食应符合患者的嗜好，以促进患者的食欲为原则。采用高蛋白、高维生素、低钠易于消化的饮食，必要时限制水分，少量多餐。若合并肾病，则应给予低蛋白饮食。限制易发酵食品，如马铃薯、碳酸饮料。腹水严重时，可遵医嘱禁食。

（5）药物治疗的护理：遵医嘱给予利尿剂，告知患者利尿剂用后的反应及不良反应；应用利尿剂应注意监测血压、脉搏、体重、腹围及血清电解质、肝功能等；嘱患者多食含钾高的食物如柑橘、菠菜、牛奶、蛋类、豆类；腹水严重时，为增加胶体渗透压，可遵医嘱输入新鲜冷冻血浆，再用利尿剂加速体液的排出。

（6）腹腔穿刺放液的护理：当饮食和药疗法无法有效控制腹水的形成时，则采取腹腔穿刺放液术，暂时缓解腹水所带来的不适。护理措施见本章腹腔穿刺术的护理。

（7）卧位：协助患者采取舒适卧位，如半坐卧位或高坐卧位，维持安静的治疗环境。

（8）皮肤护理：保持皮肤完整性，加强翻身，预防压疮，剪短手指甲以防抓伤皮肤。

（9）加强心理护理。

四、腹泻

排便次数增多，粪便稀薄并带有黏液、脓血或未消化的食物，称为腹泻。腹泻多由肠管蠕动增快，水分不能充分吸收以及肠分泌增多、脂肪消化不良而引起。

（一）评估

1. 病因评估　腹泻多由于肠道疾病引起，其他原因有药物、全身性疾病、过敏和心理因素等。

2. 症状评估

（1）发作状态：腹泻发生的时间、与进食的关系。急性腹泻起病多骤然，病程较短，多为感染或食物中毒；慢性腹泻病程较长，多见于慢性感染、炎症、吸收不良或肠道肿瘤。食物中毒所致的腹泻多有不洁食物进食史，进食某些食物后即发生腹泻可能与过敏反应有关，神经官能性腹泻多发生于进食后1h左右。

（2）评估粪便的性状、次数、量、气味及颜色：小肠病变引起的腹泻粪便呈糊状或水样，可含有未完全消化的食物成分；大肠病变引起的腹泻粪便可含脓、血、黏液，病变累及直肠可出现里急后重。阿米巴痢疾的大便呈暗红色（或果酱样）；如为细菌感染，则初为水样后为黏液血便或脓血便；粪便中带大量黏液而无病理成分者常见于肠易激综合征。

（3）伴随症状：有无腹痛及疼痛的部位，有无里急后重、恶心呕吐、发热等伴随症状。如急性腹泻常有腹痛，尤以感染性腹泻为明显。小肠疾病的腹泻疼痛常在脐周，便后腹痛多不缓解，而结肠疾病则疼痛多在下腹，且便后疼痛常可缓解或减轻。

（4）全身评估：评估患者的生命体征、神志、尿量、皮肤弹性、肛周皮肤等，有无口渴、疲乏无力等失水表现，有无水电解质紊乱、酸碱失衡等。慢性腹泻时应注意患者的营养状况，有无消瘦、贫血体征。腹部体检时了解有无腹部肿块或腹水、肠鸣音情况。有无精神紧张、焦虑不安等。

3. 实验室评估　粪便标本的显微镜检查或细菌检查，监测血清电解质、酸碱平衡状况。

（二）护理措施

1. 病情观察　包括排便情况、伴随症状、全身情况及血生化指标的监测。

2. 合理饮食　选择低脂、少渣、易消化食物，适当补充水分和食盐，避免食用茄子、韭菜、芹菜、酸性食物和碳酸类饮料等多纤维易胀气的食物，避免刺激性食物。急性腹泻应根据病情和医嘱采取禁食，逐渐过渡到流质、半流质、软食以至普通饮食。

3. 活动与休息　急性起病、全身症状明显的患者应卧床休息，避免精神紧张，注意腹部保暖。慢性轻症者可适当活动。

4. 用药护理　遵医嘱给予抗感染药物、止泻药以及输液。应用止泻药时注意观察患者排便情况，腹泻得到控制时及时停药。应用解痉止痛剂如阿托品时，注意观察药物不良反应如口干、视力模糊、心动过速等。

5. 肛周皮肤护理　排便后应用温水清洗肛周，保持肛门清洁干燥。排便次数较多、肛门刺激较明显者，给予便后温水坐浴或肛门热敷，可用凡士林油或抗生素软膏涂抹肛周，以保护肛周皮肤，促进损伤处愈合。

6. 心理护理　向患者解释情绪、运动与肠道活动的关系。指导患者作松弛训练，安排患者每天至少用20~30min进行做操、散步等活动，减轻心理不安和恐惧。

五、吞咽困难

吞咽困难是由于下颌、双唇、舌、软腭、咽喉、食道上括约肌或食道功能受损所致的吞咽功能障碍，表现为吞咽费力，咽食或饮水时有梗阻感觉或发噎感，吞咽过程较长，伴有或不伴有吞咽痛，严重时不能咽下食物。

（一）评估

1. 病因评估

（1）口咽部疾病：如口炎、咽炎、咽后壁脓肿、咽肿瘤等。

（2）食管疾病：如食管炎、食管瘢痕性狭窄、食管癌、胃食管反流病、贲门失弛缓症等。

（3）神经肌肉病：如各种原因引起的球麻痹、重症肌无力、多发性肌炎等。

（4）结缔组织病：如系统性硬化症累及食管。

（5）纵隔肿瘤、主动脉瘤等压迫食管。

（6）精神性疾病：如癔症等。

2. 症状评估

（1）发作状态：评估患者起病形式是渐进性的还是突发的，有无外伤史。

（2）评估患者的吞咽动作，吞咽障碍持续时间及严重程度，梗阻平面。

（3）伴随症状：是否存在反流，是否存在疼痛及声音嘶哑，吞咽时是否出现咳嗽或气梗；有无无法解释的体重下降、反复肺部炎症，有无进食习惯的改变，或是牙齿疾患或颈椎病等。

（二）护理措施

1. 饮食护理　吞咽困难的患者进食量少，必然导致营养失调，因此应嘱患者保证饮食的质量，并根据病情鼓励患者进流质或半流质饮食，但应少食多餐，避免粗糙、过冷、过热和有刺激的食物，如浓茶、咖啡、辣椒、醋酸、酒及对食管黏膜有损害的药物，应禁烟。中晚期食管癌引起的吞咽困难，可插胃管进行鼻饲要素饮食，以保证营养平衡，为手术、化疗和放疗创造条件。

2. 静脉补充营养　静脉内给予治疗药物的同时，可酌情静脉补充高价营养，如静脉用多种维生素、脂肪乳、血浆等，以增强体质配合治疗。输注营养液时，应严格注意无菌操作，防止污染，并做好输液的巡视工作，定期测体重和判断营养状况。

3. 病情观察　认真、细致的观察病情变化，首先了解吞咽困难的原因，实施对症护理，告诉患者注意事项，并做好解释工作，配合医生做出正确判断。

4. 睡眠与休息　吞咽困难的患者进食量相对减少，身体衰弱，故应保证足够的睡眠以减少机体消耗，增加抵抗力，但应注意睡眠的姿势。

5. 对症护理　进食后出现呕吐的患者，应立即将头偏向一侧，防止呕吐物吸入气管引起窒息，仔细观察呕吐物的性质、颜色、气味及量的变化，并立即清洁口腔，清除被褥上的呕吐物以减少恶性刺激。患者进食后出现胸闷、胸痛，应报告医生及时处理。

6. 心理护理　吞咽困难的患者进食时常伴有疼痛，因而可能出现畏食或拒食，导致营养不良而加重病情。医护人员应从心理上给予安慰，耐心地向患者讲明疾病发生、发展规律及康复过程，帮助患者了解病情，正确指导进食的方法及应配合的体位，消除患者的恐惧心理，使患者积极地进食，配合治疗，以期改善吞咽困难的症状。

7. 加强基础护理　口腔护理是防止口腔感染、保持口腔正常生理功能及促进食欲的重要措施，清晨、餐后及睡前均应进行口腔护理。长期卧床的患者应多翻身，以防止压疮的发生。

（王　会）

第二节　急性胃炎

一、概述

急性胃炎指由各种原因引起的急性胃黏膜炎症，其病变可以仅局限于胃底、胃体、胃窦的任何一部分，病变深度大多局限于黏膜层，严重时则可累及黏膜下层、肌层，甚至达浆膜层。临床表现多种多样，可以有上腹痛、恶心、呕吐、上腹不适、呕血、黑便，也可无症状，而仅有胃镜下表现。急性胃炎的病因虽然多样，但各种类型在临床表现、病变的发展规律和临床诊治等方面有一些共性。大多数患者，通过及时诊治能很快痊愈，但也有部分患者其病变可以长期存在并转化为慢性胃炎。

二、护理评估

（一）健康史

评估患者既往有无胃病史，有无服用对胃有刺激的药物，如阿司匹林、保泰松、洋地黄、铁剂等，评估患者的饮食情况及睡眠。

（二）临床症状评估与观察

1. 腹痛的评估　患者主要表现为上腹痛、饱胀不适。多数患者无症状，或症状被原发疾病所掩盖。

2. 恶心、呕吐的评估　患者可有恶心、呕吐、食欲不振等症状，注意观察患者呕吐的次数及呕吐物的性质、量的情况。

3. 腹泻的评估　食用沙门菌、嗜盐菌或葡萄球菌毒素污染食物引起的胃炎患者常伴有腹泻。评估患者的大便次数、颜色、性状及量的情况。

4. 呕血和（或）黑便的评估　在所有上消化道出血的病例中，急性糜烂出血性胃炎所致的消化道出血占 10%～30%，仅次于消化性溃疡。

（三）辅助检查的评估

1. 病理　主要表现为中性粒细胞浸润。

2. 胃镜检查　可见胃黏膜充血、水肿、糜烂、出血及炎性渗出。

3. 实验室检查　血常规检查：糜烂性胃炎可有红细胞、血红蛋白减少。大便常规检查：大便潜血阳性。血电解质检查：剧烈腹泻患者可有水、电解质紊乱。

（四）心理 - 社会因素评估

1. 生活方式　评估患者生活是否规律，包括学习或工作、活动、休息与睡眠的规律性，有无烟酒嗜好等。评估患者是否能得到亲人及朋友的关爱。

2. 饮食习惯　评估患者是否进食过冷、过热、过于粗糙的食物；是否食用刺激性食物，如辛辣、过酸或过甜的食物，以及浓茶、浓咖啡、烈酒等；是否注意饮食卫生。

3. 焦虑或恐惧　因出现呕血、黑便或症状反复发作而产生紧张、焦虑、恐惧心理。

4. 认知程度　是否了解急性胃炎的病因及诱发因素，以及如何防护。

（五）腹部体征评估

上腹部压痛是常见体征，有时上腹胀气明显。

三、护理问题

1. 腹痛　由胃黏膜的炎性病变所致。
2. 营养失调：低于机体需要量　由胃黏膜的炎性病变所致的食物摄入、吸收障碍所致。
3. 焦虑　由呕血、黑粪及病情反复所致。

四、护理目标

（1）患者腹痛症状减轻或消失。
（2）患者住院期间保证机体需热量，维持水电解质及酸碱平衡。
（3）患者焦虑程度减轻或消失。

五、护理措施

（一）一般护理

1. 休息　患者应注意休息，减少活动，对急性应激造成者应卧床休息，同时应做好患者的心理疏导。

2. 饮食　一般可给予无渣、半流质的温热饮食。如少量出血可给予牛奶、米汤等以中和胃酸，有利于黏膜的修复。剧烈呕吐、呕血的患者应禁食，可静脉补充营养。

3. 环境　为患者创造整洁、舒适、安静的环境，定时开窗通风，保证空气新鲜及温湿度适宜，使其心情舒畅。

（二）心理护理

1. 解释症状出现的原因　患者因出现呕血、黑粪或症状反复发作而产生紧张、焦虑、恐惧心理。护理人员应向其耐心说明出血原因，并给予解释和安慰。应告知患者，通过有效治疗，出血会很快停止；并通过自我护理和保健，可减少本病的复发次数。

2. 心理疏导　耐心解答患者及家属提出的问题，向患者解释精神紧张不利于呕吐的缓解，特别是有的呕吐与精神因素有关，紧张、焦虑还会影响食欲和消化能力，而树立信心及情绪稳定则有利于症状的缓解。

3. 应用放松技术　利用深呼吸、转移注意力等放松技术，减少呕吐的发生。

（三）治疗配合

1. 患者腹痛的时候　遵医嘱给予局部热敷、按摩、针灸，或给予止痛药物等缓解腹痛症状，同时应安慰、陪伴患者以使其精神放松，消除紧张恐惧心理，保持情绪稳定，从而增强患者对疼痛的耐受性；非药物止痛方法还可以用分散注意力法，如数数、谈话、深呼吸等；行为疗法，如放松技术、冥想、音乐疗法等。

2. 患者恶心、呕吐、上腹不适　评估症状是否与精神因素有关，关心和帮助患者消除紧张情绪。观察患者呕吐的次数及呕吐物的性质和量的情况。一般呕吐物为消化液和食物时有酸臭味。混有大量胆汁时呈绿色，混有血液呈鲜红色或棕色残渣。及时为患者清理呕吐物、更换衣物，协助患者采取舒适体位。

3. 患者呕血、黑粪　排除鼻腔出血及进食大量动物血、铁剂等所致呕吐物呈咖啡色或黑粪。观察患者呕血与黑粪的颜色性状和量的情况，必要时遵医嘱给予输血、补液、补充血容量治疗。

（四）用药护理

（1）向患者讲解药物的作用、不良反应、服用时的注意事项，如抑制胃酸的药物多于饭前服用；抗生素类多于饭后服用，并询问患者有无过敏史，严密观察用药后的反应；应用止泻药时应注意观察排便情况，观察大便的颜色、性状、次数及量，腹泻控制时应及时停药；保护胃黏膜的药物大多数是餐前服用，个别药例外；应用解痉止痛药如654-2或阿托品时，会出现口干等不良反应，并且青光眼及前列腺肥大者禁用。

（2）保证患者每日的液体入量，根据患者情况和药物性质调节滴注速度，合理安排所用药物的前后顺序。

（五）健康教育

（1）应向患者及家属讲明病因，如是药物引起，应告诫今后禁止用此药；如疾病需要必须用该药，必须遵医嘱配合服用制酸剂以及胃黏膜保护剂。

（2）嗜酒者应劝告戒酒。

（3）嘱患者进食要有规律，避免食生、冷、硬及刺激性食物和饮料。

（4）让患者及家属了解本病为急性病，应及时治疗及预防复发，防止发展为慢性胃炎。

（5）应遵医嘱按时用药，如有不适，及时来院就医。

（王　会）

第三节 慢性胃炎

一、概述

慢性胃炎系指不同病因引起的慢性胃黏膜炎性病变，其发病率在各种胃病中居位首。随着年龄增长而逐渐增高，男性稍多于女性。

二、护理评估

（一）健康史

评估患者既往有无其他疾病，是否长期服用 NSAID 类消炎药如阿司匹林、吲哚美辛等，有无烟酒嗜好及饮食、睡眠情况。

（二）临床症状评估与观察

1. 腹痛的评估　评估腹痛发生的原因或诱因，疼痛的部位、性质和程度；与进食、活动、体位等因素的关系，有无伴随症状。慢性胃炎进展缓慢，多无明显症状。部分患者可有上腹部隐痛与饱胀的表现。腹痛无明显节律性，通常进食后较重，空腹时较轻。

2. 恶心、呕吐的评估　评估恶心、呕吐发生的时间、频率、原因或诱因，与进食的关系；呕吐的特点及呕吐物的性质、量；有无伴随症状，是否与精神因素有关。慢性胃炎的患者进食硬、冷、辛辣或其他刺激性食物时可引发恶心、反酸、嗳气、上腹不适、食欲不振等症状。

3. 贫血的评估　慢性胃炎并发胃黏膜糜烂者可出现少量或大量上消化道出血，表现以黑粪为主，持续 3~4d 停止。长期少量出血可引发缺铁性贫血，患者可出现头晕、乏力及消瘦等症状。

（三）辅助检查的评估

1. 胃镜及黏膜活组织检查　这是最可靠的诊断方法，可直接观察黏膜病损。慢性萎缩性胃炎可见黏膜呈颗粒状、黏膜血管显露、色泽灰暗、皱襞细小；慢性浅表性胃炎可见红斑、黏膜粗糙不平、出血点（斑）。两种胃炎皆可见伴有糜烂、胆汁反流。活组织检查可进行病理诊断，同时可检测幽门螺杆菌。

2. 胃酸的测定　慢性浅表性胃炎胃酸分泌可正常或轻度降低，而萎缩性胃炎胃酸明显降低，其分泌胃酸功能随胃腺体的萎缩、肠腺化生程度的加重而降低。

3. 血清学检查　慢性胃体炎患者血清抗壁细胞抗体和内因子抗体呈阳性，血清胃泌素明显升高；慢性胃窦炎患者血清抗壁细胞抗体多呈阴性，血清胃泌素下降或正常。

4. 幽门螺杆菌检测　通过侵入性和非侵入性方法检测幽门螺杆菌。慢性胃炎患者胃黏膜中幽门螺杆菌阳性率的高低与胃炎活动与否有关，且不同部位的胃黏膜其幽门螺杆菌的检测率亦不相同。幽门螺杆菌的检测对慢性胃炎患者的临床治疗有指导意义。

（四）心理－社会因素评估

1. 生活方式　评估患者生活是否有规律；生活或工作负担及承受能力；有无过度紧张、焦虑等负性情绪；睡眠的质量等。

2. 饮食习惯　评估患者平时饮食习惯及食欲，进食时间是否规律；有无特殊的食物喜好或禁忌，有无食物过敏，有无烟酒嗜好。

3. 心理－社会状况　评估患者的性格及精神状态；患病对患者日常生活、工作的影响。患者有无焦虑、抑郁、悲观等负性情绪及其程度。评估患者的家庭成员组成，家庭经济、文化、教育背景，对患者的关怀和支持程度；医疗费用来源或支付方式。

4. 认知程度　评估患者对慢性胃炎的病因、诱因及如何预防的了解程度。

(五) 腹部体征的评估

慢性胃炎的体征多不明显，少数患者可出现上腹轻压痛。

三、护理问题

1. 疼痛　由胃黏膜炎性病变所致。
2. 营养失调：低于机体需要量　由厌食、消化吸收不良所致。
3. 焦虑　由病情反复、病程迁延所致。
4. 活动无耐力　由慢性胃炎引起贫血所致。
5. 知识缺乏　缺乏对慢性胃炎病因和预防知识的了解。

四、护理目标

（1）患者疼痛减轻或消失。
（2）患者住院期间能保证机体所需热量、水分、电解质的摄入。
（3）患者焦虑程度减轻或消失。
（4）患者活动耐力恢复或有所改善。
（5）患者能自述疾病的诱因及预防保健知识。

五、护理措施

（一）一般护理

1. 休息　指导患者急性发作时应卧床休息，并可用转移注意力、做深呼吸等方法来减轻。
2. 活动　病情缓解时，进行适当的锻炼，以增强机体抵抗力。嘱患者生活要有规律，避免过度劳累，注意劳逸结合。
3. 饮食　急性发作时可予少渣半流食，恢复期患者指导其食用富含营养、易消化的食物，避免食用辛辣、生冷等刺激性食物及浓茶、咖啡等饮料。嗜酒患者嘱其戒酒。指导患者加强饮食卫生并养成良好的饮食习惯，定时进餐、少量多餐、细嚼慢咽。如胃酸缺乏者可酌情食用酸性食物如山楂、食醋等。
4. 环境　为患者创造良好的休息环境，定时开窗通风，保证病室的温湿度适宜。

（二）心理护理

1. 减轻焦虑　提供安全舒适的环境，减少患者的不良刺激。避免患者与其他有焦虑情绪的患者或亲属接触。指导其散步、听音乐等转移注意力的方法。
2. 心理疏导　首先帮助患者分析这次产生焦虑的原因，了解患者内心的期待和要求；然后共同商讨这些要求是否能够实现，以及错误的应对机制所产生的后果。指导患者采取正确的应对机制。
3. 树立信心　向患者讲解疾病的病因及防治知识，指导患者如何保持合理的生活方式和去除对疾病的不利因素。并可以请有过类似疾病的患者讲解采取正确应对机制所取得的良好效果。

（三）治疗配合

1. 腹痛　评估患者疼痛的部位、性质及程度。嘱患者卧床休息，协助患者采取有利于减轻疼痛的体位。可利用局部热敷、针灸等方法来缓解疼痛。必要时遵医嘱给予药物止痛。
2. 活动无耐力　协助患者进行日常生活活动。指导患者体位改变时动作要慢，以免发生直立性低血压。根据患者病情与患者共同制定每日的活动计划，指导患者逐渐增加活动量。
3. 恶心、呕吐　协助患者采取正确体位，头偏向一侧，防止误吸。安慰患者，消除患者紧张、焦虑的情绪。呕吐后及时为患者清理，更换床单位并协助患者采取舒适体位。观察呕吐物的性质、量及呕吐次数。必要时遵医嘱给予止吐药物治疗。

附：呕吐物性质及特点分析

1. 呕吐不伴恶心　呕吐突然发生，无恶心、干呕的先兆，伴明显头痛，且呕吐于头痛剧烈时出现，常见于神经血管头痛、脑震荡、脑溢血、脑炎、脑膜炎及脑肿瘤等。

2. 呕吐伴恶心　多见于胃源性呕吐，例如胃炎、胃溃疡、胃穿孔、胃癌等，呕吐多与进食、饮酒、服用药物有关，吐后常感轻松。

3. 清晨呕吐　多见于妊娠呕吐和酒精性胃炎的呕吐。

4. 食后即恶心、呕吐　如果食物尚未到达胃内就发生呕吐，多为食管的疾病，如食管癌、食管贲门失弛缓症。食后即有恶心、呕吐伴腹痛、腹胀者常见于急性胃肠炎、阿米巴痢疾。

5. 呕吐发生于饭后 2～3h　可见于胃炎、胃溃疡和胃癌。

6. 呕吐发生于饭后 4～6h　可见于十二指肠溃疡。

7. 呕吐发生在夜间　呕吐发生在夜间，且量多有发酵味者，常见于幽门梗阻、胃及十二指肠溃疡、胃癌。

8. 大量呕吐　呕吐物如为大量，提示有幽门梗阻、胃潴留或十二指肠瘀滞。

9. 少量呕吐　呕吐常不费力，每口吐出量不多，可有恶心，进食后可立即发生，吐完后可再进食，多见于神经官能性呕吐。

10. 呕吐物性质辨别　如下所述。

（1）呕吐物酸臭：呕吐物酸臭或呕吐隔日食物见于幽门梗阻、急性胃炎。

（2）呕吐物中有血：应考虑消化性溃疡、胃癌。

（3）呕吐黄绿苦水：应考虑十二指肠梗阻。

（4）呕吐物带粪便：见于肠梗阻晚期，带有粪臭味见于小肠梗阻。

（四）用药护理

（1）向患者讲解药物的作用、不良反应及用药的注意事项，观察患者用药后的反应。

（2）根据患者的情况进行指导，避免使用对胃黏膜有刺激的药物，必须使用时应同时服用抑酸剂或胃黏膜保护剂。

（3）有幽门螺杆菌感染的患者，应向其讲解清除幽门螺杆菌的重要性，嘱其连续服药两周，停药4周后再复查。

（4）静脉给药患者，应根据患者的病情、年龄等情况调节滴注速度，保证入量。

（五）健康教育

（1）向患者及家属介绍本病的有关病因，指导患者避免诱发因素。

（2）教育患者保持良好的心理状态，平时生活要有规律，合理安排工作和休息时间，注意劳逸结合，积极配合治疗。

（3）强调饮食调理对防止疾病复发的重要性，指导患者加强饮食卫生和饮食营养，养成有规律的饮食习惯。

（4）避免刺激性食物及饮料，嗜酒患者应戒酒。

（5）向患者介绍所用药物的名称、作用、不良反应，以及服用的方法剂量和疗程。

（6）嘱患者定期按时服药，如有不适及时就诊。

（王　会）

第四节　上消化道大出血

一、概述

上消化道出血（upper gastrointestinal hemorrhage）系指屈氏韧带（the ligament of Treitz）以上的消化

道，包括食管、胃、十二指肠、胃空肠吻合术后的空肠病变，以及胰、胆病变的出血，是常见急症之一。

上消化道大量出血：指数小时内的失血量大于1 000mL，或大于循环血容量的20%，临床表现为呕血或黑粪，常伴有血容量减少而引起的急性周围循环衰竭，导致失血性休克而危及患者的生命。

二、护理评估

（一）临床表现

上消化道出血的临床表现一般取决于病变性质、部位和出血量与速度。

1. 呕血与黑粪　是上消化道出血的特征性表现。上消化道大量出血之后，均有黑粪。出血部位在幽门以上者常伴有呕血。若出血量较少、速度慢也可无呕血。反之，幽门以下出血如出血量大、速度快，可因血反流入胃腔引起恶心、呕吐而表现为呕血。

呕血多为棕褐色，呈咖啡渣样，这是血液经胃酸作用形成正铁血红素所致。如出血量大，未经胃酸充分混合即呕出，则为鲜红或有血块。黑粪呈柏油样，黏稠而发亮，系血红蛋白的铁经肠内硫化物作用形成硫化铁所致。出血量大时，血液在肠内推进快，粪便可呈暗红甚至鲜红色，酷似下消化道出血。呕吐物及黑粪潜血试验呈强阳性。

2. 失血性周围循环衰竭　急性大量失血由于循环血容量迅速减少而导致周围循环衰竭。一般表现为头晕、心慌、乏力，突然起立发生晕厥、口渴、出冷汗、心率加快、血压偏低等。严重者呈休克状态，表现为烦躁不安或神志不清、面色苍白、四肢湿冷、口唇发绀、呼吸急促、血压下降、脉压缩小、心率加快，休克未改善时尿量减少。

3. 贫血和血象变化　慢性出血可表现为贫血。急性大量出血后均有急性失血后贫血，但在出血的早期，血红蛋白浓度、红细胞计数与血细胞比容可无明显变化。在出血后，一般须经3~4h以上才出现贫血，出血后24~72h红细胞稀释到最大限度。贫血程度除取决于失血量外，还和出血前有无贫血基础、出血后液体平衡状况等因素有关。

急性出血患者为正细胞正色素性贫血，在出血后骨髓有明显代偿性增生，可暂时出现大细胞性贫血，慢性失血则呈小细胞低色素性贫血。出血24h内网织红细胞即见增高，至出血后4~7d可高达5%~15%，以后逐渐降至正常。如出血未止，网织红细胞可持续升高。

上消化道大量出血2~5h，白细胞计数升达（10~20）×10⁹/L，出血停止后2~3d才恢复正常。但在肝硬化患者，如同时有脾功能亢进，则白细胞计数可不增高。

4. 发热　上消化道大量出血后，多数患者在24h内出现低热，但一般不超过38.5℃，持续3~5d降至正常。

5. 氮质血症　在上消化道大量出血后，由于大量血液蛋白质的消化产物在肠道被吸收，血中尿素氮浓度可暂时增高，称为肠性氮质血症。一般于一次出血后数小时血尿素氮开始上升，约24~48h可达高峰，大多不超出14.3mmol/L（40mg/dl），3~4d后降至正常。

血容量减少及低血压，导致肾血流量减少、肾小球过滤率下降，亦可引起一过性氮质血症。对血尿素氮持续升高超过3~4d或明显升高超过17.9mmol/L（50mg/dl）者，若活动性出血已停止，且血容量已基本纠正而尿量仍少，则应考虑由于休克时间过长或原有肾脏病变基础而发生肾功能衰竭。

（二）辅助检查

1. 实验室检查　测定红细胞、白细胞和血小板计数，血红蛋白浓度、血细胞比容、肝功能、肾功能、粪潜血等，有助于估计失血量及动态观察有无活动性出血，判断治疗效果及协助病因诊断。

2. 胃镜检查　是目前诊断上消化道出血病因的首选检查方法。胃镜检查在直视下顺序观察食管、胃、十二指肠球部直至降段，从而判断出血病变的部位、病因及出血情况。多主张检查在出血后24~48h内进行，称急诊胃镜检查（emergency endoscopy）。一般认为这可大大提高出血病因诊断的准确性，因为有些病变如急性糜烂出血性胃炎可在短短几天内愈合而不留痕迹；有些病变如血管异常在活动性出血或近期出血期间才易于发现；对同时存在两个或多个病变者可确定其出血所在。急诊胃镜检查还可根据病变的特征判断是否继续出血或估计再出血的危险性，并同时进行内镜止血治疗。在急诊胃镜检查前需先纠正休克、补充血容量、改善贫血。如有大量活动性出血，可先插胃管抽吸胃内积血，并用生理盐水灌洗，以免积血影响观察。

3. X线钡餐检查　X线钡餐检查目前已多为胃镜检查所代替，故主要适用于有胃镜检查禁忌证或不愿进行胃镜检查者，但对经胃镜检查出血原因未明，疑病变在十二指肠降段以下小肠段，则有特殊诊断价值。检查一般在出血停止且病情基本稳定数日后进行。

4. 其他检查　选择性动脉造影、放射性核素^{99m}Tc标记红细胞扫描、吞棉线试验及小肠镜检查等主要适用于不明原因的小肠出血。由于胃镜检查已能彻底搜寻十二指肠降段以上消化道病变，故上述检查很少应用于上消化道出血的诊断。但在某些特殊情况，如患者处于上消化道持续严重大量出血紧急状态，以致胃镜检查无法安全进行或因积血影响视野而无法判断出血灶，而患者又有手术禁忌，此时行选择性肠系膜动脉造影可能发现出血部位，并同时进行介入治疗。

（三）治疗原则

上消化道大量出血病情急、变化快，严重者可危及生命，应采取积极措施进行抢救。抗休克、迅速补充血容量应放在一切医疗措施的首位。

1. 一般急救措施　患者应卧位休息，保持呼吸道通畅，避免呕血时血液吸入引起窒息，必要时吸氧，活动性出血期间禁食。

严密监测患者生命体征，如心率、血压、呼吸、尿量及神志变化。观察呕血与黑便情况。定期复查血红蛋白浓度、红细胞计数、血细胞比容与血尿素氮。必要时行中心静脉压测定。对老年患者根据情况进行心电监护。

2. 积极补充血容量　立即查血型和配血，尽快建立有效的静脉输液通道，尽快补充血容量。在配血过程中，可先输平衡液或葡萄糖盐水。遇血源缺乏，可用右旋糖酐或其他血浆代用品暂时代替输血。改善急性失血性周围循环衰竭的关键是要输足全血。下列情况为紧急输血指征（图12-1）。

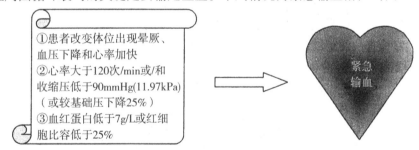

图12-1　紧急输血指征

输血量视患者周围循环动力学及贫血改善情况而定，尿量是有价值的参考指标。应注意避免因输液、输血过快、过多而引起肺水肿，原有心脏病或老年患者必要时可根据中心静脉压调节输入量。肝硬化患者宜用新鲜血。

3. 止血措施　见图12-2。

（四）护理诊断（图12-3）

1. 组织灌注量改变　与上消化道大量出血有关。
2. 体液不足　与出血有关。
3. 恐惧　与出血有关。
4. 活动无耐力　与血容量减少有关。
5. 有受伤的危险，如创伤、窒息、误吸　与食管胃底黏膜长时间受压、囊管阻塞气道、血液或分泌物反流入气管有关。

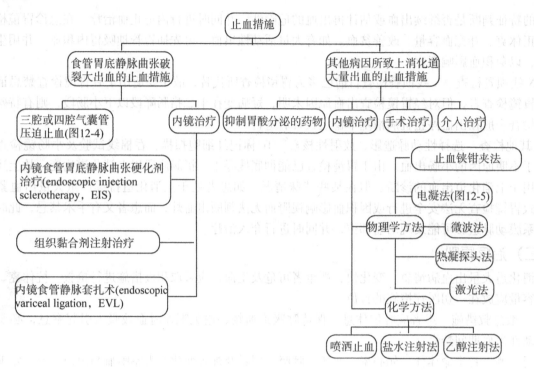

图 12 - 2　止血措施

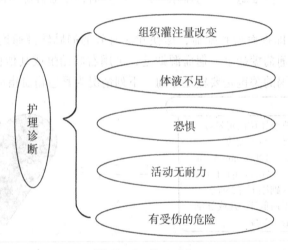

图 12 - 3　护理诊断

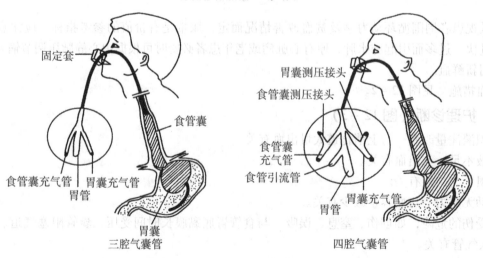

图 12 - 4　三（四）腔气囊管的使用

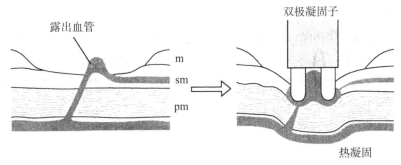

图 12 - 5 电凝止血

（五）护理目标（图 12 -6）

患者无继续出血的征象，组织灌注恢复正常；没有脱水征，生命体征稳定；因出血引起的恐惧感减轻；能够获得足够休息，活动耐力逐渐增加，能叙述活动时保证安全的要点；患者呼吸道通畅，无窒息、误吸，食管胃底黏膜未因受气囊压迫而损伤。

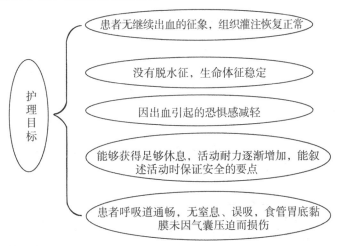

图 12 -6 护理目标

三、护理措施

（一）评估（图 12 -7）

（1）患者生命体征，观察发生呕血、黑便的时间、颜色、性质，准确记录出入量。
（2）评估患者脱水的程度、尿量、尿色、电解质水平。
（3）评估患者的耐受力，观察患者有无出血性改变。
（4）评估患者的情绪状况。

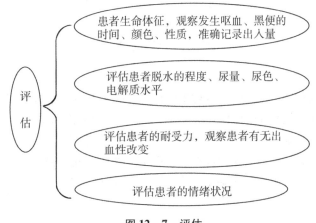

图 12 -7 评估

（二）生活护理

1. 休息与体位　大出血时患者应绝对卧床休息，保持安静，及时帮助患者清理被污染的床单，取平卧位并将下肢略抬高，以保证脑部供血。呕吐时头偏向一侧，保证呼吸道通畅，防止窒息或误吸；必要时用负压吸引器清除气道内的分泌物、血液或呕吐物，保持呼吸道通畅。遵医嘱给予吸氧。

2. 饮食护理　见图 12-8。

（1）出血活动期应禁食。

（2）出血停止后

1）消化性溃疡引起的出血，于出血停止 6h 可进温凉、清淡无刺激性的流食，以后可改为半流食、软食，或营养丰富、易消化食物。开始需少量多餐，逐步过渡到正常饮食。忌食生冷食物、粗糙、坚硬、刺激性食物。

2）食管胃底静脉曲张破裂出血，出血停止后 1~2 日可进高热量、高维生素流食，限制钠和蛋白质摄入，避免诱发和加重腹水、肝性脑病。避免进食粗糙的硬食，应细嚼慢咽，防止损伤曲张静脉而再次出血。

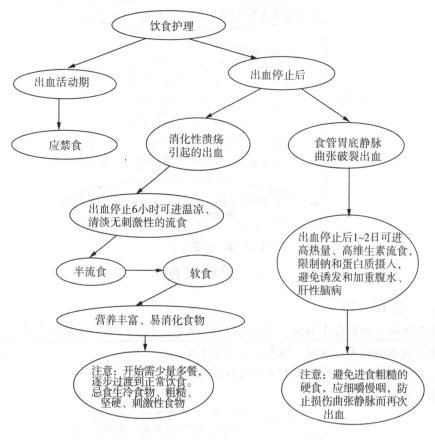

图 12-8　饮食护理

（三）心理护理

突然大量的呕血，常使患者及其家属极度恐惧不安。反复长期消化道出血，则容易使患者产生恐惧、悲观、绝望的心理反应，对疾病的治疗失去信心。而患者的消极情绪，又可加重病情，不利于疾病的康复。应关心、安慰、陪伴患者，但避免在床边讨论病情。抢救工作应迅速、忙而不乱，以减轻患者的紧张情绪及恐惧心理。经常巡视，大出血时陪伴患者，使其有安全感。呕血或解黑粪后及时清除血迹、污物，以减少对患者的恶性刺激。解释各项检查、治疗措施，听取并解答患者或家属的提问，以减轻他们的疑虑。

（四）治疗配合

1. 病情观察　上消化道大量出血在短期内出现休克症状，为临床常见的急症，应做好病情的观察。

（1）出血量的估计（表12-1）及出血程度的分类（表12-2）。

表12-1　出血量的估计

出血量	临床表现
>5mL	粪潜血（+）
>50~70mL	黑粪
250~300mL	呕血
<400mL	不引起全身症状
400~500mL	可引起全身症状
>1 000mL	急性周围循环衰竭或失血性休克

表12-2　上消化道出血程度的分类

分级	失血量	血压	脉搏	血红蛋白	症状
轻度	全身总血量的10%~15%（成人失血量<500mL）	基本正常	正常	无变化	可有头晕
中度	全身总血量的20%（成人失血量的800~1 000mL）	下降	100次/分	70~100g/L	一时性眩晕、口渴、心悸、少尿
重度	全身总血量30%以上（成人失血量>1 500mL）	<80mmHg	>120次/分	<70g/L	心悸、冷汗、四肢厥冷、尿少、神志恍惚

（2）继续或再次出血的判断：观察中出现图12-9中提及的迹象，提示有活动性出血或再次出血。

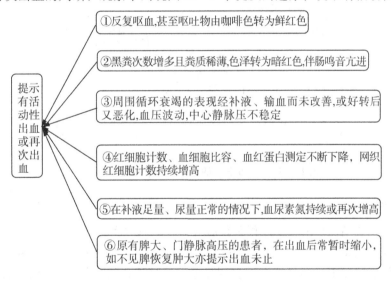

图12-9　判断是否存在活动性出血

（3）出血性休克的观察：大出血时严密监测患者的心率、血压、呼吸和神志变化，必要时进行心电监护。准确记录出入量，疑有休克时留置导尿管，测每小时尿量，应保持尿量30mL/h。注意症状、体征的观察，如患者烦躁不安、面色苍白、皮肤湿冷、四肢湿冷提示微循环血液灌注不足；而皮肤逐渐转暖、出汗停止则提示血液灌注好转。

2. 用药护理　立即建立静脉通道。遵医嘱迅速、准确地实施输血、输液、各种止血药物治疗及用药等抢救措施，并观察治疗效果及不良反应。输液开始应快，必要时测定中心静脉压作为调整输液量和速度的依据。避免因输液、输血过多、过快而引起急性肺水肿，对老年患者和心肺功能不全者尤应注意。肝病患者忌用吗啡、巴比妥类药物；应输新鲜血，因库存血含氨量高，易诱发肝性脑病。血管加压素可引起腹痛、血压升高、心律失常、心肌缺血，甚至发生心肌梗死，故滴注速度应遵医嘱准确无误，并严密观察不良反应。患有冠心病的患者忌用血管加压素。

3. 三（四）腔气囊管的护理　熟练的操作和插管后的密切观察及细致护理是达到预期止血效果的关键。留置三（四）腔气囊管流程见图12-10。留置三（四）腔气囊管的注意事项见图12-11。

插管前仔细检查，确保食管引流管、胃管、食管囊管、胃囊管通畅，并分别做好标记，检查两气囊无漏气后抽尽囊内气体，备用

向患者解释，以消除恐惧，说明插管的目的，告知插管时配合方法，并给患者做深呼吸和吞咽示范动作

协助医师为患者做鼻腔、咽喉部局麻，经鼻腔或口腔插管至胃内。将食管引流管、胃管连接负压吸引器或定时抽吸，观察出血是否停止，并记录引流液的性状、颜色及量

出血停止后，放松牵引，放出囊内气体，保留管道继续观察24h未再出血可考虑拔管，对昏迷患者可继续留置管道用于注入流质食物和药液

拔管前口服石蜡油20~30ml，润滑黏膜和管、囊外壁，抽尽囊内气体，以缓慢、轻巧的动作拔管。气囊压迫一般以3~4d为限，继续出血者可适当延长

图 12-10　留置三（四）腔气囊管流程

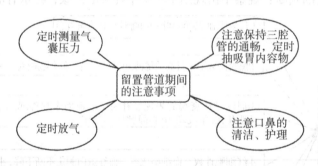

图 12-11　留置三（四）腔气囊管的注意事项

（五）健康指导

1. 介绍病因　上消化道出血的临床过程及预后因引起出血的病因而异。

2. 介绍治疗　应帮助患者和家属掌握有关疾病的预防、治疗和护理知识，以减少再度出血的危险。

3. 饮食指导　注意饮食卫生和规律，进食营养丰富、易消化的食物，避免过饥或暴饮暴食，避免粗糙、刺激性食物，或过冷、过热、产气多的食物、饮料等，合理饮食是避免诱发上消化道出血的重要环节。

4. 生活指导　加强口腔护理，保持皮肤清洁，预防并发症。生活起居要有规律，劳逸结合，保持乐观情绪，保证睡眠，减少外部刺激，重者需卧床休息并注意保暖。应戒烟、戒酒，在医师指导下用药。

5. 特殊交代　指导患者及家属学会早期识别出血征象及应急措施，若出现咯血、黑便或头晕、心悸等不适，立即卧床休息，保持安静，减少身体活动；呕吐时取侧卧位以免误吸；立即送医院治疗。

6. 复查指导　有咯血、黑便、上腹不适应随时就诊。

（六）护理评价

患者出血停止，组织灌注恢复正常；无脱水征，生命体征恢复正常；恐惧感减轻；休息和睡眠充足，活动耐力增加或恢复至出血前的水平；患者活动时无晕厥、跌倒等意外发生；无窒息或误吸，食管胃底黏膜无糜烂、坏死。

（庞钧羽）

第十三章

泌尿系统疾病护理

第一节 常见症状护理

一、尿路刺激征

尿频、尿急、尿痛合称为尿路刺激征。三者常合并存在，亦可单独存在。正常人白天排尿 3~5 次，夜间 0~1 次，每次尿量 200~400mL。若排尿次数增多，而每次尿量不多，且每日尿量正常，称为尿频。若一有尿意即要排尿，并常伴有尿失禁则称为尿急。若排尿时膀胱区和尿道有疼痛或灼热感称为尿痛。

（一）评估

1. 病因评估　如下所述。

（1）泌尿及生殖系统病变：如尿路感染、结石、肿瘤、前列腺增生等疾病。

（2）神经功能障碍：如神经性膀胱。

（3）精神心理因素：心理因素或情绪障碍时，可引起大脑皮质对排尿条件反射的调节发生紊乱，从而影响排尿功能，出现排尿异常。

2. 症状评估　如下所述。

（1）排尿次数增多是在白天还是在夜间；发病时间；尿频时是否伴有血尿或排尿困难。

（2）肾区有无压痛、叩击痛，输尿管行程有无压痛点，尿道口有无红肿。

（3）患者精神、心理状态、家庭及社会支持等。因尿路刺激征反复发作带来的不适，加之部分患者可能出现肾损害，因此，部分患者可出现紧张、焦虑等心理反应。

（二）护理措施

1. 鼓励患者多饮水，勤排尿　无水肿等禁忌证时，每天饮水 2 000~3 000mL，勿憋尿，以达到冲洗尿路，减少细菌在尿路停留时间。

2. 皮肤黏膜的清洁　教会患者正确清洁外阴部的方法，每天用流动水从前向后冲洗外阴，保持外阴清洁，穿全棉内裤。

3. 正确采集尿标本　尿液培养标本应在药物治疗前采集，留取中段尿，采集清晨第 1 次尿液以保证尿液在膀胱内停留 6~8h。

4. 疼痛护理　指导患者进行膀胱区热敷或按摩，以缓解疼痛。

5. 用药护理　遵医嘱使用抗生素，注意观察药物的治疗反应、有无不良反应，嘱患者按时、按量、按疗程用药，不可随意停药以达彻底治愈目的。

6. 心理护理　嘱患者于急性发作期间注意休息，心情尽量放松，因过分紧张会加重尿频。指导患者从事一些感兴趣的活动如听轻音乐、欣赏小说、看电视、上网和室友聊天等，以分散其注意力，减轻患者焦虑，缓解尿路刺激症状。另外，各项护理、治疗及时实施，尽可能集中进行，减少对患者的干扰。

7. 健康教育 如下所述。

（1）多饮水、勤排尿是最实用和有效的方法。

（2）注意会阴部清洁。

（3）尽量避免使用尿路器械，确有必要，必须严格无菌操作。

（4）与性生活有关的反复发作的尿路感染，于性交后即排尿，并按常用量服用 1 次抗生素预防感染。

（5）膀胱输尿管反流患者，要养成"2 次排尿"的习惯，即每次排尿后几分钟，再排尿 1 次。

（6）按时服药，彻底治疗，不应随意停药。个别症状严重者，可予阿托品、普鲁苯辛等抗胆碱能药物对症治疗。

二、血尿

指新鲜清洁尿离心后尿沉渣镜检每高倍视野的红细胞超过 3 个。或尿红细胞计数超过 1 万个/mL，或 1h 尿红细胞计数超过 10 万个，或 12h 尿红细胞计数超过 50 万，称为镜下血尿。外观呈洗肉水样、血样、酱油色或有凝块时，称为肉眼血尿。1 000mL 尿中含 1mL 血液，即呈现肉眼血尿。

（一）评估

1. 病因评估 如下所述。

（1）泌尿系统本身疾病：如各型肾炎、肾基底膜病、肾盂肾炎、肾结石、畸形、结核、肿瘤及血管病变等。

（2）全身性疾病：包括血液病（如白血病）、感染性疾病（如败血症、流行性出血热）、心血管疾病（如充血性心力衰竭）、结缔组织病（如系统性红斑狼疮）。

（3）泌尿系统邻近器官疾患如盆腔炎、阑尾炎波及泌尿系统血管发生充血及炎症而出现镜下血尿。

（4）物理或化学因素：如食物过敏、放射线照射、药物（如磺胺类、吲哚美辛、汞剂、环磷酰胺等）、毒物、运动后等。

2. 症状评估 如下所述。

（1）多形性血尿、均一性血尿：无痛性的多形性血尿为肾小球源性，均一性血尿为非肾小球源性如结石、肿瘤、感染、外伤等，无痛性均一性血尿多见于肿瘤。肾小球源性血尿红细胞分布曲线呈非对称曲线，而非肾小球源性血尿呈对称曲线，混合性血尿同时具备以上两种曲线特征，呈双峰。

（2）伴随症状：伴尿路刺激征为尿路感染所致，伴肾绞痛多为泌尿系结石所致，伴较大量蛋白尿和（或）管型尿（特别是红细胞管型），多提示肾小球来源。

（3）血尿色泽：因含血量、尿 pH 及出血部位而不同。来自膀胱的血尿或尿呈碱性时，色较鲜艳。来自肾、输尿管的血尿或尿呈酸性时，色泽较暗。来自膀胱的血尿如出血较多时，可伴有大小不等的不规则状血块，肾、输尿管排出的血块呈长条状。

（二）护理措施

1. 休息 血尿严重时应卧床休息，尽量减少剧烈的活动。

2. 心理护理 血尿时患者可极度恐惧，应向患者解释、安慰。说明 1 000mL 尿中有 1～3mL 血就为肉眼血尿，失血是不严重的。必要时可服用苯巴比妥、西地泮等镇静安眠药。

3. 密切观察病情 每日测量脉搏、血压等生命体征。观察尿色变化，观察出血性质并记录尿量。肉眼血尿严重时，应按每次排尿的先后依次留取标本，以便比色，并判断出血的发展。

4. 健康教育 如下所述。

（1）帮助患者及家属掌握有关疾病的知识，如病因、诱因、预防、治疗等，以取得合作、协助治疗，避免诱因，减少再度出血的危险。

（2）发病期严禁性生活，以防止发生和加重感染。

（3）合理安排生活起居：养成规律的生活习惯，避免长期精神紧张、过度劳累，应劳逸结合，保持乐观情绪，保证身心休息。在平时工作、生活中，养成多饮水、勿憋尿的习惯。

（4）饮食指导：以清淡蔬菜为主，如青菜、卷心菜、萝卜、冬瓜、番茄等。戒烟酒，少食刺激性食物，忌服辛辣、水产品（虾、蟹）、生葱、香菜、狗肉、马肉等。长期血尿者可致贫血，应多吃含铁丰富的食物，如牛肉、肝、蛋黄、海带等。多饮水，每天饮水量应不少于 2 000mL，大量饮水可减少尿中盐类结晶，加快药物和结石排泄。肾炎明显水肿者应少饮水。

（5）积极治疗相关疾病如痔疮、糖尿病及感冒等疾病，以免诱发本病。积极治疗泌尿系统炎症、结石等疾病。病情严重者，应尽早去医院检查确诊，进行彻底治疗。

（6）慎用可致血尿的药物，尤其是已患有肾脏病者。

三、蛋白尿

每日尿蛋白量持续超过 150mg 或尿蛋白定性试验持续阳性称为蛋白尿。若每天持续超过 3.5g/ $1.75m^2$（体表面积）或每千克体重 50mg，称为大量蛋白尿。

（一）评估

1. 病因评估　如下所述。

（1）肾小球性蛋白尿：肾小球滤过屏障破坏导致肾小球滤出蛋白过多而肾小管又不能完全重吸收所致。特点为蛋白多，分子量大，见于肾小球疾病。

（2）肾小管性蛋白尿：肾小球滤过正常，肾小管重吸收功能下降所致。特点为蛋白较多，分子量小。

（3）溢出性蛋白尿：小管、小球功能正常，血液中出现异常蛋白经肾小球滤过、肾小管不能完全重吸收。见于异常免疫球蛋白血症、血红蛋白尿、肌红蛋白尿、溶菌酶血症等。

（4）混合性蛋白尿：常见于大、中、小分子量的蛋白质。较重的肾小球疾病或肾小管疾病。

（5）组织性蛋白尿：组织、细胞分解代谢和破坏所致。

（6）生理性蛋白尿：发热、剧烈运动等所致蛋白尿。

2. 症状评估　如下所述。

（1）尿液评估：排尿频率，每次量，尿中泡沫是否增多，以及尿液性状、气味、比重等。

（2）伴随症状：若高热，则提示病毒感染性疾病存在，如腮腺炎、水痘、腺病毒感染等；伴有尿频、尿急、尿痛、排尿困难为尿路感染；伴明显水肿、低蛋白血症、血尿则为肾脏疾病。

（3）心理状态：引起蛋白尿的疾病，多为慢性病，病程长，不易根治，预后较差，患者及家属对治疗信心不足，易产生焦虑、悲观及绝望等不良心理。

3. 辅助检查结果评估　尿常规、尿本周蛋白测定、24h 尿蛋白定量、血常规、血生化、肾功能、电解质、血免疫球蛋白、人血白蛋白、人血白蛋白与球蛋白比值。

（二）护理措施

1. 保持病室空气新鲜　每天通风换气 2 ~ 3 次，每次 30min，保持安静，减少探视人员。

2. 口腔护理　除早晚口腔清洁外，应每次进食后漱口，以清除口腔内食物残渣，保持清洁，预防继发感染。

3. 注意观察　尿液量、性状、颜色、排尿频率。尿中泡沫增多且不易消散，提示蛋白尿加重。

4. 皮肤护理　保持皮肤清洁。合并水肿的患者宜穿着宽大柔软的衣服，防止擦碰；床单位应干燥无皱褶；定时翻身，必要时对受压部位皮肤进行按摩、热敷，促进血液循环，预防压疮发生。

5. 饮食护理　根据患者肾功能及人血白蛋白结果，给予低盐低蛋白膳食，注意适量补充维生素和优质蛋白（如动物蛋白和豆类），维持营养平衡。

6. 心理护理　认真倾听患者诉说，给予心理支持，缓解焦虑状态。及时了解患者心理变化，鼓励患者说出自己的感受，使其不良情绪排泄，并给予情感支持，必要时教授一些缓解焦虑的方法；讲解疾病治疗最新进展,恢复患者对治疗疾病的信心和对医护人员的信任感,积极配合治疗。

7. 健康教育 如下所述。

(1) 教会患者预防感染的方法,如居住环境清洁与消毒,如何保持空气新鲜等。

(2) 养成良好的个人卫生习惯,如口腔、外阴清洁。

(3) 饮食指导:指导患者及家属制定合理及个体化的饮食计划,保持营养供给。

(4) 注意休息与活动,适度锻炼,可提高机体抗病能力,但活动量过大,能量消耗多,不利于疾病恢复。

四、肾性水肿

水肿是指人体组织间隙内有过量液体积聚使组织肿胀。由肾脏疾病造成的水肿称为肾性水肿。

(一) 评估

1. 病因评估 水肿的诱因、原因,水肿的治疗经过尤其是患者用药情况。

(1) 肾炎性水肿:由肾小球滤过率下降,而肾小管重吸收功能正常,从而导致"管 - 球失衡",引起水、钠潴留,毛细血管静水压增高而出现水肿。常见于各型肾小球肾炎、急及慢性肾功能衰竭。

(2) 肾病性水肿:由于大量蛋白尿造成血浆蛋白过低,血浆胶体渗透压降低,导致液体从血管内进入组织间隙而产生水肿。此外,部分患者因有效血容量减少,激活了肾素 - 血管紧张素 - 醛固酮系统,抗利尿激素分泌增多,从而进一步加重水肿。

(3) 肾疾病时贫血、高血压、酸碱平衡和电解质平衡失调可导致心功能不全,加重水肿发展和持续存在。

2. 症状评估 水肿特点、程度、时间、部位、伴随症状等。

(1) 水肿特点:肾炎性水肿常为全身性,以眼睑、头皮等组织疏松处为著;肾病性水肿一般较严重,多从下肢开始,由于增加的细胞外液量主要潴留在组织间隙,血容量常减少,故可无高血压及循环瘀血的表现。

(2) 水肿程度

1) 轻度水肿:水肿局限于足踝、小腿。

2) 中度水肿:水肿涉及全下肢。

3) 重度水肿:水肿涉及下肢、腹壁及外阴。

4) 极重度水肿:全身水肿,即有胸、腹腔积液或心包积液。

(3) 伴随症状:患者精神状况、心理状态、生命体征、尿量、体重、腹围的变化。有无头晕、乏力、呼吸困难、心跳加快、腹胀,心肺检查有无啰音、胸腔积液征、心包摩擦音,腹部有无膨隆、叩诊有无移动性浊音。

(4) 实验室及其他检查:尿常规检查,尿蛋白定性和定量;血电解质有无异常,肾功能指标如 Ccr、血 BUN、血肌酐、浓缩与稀释试验结果有无异常。此外,患者有无做过静脉肾盂造影、B 超、尿路平片等检查,其结果如何。

(二) 护理措施

(1) 休息:严重水肿需卧床休息,平卧可增加肾血流量,减少水钠潴留。轻度水肿应根据病情适当活动。

(2) 饮食护理:与患者共同制定饮食计划,一般应进含钠盐少,优质蛋白饮食。具体入量根据病情、病程、临床水肿程度、化验报告血 Na^+、K^+ 结果制定和调整。每日摄入水量 = 前一天尿量 + 500mL,保持出入量平衡。

(3) 病情观察:准确记录 24h 出入量,定时测量体重,必要时测量腹围,观察并记录患者生命体征,尤其是血压的变化。注意有无剧烈头痛、恶心、呕吐、视物模糊,甚至神志不清、抽搐等高血压脑病的表现。发现异常及时报告医生处理。

（4）遵医嘱给予利尿药，注意尿量及血钾变化。

（5）皮肤护理：水肿较严重患者应避免穿紧身衣服，卧床休息时宜抬高下肢，增加静脉回流，以减轻水肿。嘱患者经常变换体位，对年老体弱者可协助翻身，用软垫支撑受压部位，并适当予以按摩。对阴囊水肿者，可用吊带托起。协助患者进行全身皮肤清洁，嘱患者注意保护好皮肤，如清洗时勿过分用力，避免损伤皮肤、碰撞、跌伤等。严重水肿者应避免肌内注射，可采用静脉途径保证药物正确及时输入。注意无菌操作，防止感染。

（6）疾病知识指导：向患者介绍肾脏病引起水肿的原因、疾病相关知识、饮食及日常生活起居的注意事项。

五、肾区疼痛

是指脊肋角处（肾区）单侧或双侧持续性或间歇性隐痛、钝痛、剧痛或绞痛。

（一）评估

1. **病因评估**　肾区痛多见于肾脏或附近组织炎症或肿瘤、积液等引起肾体积增大，牵拉包膜而致；肾绞痛是一种特殊的肾区痛，主要是由输尿管内结石、血块等移行所致。

2. **症状评估**　钝痛或隐痛为肾包膜牵拉所致，见于间质性肾炎、肾盂肾炎、肾积水等；肾区剧痛见于肾动脉栓塞、深静脉血栓形成、肾周脓肿或肾周围炎等。肾结石等可发生绞痛，并向下腹部、会阴部发射。肾区胀痛多见于肾盂积水。肾区坠痛多见于肾下垂。

（二）护理措施

（1）准确评估疼痛的部位、程度、性质及伴随症状，并做好记录。

（2）肾绞痛时注意观察血压、脉搏、面色及皮肤湿冷情况，必要时用止痛剂。

（3）疾病急性期应卧床休息。

（4）肾盂肾炎者应多饮水冲洗尿道，按时给予抗生素控制炎症后疼痛会自然消失。

六、肾性高血压

高血压是指体循环动脉压的升高，即收缩压≥140mmHg和（或）舒张压≥90mmHg。可分为原发性高血压和继发性高血压。由肾脏病所致高血压称为肾性高血压。肾性高血压是继发性高血压的常见原因之一。

（一）评估

1. **病因评估**　如下所述。

（1）**按解剖因素评估**

1）肾血管性高血压：主要由肾动脉狭窄或堵塞引起，高血压程度较重，易进展为急进性高血压。

2）肾实质性高血压：主要由急性或慢性肾小球肾炎、慢性肾盂肾炎、慢性肾衰竭等肾实质性疾病引起。

（2）**按发生机制评估**

1）容量依赖型：因水钠潴留引起，用排钠利尿剂或限制水盐摄入可明显降低血压。

2）肾素依赖型：由肾素－血管紧张素－醛固酮系统被激活引起，过度利尿常使血压更加升高，而应用血管紧张素转换酶抑制剂、钙通道阻滞剂可使血压下降。

2. **症状评估**　如下所述。

（1）伴随症状：血压升高常有头晕、头痛、疲劳、心悸、失眠、记忆力下降、贫血、水肿等症状，是否呈持续性，在紧张或劳累后是否加重，可否自行缓解。是否出现视力模糊，鼻出血等较重症状。

（2）体格检查的结果：血压、脉搏、呼吸、神志情况，体重及其指数。

3. **相关因素评估**　如下所述。

（1）患者的生活及饮食习惯：如摄入钠盐过多、大量饮酒、喝咖啡、摄入过多的脂肪酸；肥胖、剧烈运动、便秘、吸烟等。

（2）透析情况：透析不充分或透析间期体重增长过多致体内容量负荷过多。

（3）职业：是否从事高压力职业，经常有精神紧张等感觉。

（4）心理状况：情绪经常不稳定，个性脆弱，工作生活受到影响时情绪焦虑。

（二）护理措施

1. 减少压力，保持心理平衡　针对患者性格特征及有关社会心理因素进行心理疏导。对易激动的患者，要调节紧张的情绪，避免过度兴奋，教会其训练自我控制能力，消除紧张压抑的心理。

2. 促进身心休息，提高机体活动能力　如下所述。

（1）注意休息：生活需规律，保证足够的睡眠，防止便秘。

（2）注意劳逸结合：但必须避免重体力活动，可安排适量的运动，1级高血压则不限制一般的体力活动，血压较高，症状过多或有并发症时需要卧床休息，嘱患者起床不宜太快，动作不可过猛。

（3）饮食要控制总热量：避免胆固醇含量高的食物，适当控制钠的摄入，戒烟，尽量少饮酒。

（4）沐浴时水温不宜过高。

3. 充分透析，控制透析间期体重　透析患者正确评估干体重，经充分透析达到干体重后，血压易于控制；2次透析间期体重增长＜原体重的3％。

4. 病情观察　如下所述。

（1）观察血压：每日测量血压1~2次，测量前静息半小时，每次测量须在固定条件下进行。

（2）观察症状：如发现血压急剧增高，并伴有头痛、头晕、恶心、呕吐、气促、面色潮红、视力模糊和肺水肿、急性脑血管病等表现，应立即通知医生并同时备好降压药物及采取相应的护理措施。

（3）观察肾功能：定时检测血肌酐、尿素氮、内生肌酐清除率。肾功能障碍可影响降压药代谢，需及时调整患者用药，以防药物蓄积中毒导致血压骤降，危及生命。

5. 潜在并发症及高血压急症的护理　如下所述。

（1）潜在并发症的护理：指导患者摄取治疗饮食，避免情绪紧张，按医嘱服药；户外活动要有人陪伴；协助沐浴，水温不宜过热或过冷，时间不宜过长；注意对并发症征象的观察，有无夜间呼吸困难、咳嗽、咳泡沫痰、心悸、突然胸骨后疼痛等心脏受损的表现；头痛的性质，精神状况，眼花，失明，暂时性失语，肢体麻木，偏瘫等急性血管症的表现；尿量变化，昼夜尿量比例，有无水肿以及肾功能检查异常。

（2）高血压急症的护理：①绝对卧床休息，半卧床，少搬动患者，改变体位时要缓慢；②避免一切不良刺激和不必要的活动，并安定情绪；③吸氧，根据病情调节吸氧流量，保持呼吸道通畅，分泌物较多且患者自净能力降低时，应用吸引器吸出；④立即建立静脉通路，应用硝普钠静脉滴注时要避光，注意滴速，严密观察血压变化，如有血管过度扩张现象，应立即停止滴注；使用甘露醇时应快速静滴；静脉使用降压药过程中每5~10min测血压1次；⑤提供保护性护理，如患者意识不清时应加床栏等；⑥避免屏气，用力呼气或用力排便；⑦观察血压、脉搏、神志、瞳孔、尿量等变化，发现异常及时报告医师处理。

6. 用药护理　如下所述。

（1）掌握常用降压药物种类、剂量、给药途径、不良反应及适应证。

（2）指导患者按医嘱服用，不可自行增减或突然撤换药物。

（3）观察药物疗效，降压不宜过快过低，尤其对老年人。

7. 活动指导　嘱患者改变体位时动作宜缓慢，如出现头昏、眩晕、眼花、恶心时，应立即平卧，抬高下肢以增加回心血量。

8. 健康指导　如下所述。

（1）指导坚持非药物治疗：合理安排饮食，超重者应调节饮食、控制体重、参加适度体育运动。

（2）坚持服药：学会观察药物不良反应及护理。

（3）避免各种诱因，懂得自我控制情绪和妥善安排工作和生活。

（4）教会患者家属测量血压的方法，出现病情变化时立即就医。

（5）透析患者控制水盐摄入，避免透析间期体重增加大于原体重的 4% ~5%。

（庞钧羽）

第二节 急性肾小球肾炎

急性肾小球肾炎简称急性肾炎，是以急性肾炎综合征为主要临床表现的一组疾病，起病急，以血尿、蛋白尿、水肿和高血压为主要表现，可伴有一过性氮质血症。本病常有前驱感染，多见于链球菌感染后，其他细菌、病毒和寄生虫感染后也可引起。好发于儿童，男性多见。前驱感染后常有 1~3 周（平均 10d 左右）的潜伏期，相当于致病抗原初次免疫后诱导机体产生免疫复合物所需时间。呼吸道感染的潜伏期较皮肤感染者短。本病大多预后良好，常在数月内临床自愈。

一、护理评估

1. 健康史　起病前有无上呼吸道感染如急性扁桃体炎、咽炎或皮肤感染如脓疱疮等。

2. 身体状况　如下所述。

（1）血尿：常为患者起病的首发症状和就诊原因，几乎所有患者均有血尿，40% ~70% 患者有肉眼血尿，尿液呈浑浊红棕色，或洗肉水样，一般数天内消失，也可持续数周转为镜下血尿。

（2）水肿：多表现为晨起眼睑水肿，面部肿胀感，呈现所谓"肾炎面容"，一般不重。少数患者水肿较重进展较快，数日内遍及全身，呈可凹陷性。严重水、钠潴留会引起急性左心衰。

（3）高血压：多为轻、中度高血压，收缩压、舒张压均增高，经利尿后血压可逐渐恢复正常。少数出现严重高血压，甚至高血压脑病。患者表现为头痛、头晕、失眠，甚至昏迷、抽搐等。血压增高往往与水肿、血尿同时发生，也有在其后发生，一般持续 3~4 周，多在水肿消退 2 周降为正常。

（4）肾功能及尿量改变：起病初期可有尿量减少，尿量一般在 500~800mL，少尿时可有一过性氮质血症，大多数在起病 1~2 周后，尿量渐增，肾功能恢复，只有极少数可表现为急性肾功能衰竭，出现少尿。

（5）其他表现：原发感染灶的表现及全身症状，可有头痛、食欲减退、恶心、呕吐、疲乏无力、精神不振、心悸气促，甚至发生抽搐。部分患者有发热，体温一般在 38℃ 左右。

3. 实验室及其他检查　镜下血尿、蛋白尿、发病初期血清补体 C3 及总补体下降。肾小球滤过率下降，血尿素氮和肌酐升高，B 超示双肾形状饱满，体积增大，肾活检组织病理类型为毛细血管增生性肾炎。

二、治疗原则

以休息及对症处理为主，少数急性肾衰竭患者应予透析治疗。一般于发病 2 周内可用抗生素控制原发感染灶。

三、护理措施

1. 饮食护理　如下所述。

（1）限制钠盐摄入：有水肿、高血压或心力衰竭时严格限制钠盐摄入（<3g/d），特别严重者禁盐，以减轻水肿和心脏负担。当病情好转，血压下降，水肿消退，尿蛋白减轻后，由低盐饮食逐渐过渡到普通饮食，防止长期低钠饮食及应用利尿剂引起水、电解质紊乱或其他并发症。

（2）控制水和钾的摄入：严格记录 24h 出入量。量出为入，每天摄入水量 = 前一天出量 + 500mL，摄入水量包括米饭、水果等食物含水量、饮水、输液等所含水的总量。注意见尿补钾。

（3）蛋白质：肾功能正常时，给予正常量的蛋白质 [1g/（kg·d）]，出现氮质血症时，限制蛋白质摄入，优质动物蛋白占50%以上，如牛奶、鸡蛋、鱼等，以防止增加血中含氮代谢产物的潴留。此外，注意饮食热量充足、易于消化和吸收。

2. 休息和活动　一般起病1～2周不论病情轻重均应卧床休息，能够改善肾血流量和减少并发症发生。水肿消退，肉眼血尿消失，血压接近正常后，即可下床在室内活动或到户外散步。血沉正常时可恢复轻体力活动或上学，但应避免剧烈体力活动。一年后方可正常活动。鼓励患者及家属参与休息计划的制订。

3. 病情观察　如下所述。

（1）定期测量患者体重，观察体重变化和水肿部位、分布、程度和消长情况，注意有无胸腔、腹腔、心包积液的表现；观察皮肤有无红肿、破损、化脓等情况发生。

（2）监测生命体征，尤其血压变化，注意有无剧烈头痛、恶心、呕吐、视力模糊，甚至神志不清、抽搐等高血压脑病的表现，发现问题及时报告医师处理。

（3）皮肤护理

1）水肿较严重的患者应穿着宽松、柔软的棉质衣裤、鞋袜。协助患者做好全身皮肤黏膜清洁，指导患者注意保护好水肿皮肤，如清洗时注意水温适当、勿过分用力；平时避免擦伤、撞伤、跌伤、烫伤。

2）注射时严格无菌操作，采用5～6号针头，保证药物准确及时的输入，注射拔完针后，用无菌干棉球按压穿刺部位直至无液体从针口渗漏。严重水肿者尽量避免肌内和皮下注射。

（4）用药护理：遵医嘱给予利尿剂、降压药、抗生素。观察药物的疗效及可能出现的不良反应。如低钾、低氯等电解质紊乱。呋塞米等强效利尿剂有耳鸣、眩晕、听力丧失等暂时性耳毒性，也可发生永久性耳聋。密切观察血压、尿量变化，静脉给药者给药速度宜慢。

（5）心理护理：血尿可让患者感到恐惧，限制患者活动可使其产生焦虑、烦躁、抑郁等心理，鼓励其说出自己的感受和心理压力，使其充分理解急性期卧床休息及恢复期限制运动的重要性。患者卧床期间，护士尽量多关心、巡视，及时询问患者的需要并给予解决。

四、健康教育

（1）预防疾病教育：教育患者及家属了解各种感染可能导致急性肾炎，因此，锻炼身体，增强体质，避免或减少上呼吸道及皮肤感染是预防的主要措施，并可降低演变为慢性肾炎的发生率。嘱咐患者及家属一旦发生细菌感染及时使用抗生素，尽量治愈某些慢性病，如慢性扁桃体炎，必要时可手术治疗。

（2）急性肾炎的恢复期可能需1～2年，当临床症状消失后，蛋白尿、血尿等可能依然存在，因此应加强定期随访。

（庞钧羽）

第三节　急进性肾小球肾炎

急进性肾小球肾炎简称急进性肾炎，是指在肾炎综合征（血尿、蛋白尿、水肿、高血压）基础上短期内出现少尿、无尿，肾功能急骤减退，短期内到达尿毒症的一组临床症候群，又称急进性肾炎综合征。本病病理特征表现为新月体肾小球肾炎。分为原发性和继发性两大类。一般将有肾外表现者或明确原发病者称为继发性急进性肾炎，如继发于过敏性紫癜、系统性红斑狼疮等，偶有继发于某些原发性肾小球疾病（如系膜毛细血管性肾炎及膜性肾病）者。病因不明者则称为原发性急进性肾炎，这里着重讨论原发性急进性肾炎。

我国急进性肾炎以Ⅱ型为多见，男性居多。

一、护理评估

1. 健康史　本病起病急，常有前驱呼吸道感染。

2. **身体状况** 如下所述。

（1）迅速出现水肿，可以有肉眼血尿、蛋白尿、高血压等。

（2）短期内即有肾功能的进行性下降，以少尿或无尿较迅速地（数周至半年）发展为尿毒症。

（3）常伴有中度贫血，可伴有肾病综合征，如果得不到及时治疗，晚期出现慢性肾功能衰竭。部分患者也会出现急性左心衰竭、继发感染等并发症。

3. **实验室及其他检查** 如下所述。

（1）尿常规：蛋白尿，血尿，也可有管型、白细胞。

（2）血液检查：白细胞轻度增高、血红蛋白、血清白蛋白下降、血脂升高。

（3）肾功能检查：血肌酐、血BUN进行性升高。

（4）免疫学检查：Ⅱ型可有血循环免疫复合物阳性，人血补体C3降低，Ⅰ型有血清抗肾小球基底膜抗体阳性。

（5）B超检查：双肾体积增大、饱满。

（6）肾活检组织病理检查：光学显微镜检查可见肾小囊内新月体形成是RPGN的特征性病理改变。

二、治疗原则

本病纤维化发展很快，故及时肾活检，早期诊断，及时以强化免疫抑制治疗，可改善患者预后。根据病情予血浆置换、肾脏替代治疗。

三、护理措施

1. **休息** 一般要待病情得到初步缓解时，才开始下床活动，即使无任何临床表现，也不宜进行较重的体力活动。

2. **饮食护理** 低盐优质蛋白饮食，避免进食盐腌制食品如咸菜、咸肉等，进食鸡蛋、牛奶、瘦肉、鱼等优质蛋白饮食。准确记录24h出入量，量出为入。每日入液量＝前一日出液量＋500mL，保持出入量平衡。

3. **病情观察** 监测患者生命体征、尿量。尿量迅速减少，往往提示急性肾功能衰竭的发生。监测肾功能及血清电解质的变化，尤其是观察有无出现高钾血症，发现病情变化，及时报告医师处理。

4. **观察药物及血浆置换的不良反应** 大剂量糖皮质激素治疗可致上消化道出血、精神症状、骨质疏松、股骨头无菌性坏死、水钠潴留、血压升高、继发感染、血糖升高等表现。环磷酰胺可致上腹部不适、恶心、呕吐、出血性膀胱炎、骨髓抑制等。血浆置换主要有出血、并发感染，特别是经血制品传播的疾病。

5. **用药护理** 大剂量激素冲击治疗、使用免疫抑制剂、血浆置换等时，患者免疫力及机体防疫能力受到很大抑制，应对患者实行保护性隔离，加强口腔、皮肤护理，防止继发感染。服用糖皮质激素和细胞毒药物时应注意：口服激素应饭后服用，以减少对胃黏膜的刺激；长期用药者应补充钙剂和维生素D，以防骨质疏松；使用CTX时注意多饮水，以促进药物从尿中排泄。

6. **心理护理** 由于该疾病不易治愈，多数患者可能会转变为慢性肾功能衰竭。因此，患者会产生焦虑、恐惧及悲观等心理，做好心理疏导、提高患者战胜疾病的信心。

四、健康教育

（1）预防措施：本病有前驱感染的病史，预防感染是预防发病及防止病情加重的重要措施，避免受凉、感冒。

（2）对患者及家属强调遵医嘱用药的重要性，告知激素和细胞毒药物的作用、可能出现的不良反应和用药注意事项，鼓励患者配合治疗。服用激素及免疫抑制剂时，应特别注意交代患者及家属不可擅自增量、减量甚至停药。

（3）病情经治疗缓解后应注意长期追踪，防止疾病复发及恶化。

（4）预后早期诊断、及时合理治疗，可明显改善患者预后。

（庞钧羽）

第四节　慢性肾小球肾炎

慢性肾小球肾炎简称慢性肾炎，是指以水肿、高血压、蛋白尿、血尿及肾功能损害为基本临床表现，起病方式不同、病情迁延、病情进展缓慢，最终将发展为慢性肾功能衰竭的一组肾小球疾病。多见于成年人，男性多于女性。仅少数患者是由急性肾炎发展而来，绝大多数患者的病因不明，起病即属慢性肾炎，与急性肾炎无关。

一、护理评估

1. 健康史　如下所述。

（1）既往史：既往有无肾炎病史，其发病时间及治疗后的情况；病前有无上呼吸道感染、皮肤感染等病史；对病情急骤的患者还应询问有无引起肾功能恶化的诱发因素；父母、兄弟、姐妹及子女的健康状况。

（2）生活习惯：询问患者生活是否规律，饮食是否合理，有无营养不良，水、钠盐摄入过多等情况，有无过度疲劳及烟酒等不良嗜好。

2. 身体状况　如下所述。

（1）水肿：由水钠潴留或低蛋白血症所致，早晨眼睑、颜面水肿明显，下午及晚上下肢明显，卧床休息后水肿减轻。重者可有胸腔或腹腔积液。

（2）蛋白尿：是慢性肾炎主要表现，患者排尿时泡沫明显增多，并且不易消失，尿蛋白越多，泡沫越多，个别患者尿中有异味。

（3）血尿：多为镜下血尿，也有肉眼血尿。

（4）高血压：由于水钠潴留使血容量增加，血中肾素、血管紧张素增加，导致阻力血管收缩而致血压升高。有时高血压症状表现较为突出。

（5）其他：患者可有贫血、电解质紊乱，病程中有应激情况（如感染）可导致慢性肾炎急性发作，类似急性肾炎表现。有些病例可自行缓解。

（6）并发症：慢性肾功能衰竭为慢性肾炎的终末期并发症，其他如继发感染、心脑血管疾病等。

3. 实验室及其他检查　如下所述。

（1）尿液检查：24h 尿蛋白多在 1~3g，不超过 3.5g。尿蛋白电泳以大中分子蛋白为主，尿红细胞形态检查为多形性。

（2）血液检查：早期血常规检查多正常或轻度贫血，晚期可有红细胞及血红蛋白明显下降，尿素氮、肌酐增高。病情较重者血脂增高，人血白蛋白下降。

（3）B超检查：双肾可有结构紊乱，皮质回声增强及缩小等改变。

（4）肾活检组织病理学检查：以弥散系膜增生性肾炎、局灶/节段增生性肾炎、局灶/节段性肾小球硬化、系膜毛细血管性肾炎、膜性肾病、IgA 肾病等为常见，晚期导致肾小球纤维化、硬化等，称为硬化性肾炎。

4. 心理－社会状况　评估患者有无焦虑、恐惧、绝望等心理状况；评估社会及家庭对患者的经济及精神支持情况及其对患者病情的了解和关心程度。

二、治疗原则

有效控制血压以防止肾功能减退或使已经受损的肾功能有所改善，防止高血压的心血管并发症，从而改善长期预后。

— 159 —

三、护理措施

1. 一般护理　如下所述。

（1）休息：高度水肿、严重高血压伴心、肾功能不全时，应绝对卧床休息。

（2）饮食：给予低磷优质低蛋白饮食，当肾功能不全者血肌酐 > 350μmol/L 时，应限制蛋白质摄入，一般为 0.5 ~ 0.6g/（kg·d），其中 60% 以上为优质蛋白（如鸡蛋、牛奶、瘦肉等），极低蛋白饮食者可辅以 α 酮酸或肾衰氨基酸治疗。以减轻肾小球高灌注、高压力、高滤过状态。由于每克蛋白质饮食中约含磷 15mg，因此，限制蛋白质入量后即达到低磷饮食（少于 600 ~ 800mg/d）。同时注意补充多种维生素及微量元素。有明显水肿和高血压时低盐饮食。饮食应根据患者的口味烹调，以增进食欲。

（3）口腔护理：肾功能受损，口腔内有氨臭味，进行口腔护理，可增进食欲，清洁口腔，抑制细菌繁殖。一般可于每日晨起饭后睡前用复方硼酸溶液漱口，以预防口腔炎和呼吸道感染。

（4）皮肤护理：晚期由于尿素刺激，皮肤瘙痒，应注意保持患者皮肤清洁，每天用温水擦洗，不用肥皂水和酒精，严防患者抓破皮肤和发生压疮。

（5）记录出入量：晚期发生肾功能不全时，可有尿少和尿闭，应密切注意尿量变化，准确记录出入水量，控制液体入量，入液量为前一日尿量另加 500mL。

2. 药物治疗的护理　如下所述。

（1）降压药：治疗目标是力争把血压控制在理想水平：尿蛋白 ≥ 1g/d 者，血压控制在 125/75mmHg 以下；尿蛋白 < 1g/d 者，血压控制可放宽到 130/80mmHg 以下。

（2）抗血小板药：注意观察全身皮肤黏膜的出血情况。

（3）并发症的预防及护理：慢性肾炎患者易并发各种感染，对上呼吸道和尿路感染的预防更为重要。应加强环境和个人卫生预防措施，保持室内空气新鲜，每日开窗通风，紫外线消毒，或消毒剂喷雾一次，保持口腔和皮肤清洁，注意保暖，预防感冒，若有咽痛、鼻塞等症状，应卧床休息，并及时治疗。

四、健康教育

1. 休息与饮食　嘱咐患者加强休息，以延缓肾功能减退。生活要有规律，保持精神愉快，避免劳累，坚持合理饮食并解释优质低蛋白、低磷、低盐、高热量饮食的重要性，指导其根据自己的病情选择合适的食物和量。

2. 避免加重肾损害的因素　向患者及其家属讲解影响病情进展及避免加重肾损害的因素，注意适度锻炼身体，尽可能避免上呼吸道及其他部位感染；避免使用肾毒性药物如庆大霉素、磺胺药及非甾体消炎药；如有高脂血症、高血糖、高钙血症和高尿酸血症者应遵医嘱及时予以适当治疗；育龄妇女注意避孕，以免因妊娠导致肾炎复发和病情恶化。病情稳定，特别希望生育者，可在医生指导下怀孕，并定期随访。

3. 用药指导　介绍各类降压药的疗效、不良反应及使用时的注意事项。如告诉患者 ACEI 抑制剂可致血钾升高，以及高血钾的表现等。

4. 自我病情监测与随访指导　慢性肾炎病程长，需定期随访疾病的进展，包括肾功能、血压、水肿等的变化。发现尿异常（少尿、尿液浑浊、血尿）改变，及时就医治疗，定期复查尿常规和肾功能。

（何丽芹）

第五节　肾病综合征

肾病综合征是指各种肾脏疾病引起的具有以下共同临床表现的一组综合征：包括大量蛋白尿（24h尿蛋白定量超过 3.5g）；低白蛋白血症（人血白蛋白 < 30g/L）；水肿；高脂血症。其中大量蛋白尿及低白蛋白血症两项为诊断所必需。

一、护理评估

1. 健康史　患者有无发病诱因，病程长短，有无肾炎病史、感染、药物中毒或过敏史，有无系统性疾病、代谢性疾病、遗传性疾病、妊娠高血压综合征史，上呼吸道或其他部位的感染史及家族史等。

2. 身体状况　如下所述。

（1）大量蛋白尿：长期持续大量蛋白尿可导致营养不良，患者毛发稀疏、干脆及枯黄，皮肤苍白，消瘦或指甲上有白色横行的宽带条纹。

（2）低蛋白血症：长期低蛋白血症易引起感染、高凝、微量元素缺乏、内分泌紊乱和免疫功能低下等并发症。

（3）水肿：是最常见的症状，水肿部位随着重力作用而移动，久卧或清晨以眼睑、头枕部或骶部水肿为著，起床活动后则以下肢明显，呈可凹陷性，水肿程度轻重不一，严重者常伴浆膜腔积液和（或）器官水肿，表现为胸腔、腹腔、心包或阴囊积液和（或）肺水肿、脑水肿以及胃肠黏膜水肿。高度水肿时局部皮肤发亮、变薄。皮肤破损时可有组织液渗漏不止。胸膜腔积液可致胸闷、气短或呼吸困难等；胃肠黏膜水肿和腹腔积液可致食欲减退和上腹部饱胀、恶心、呕吐或腹泻等。

（4）高血压或低血压：血压一般为中度增高，常在 140～160/95～110mmHg。水肿明显者多见，部分患者随水肿消退可降至正常，部分患者存在血容量不足（由于低蛋白血症、利尿等）而产生低血压。

（5）高脂血症：血中胆固醇、三酰甘油含量升高，低及极低密度脂蛋白浓度也增高。

（6）并发症

1）继发感染：常见感染部位顺序为呼吸道、泌尿道、皮肤。感染是导致 NS 复发和疗效不佳的主要原因之一，甚至导致患者死亡，应予以高度重视。

2）血栓和栓塞：以深静脉血栓最常见；此外，肺血管血栓、栓塞，下肢静脉、冠状血管血栓和脑血管血栓也不少见。血栓、栓塞并发症是直接影响 NS 治疗效果和预后的重要因素。

3）急性肾衰竭：低蛋白血症使血浆胶体渗透压下降，水分从血管内进入组织间隙，引起有效循环血容量减少，肾血流量不足，易致肾前性氮质血症，经扩容、利尿可恢复；少数 50 岁以上的患者（尤以微小病变型肾病者居多）出现肾实质性肾衰竭。

4）蛋白质及脂质代谢紊乱：长期低蛋白血症可导致营养不良、小儿生长发育迟缓；免疫球蛋白减少造成机体免疫力低下，易致感染；诱发内分泌紊乱（如低 T_3 综合征等）；高脂血症增加血液黏稠度，促进血栓、栓塞并发症发生，还将增加心血管系统并发症，并可促进肾小球硬化和肾小管，间质病变的发生，促进肾病变的慢性进展。

3. 实验室及其他检查　如下所述。

（1）尿液检查：24h 尿蛋白定量超过 3.5g。尿中可查到免疫球蛋白、补体 C3 红细胞管型等。

（2）血液检查：人血白蛋白 <30g/L，血脂增高，以胆固醇增高为主，血 IgG 可降低。

（3）肾功能检查：可正常，也可异常。

（4）B 超检查：双肾大小正常或缩小。

（5）肾活检组织病理检查：不但可以明确肾小球病变类型，而且对指导治疗具有重要意义。

4. 心理状况　本病病程长，易反复发作，因而患者可能出现各种不良情绪如焦虑、悲观、失望等，应了解患者及家属的心理反应，评估患者及家属的应对能力及患者的社会支持情况。

二、治疗原则

根据病情使用免疫抑制剂、利尿剂及中医药治疗，利尿、降尿蛋白、升人血清蛋白，预防并发症。

三、护理措施

1. 休息与活动　全身严重水肿，合并胸水、腹腔积液、严重呼吸困难者应绝对卧床休息，取半坐卧位，必要时予吸氧。因卧床可增加肾血流量，使尿量增加。为防止肢体血栓形成，应保持肢体适度活动。水肿消退、一般情况好转后，可起床活动，逐步增加活动量，以利于减少并发症的发生。对高血压患者，应限制活动量。老年患者改变体位时不可过快，防止体位性低血压。

2. 饮食护理　合理饮食构成能改善患者的营养状况和减轻肾脏负担，应特别注意蛋白质的合理摄入。长期高蛋白饮食会加重肾小球高灌注、高滤过、高压力，从而加重蛋白尿、加速肾脏病变进展，应予正常量 1.0g/（kg·d）的优质蛋白（富含必需氨基酸的动物蛋白）饮食。热量要保证充足，摄入能量应不少于 126～147kJ（30～35kcal）/（kg·d）。水肿时应低盐（3g/d）饮食。为减轻高脂血症，应少进富含饱和脂肪酸（动物油脂）的饮食，多吃富含不饱和脂肪酸（如植物油、鱼油）及富含可溶性纤维（如燕麦、米糠、豆类）的饮食。注意补充各种维生素和微量元素。

3. 用药护理　如下所述。

（1）激素、免疫抑制剂和细胞毒药物：使用免疫抑制剂必须按医生所嘱时间及剂量用药，不可任意增减或停服。激素采取全日量顿服。

1）糖皮质激素：可有水、钠潴留、血压升高、动脉粥样硬化、血糖升高、神经兴奋性增高、消化道出血、骨质疏松、继发感染、伤口不愈合，以及类肾上腺皮质功能亢进症的表现如满月脸、水牛背、多毛、向心性肥胖等，应密切观察患者的情况。大剂量冲击治疗时，患者免疫力及机体防御能力受到很大抑制，应对患者实行保护性隔离，防止继发感染。

2）环孢素：注意服药期间检测血药浓度，观察有无不良反应如肝肾毒性、高血压、高尿酸血症、高钾血症、多毛及牙龈增生等。

3）环磷酰胺：容易引起出血性膀胱炎、骨髓抑制、消化道症状、肝损害、脱发等，注意是否出现血尿，这类药物对血管和局部组织刺激性较大，使用时要充分溶解，静脉注射要确定针头在静脉内才可推注，防止药液漏出血管外，引起局部组织坏死。

（2）利尿剂：观察治疗效果及有无低血钾、低钠、低氯性碱中毒等不良反应。使用大剂量呋塞米时注意有无恶心、直立性眩晕、口干、心悸等。

（3）中药：如雷公藤制剂，注意其对血液系统、胃肠道、生殖系统等的不良反应。

（4）抗凝剂：观察有无皮肤黏膜、口腔、胃肠道等出血倾向，发现问题及时减药并给予对症处理，必要时停药。抗凝治疗中有明显的出血症状，应停止抗凝、溶栓治疗，并注射特效对抗剂，如肝素用同剂量的鱼精蛋白对抗，用药期间应定期监测凝血时间。低分子肝素皮下注射部位宜在腹壁，肝素静脉滴注时，速度宜慢。

4. 病情观察　观察并记录患者生命体征尤其是血压的变化。准确记录 24h 出入量，监测患者体重变化及水肿消长情况。监测尿量变化，如经治疗尿量没有恢复正常，反而减少甚至无尿，提示严重的肾实质损害。定期测量血浆白蛋白、血红蛋白、D - 二聚体、尿常规、肾小球滤过率、BUN、血电解质等指标的变化。

5. 积极预防和治疗感染　如下所述。

（1）指导患者预防感染：告知患者及家属预防感染的重要性，指导其加强营养，注意休息，保持个人卫生，指导或协助患者保持皮肤、口腔黏膜清洁，避免搔抓等导致损伤。尽量减少病区探访人次，限制上呼吸道感染者来访。寒冷季节外出注意保暖，少去公共场所等人多聚集的地方，防止外界环境中病原微生物入侵。定期做好病室的空气消毒，室内保持合适的温湿度，定时开窗通风换气。

（2）观察感染征象：注意有无体温升高、皮肤感染、咳嗽、咳痰、尿路刺激征等。出现感染征象后，遵医嘱采集血、尿、痰等标本及时送检。根据药敏实验结果使用有效抗生素并观察疗效。

6. 皮肤护理　因患者体内蛋白质长期丢失、浮肿及血循环障碍，致皮肤抵抗力降低弹性差容易受损，若病重者卧床休息更应加强皮肤护理。使用便器应抬高臀部，不可拖拉，以防损伤皮肤。高度水肿患者可用气垫床，床单要保持平整、干燥，督促或帮助患者经常更换体位，每日用温水擦洗皮肤，教育患者及其家属擦洗时不要用力太大，衣着宽大柔软，勤换内衣裤，每天会阴冲洗一次。注意皮肤干燥、清洁。有阴囊水肿时可用提睾带将阴囊提起，以免摩擦破溃。注射拔针后应压迫一段时间，以避免注射部位长期向外溢液，搬动患者时注意防止皮肤擦损。

四、健康教育

1. 休息活动指导　应注意休息，避免受凉、感冒，避免劳累和剧烈体育运动。适度活动，避免肢体血栓形成等并发症发生。

2. 心理指导　乐观开朗，对疾病治疗和康复充满信心。

3. 检查指导　密切监测肾功能变化，教会患者自测尿蛋白，了解其动态，此为疾病活动可靠指标。

4. 饮食指导　告诉患者优质蛋白、高热量、低脂、高膳食纤维和低盐饮食的重要性，并合理安排每天饮食。水肿时注意限制水盐，避免进食腌制食品。

5. 用药指导　避免使用肾毒性药物，遵医嘱用药，介绍各类药物的使用方法、使用时注意事项及可能的不良反应。服用激素不可擅自增减剂量或停药。在医生指导下调整用药剂量。

6. 自我病情监测与随访指导　监测水肿、尿蛋白、肾功能等的变化，注意随访，不适时门诊随诊。

（何丽芹）

第十四章

内分泌系统疾病护理

第一节 内分泌系统疾病常见症状的护理

一、身体外形改变

（一）定义

包括体形的变化，毛发的质地、分布改变，面容的变化以及皮肤黏膜色素沉着等。这些异常多与脑垂体、甲状腺、甲状旁腺、肾上腺或部分代谢性疾病有关。

（二）评估

1. 病因评估

（1）身高异常：体格异常高大见于发生在青春期前腺垂体生长激素分泌过多的巨人症（gigantism），发生在青春期后的肢端肥大症（acromegaly）；体格异常矮小见于发生在儿童时期的腺垂体生长激素缺乏的垂体性侏儒症（dwarfism）；体格矮小和智力低下见于发生在成熟前的甲状腺功能减退的呆小病（cretinism）。

（2）体重异常：肥胖见于下丘脑疾病、Cushing 综合征、2 型糖尿病（肥胖型）、性功能减退症、甲状腺功能减退症、代谢综合征等疾病；消瘦见于甲状腺功能亢进症、1 型与 2 型糖尿病（非肥胖型）、嗜铬细胞瘤、神经性厌食等疾病。

（3）毛发异常：全身性多毛见于先天性肾上腺皮质增生、Cushing 病等疾病；毛发脱落见于甲状腺功能减退症、睾丸功能减退、肾上腺皮质和卵巢功能减退等疾病。

（4）面容异常：眼球突出见于甲状腺功能亢进症，满月脸见于 Cushing 病，头皮脸皮增厚、口唇增厚、耳鼻长大见于肢端肥大症等。

（5）皮肤异常：皮肤色素沉着见于原发性肾上腺皮质功能减退症、先天性肾上腺皮质增生症、异位 ACTH 综合征等；紫纹见于 Cushing 综合征；病理性痤疮见于 Cushing 综合征、先天性肾上腺皮质增生症等。

2. 症状评估　除了身高、体重的改变以外，还包括其他身体特征的改变，如生长发育及第二性征情况，全身营养状况，面容表情情况，皮肤的色泽、弹性情况，毛发颜色、分布和多少等情况。

3. 相关因素评估　身体外形的改变是否引起心理障碍，有无其他伴随症状，治疗及用药情况等。

（三）护理措施

1. 提供患者心理支持

（1）加强接触和沟通，鼓励患者表达自我感受。

（2）给予相关知识的讲解，提供资料和与其他病友交流，使其了解疾病的转归和治疗效果，使其有战胜疾病的信心。

（3）关注患者是否有自卑、焦虑、抑郁等心理问题，提供心理医生疏导。

2. 协助家庭给予支持

（1）了解家庭成员关系、知识结构，给予相关知识讲解。

（2）鼓励家属与患者多沟通、多交流，相互表达自身感受。

（3）把患者治疗情况告知家属，使其督促患者配合。

（4）家属和患者共同有信心，消除患者心理疾患，防止自杀等行为发生。

3. 促进患者社会交流

（1）鼓励患者参加社会团体或病友俱乐部等组织。

（2）帮助患者增加与他人沟通的技巧。

（3）教育周围人勿歧视患者，多给予患者心理安慰。

4. 协助患者装扮自己　指导患者选择适当饰物修饰自己，如突眼的佩戴眼镜；毛发稀疏的戴帽子；肥胖、侏儒和巨人症患者可指导其选择合适的衣服等。

二、性功能异常

（一）定义

包括生殖器官发育迟缓或发育过早、性欲减退或丧失，女性月经紊乱、溢乳、闭经或不孕，男性勃起功能障碍（ED）、乳房发育迟缓等。

（二）评估

1. 病因评估

（1）下丘脑－垂体疾病：如垂体细胞瘤－催乳素瘤（prolactinoma）、成年人原发性腺垂体功能减退症等可引起女性溢乳、闭经、不育，男性阳痿、性功能减退；儿童期起病的腺垂体生长激素缺乏或性激素分泌不足可导致患者青春期器官不发育，第二性征缺如等。

（2）甲状腺疾病：如成年型甲减可引起男性阳痿、女性不育症；幼年型甲减可引起性早熟等。

（3）肾上腺疾病：如Cushing综合征由于肾上腺激素产生过多以及雄激素和皮质醇对垂体促性腺激素的抑制作用，女性可引起月经减少或停经，轻度多毛、痤疮，明显男性化，男性可引起性欲减退，阴茎缩小，睾丸变软；肾上腺皮质功能减退症由于肾上腺皮质激素分泌不足可引起女性阴毛、腋毛减少或脱落、稀疏，月经失调或闭经，男性可引起性功能减退。

（4）糖尿病：也可引起男性性功能减退。

2. 症状评估　患者有无皮肤干燥、粗糙，毛发脱落、稀疏或增多，女性闭经溢乳，男性乳房发育；外生殖器的发育是否正常，有无畸形。

3. 相关因素评估　性功能异常是否引起心理障碍，有无其他伴随症状，治疗及用药情况等。

（三）护理措施

1. 评估性功能障碍的型态　提供一个隐蔽舒适的环境和恰当的时间，鼓励患者描述目前的性功能、性活动与性生活型态，使患者以开放的态度讨论问题。

2. 提供专业指导

（1）护士应接受患者讨论性问题时所呈现的焦虑，对患者表示尊重、支持。询问患者使其烦恼的有关性爱或性功能方面的问题，给患者讲解所患疾病及用药治疗对性功能的影响，使患者积极配合治疗。

（2）提供可能的信息咨询服务，如专业医师、心理咨询师、性咨询门诊等。

（3）鼓励患者与配偶交流彼此的感受，并一起参加性健康教育及阅读有关性教育的材料。

（4）女性患者若有性交疼痛，可建议使用润滑剂。

三、排泄功能异常

（一）定义

排泄是机体将新陈代谢所产生的废物排出体外的生理过程，是人体的基本生理需要之一，也是维持生命的必要条件之一。人体排泄废物的途径有皮肤、呼吸道、消化道及泌尿道。内分泌疾病常见排泄功能异常为多尿，腹泻及便秘。

（二）评估

1. 病因评估

（1）多尿

1）垂体性尿崩症：因下丘脑－垂体病变使抗利尿激素分泌减少或缺乏，肾远曲小管重吸收水分下降，排出低比重尿，量可达到 5 000mL/d 以上。

2）糖尿病：尿内含糖多引起溶质性利尿，尿量增多。

3）原发性醛固酮增多症：引起血中高浓度钠，刺激渗透压感受器，摄入水分增多，排尿增多。

（2）腹泻与便秘

1）甲状腺功能亢进症可引起多汗、排便次数增多、排稀软便；便秘则可见于甲状腺功能减退的患者。

2）糖尿病可引起患者胃肠功能紊乱，可腹泻、便秘交替出现。

2. 症状评估　患者排便、排尿次数、性质、量；尿量、尿比重是否正常；尿量与饮食的关系等。

3. 相关因素评估　多尿症状之外是否有其他的伴随症状，如有无多饮多尿，有无多食消瘦，有无高血压等。胃肠功能紊乱是否与用药有关、是否还伴随其他症状等。

（三）护理措施

1. 提供心理支持　安慰患者，消除焦虑和紧张的情绪。

2. 提供适当的排泄环境　为患者提供单独隐蔽的环境及充裕的时间。

3. 选取适宜的排泄姿势　床上使用便器时，采取患者舒适的体位及姿势。

4. 皮肤护理　多尿患者注意皮肤清洁干燥，温水清洗会阴部皮肤，勤换衣裤等，腹泻患者注意每次大便后用软纸轻擦肛门、温水清洗，并在肛门周围涂油膏以保护皮肤。

5. 给予药物　便秘患者给予缓泻剂、通便剂或灌肠；腹泻患者给予止泻药、口服补钾液，注意观察用药后的作用、效果。

6. 合理安排膳食　便秘患者多摄取富含纤维素的食物，如蔬菜、水果、粗粮等，并多饮水；腹泻患者鼓励多饮水，酌情给予清淡的饮食，避免油腻、辛辣、高纤维的食物。

7. 密切观察病情　准确记录排泄物的颜色、性质、量，正确留取标本送检。

四、骨痛

（一）定义

骨痛为代谢性骨病的常见症状，严重者常发生自发性骨折，或轻微外伤即引起骨折。

（二）评估

1. 病因评估

（1）由于维生素 D 代谢障碍所导致的骨质软化性骨关节病，如阳光照射不足、消化不良、维生素 D 缺乏和磷摄入不足等引起的老年性、失用性骨质疏松。

（2）脂质代谢障碍引起的高脂血症性关节病，骨膜和关节腔组织脂蛋白转运代谢障碍性关节炎。

（3）嘌呤代谢障碍引起的痛风。

（4）糖尿病引起的糖尿病性骨病。

（5）皮质醇增多引起的皮质醇增多症性骨病。

（6）甲状腺或甲状旁腺疾病引起的骨关节病。

2. 症状评估 骨痛出现的时间、诱因、部位、性质、缓急程度、加重缓解因素以及相关伴随症状等。

（三）护理措施

1. 心理护理 患者由于疼痛影响进食和睡眠，可能导致关节畸形、骨折及其他功能脏器的损害，带给患者巨大的精神压力，可能出现情绪低落、焦虑、抑郁、悲观等情绪，应给予患者及家属讲解相关疾病知识，适时告知预后，介绍成功病例，增强患者战胜疾病的信心；给予患者理解、同情和正确指引，防止患者发生意外；鼓励家属给予患者心理支持。

2. 休息与体位 急性期给予卧床休息，避免体力劳动，如痛风患者可抬高患肢，骨质疏松患者可卧硬板床等。

3. 饮食护理 进食避免复发及加重的食物或进食富含钙质和维生素 D 的食物，饮食宜清淡、易消化，避免辛辣和刺激性食物，戒烟酒，避免咖啡因的摄入过多。

4. 用药护理 指导患者正确用药，观察药物疗效、不良反应，及时处理不良反应。

（何丽芹）

第二节 甲状腺功能亢进症

甲状腺功能亢进症（hyperthyroidism，简称甲亢）是指多种病因导致甲状腺激素分泌增多而引起的临床综合征。

一、病因和发病机制

（一）甲亢的病因分类

见表 14 - 1。

表 14 - 1 甲亢病因分类

1. 甲状腺性甲亢
①Graves 病
②自主性高功能甲状腺结节或腺瘤（Plummer 病）
③多结节性甲状腺肿伴甲亢
④滤泡性甲状腺癌
⑤碘甲亢
⑥新生儿甲亢
2. 垂体性甲亢
3. 异源性 TSH 综合征
①绒毛膜上皮癌伴甲亢
②葡萄胎伴甲亢
③肺癌和胃肠道癌伴甲亢
4. 卵巢甲状腺肿伴甲亢
5. 仅有甲亢症状而甲状腺功能不增高
①甲状腺炎甲亢：亚急性甲状腺炎；慢性淋巴细胞性甲状腺炎；放射性甲状腺炎
②药源性甲亢

（二）Graves 病（简称 GD）病因

又称毒性弥漫性甲状腺肿或 Basedow 病、Parry 病。是一种伴甲状腺激素分泌增多的器官特异性自身免疫病，占甲亢的 80% ~85%。

— 167 —

1. 遗传因素 GD 的易感基因主要包括人类白细胞抗原（如 HLA - B8、DR3 等）、CTLA - 4 基因和其他一些与 GD 特征性相关的基因（如 GD - 1，GD - 2）。

2. 环境因素（危险因素） 细菌感染（肠耶森杆菌）、精神刺激、雌激素、妊娠与分娩、某些 X 染色体基因等。

3. GD 的发生与自身免疫有关 遗传易感性、感染、精神创伤等诱因，导致免疫系统功能紊乱，Ts 功能缺陷，对 Th 细胞（T 辅助细胞）抑制作用减弱，B 淋巴细胞产生自身抗体，TSH 受体抗体（TRAb）与 TSH 受体结合而产生类似于 TSH 的生物学效应，使 GD 有时表现出自身免疫性甲状腺功能减退症的特点。

二、临床表现

（一）一般临床表现

多见于女性，男：女为 1：（4 ~ 6），20 ~ 40 岁多见。

1. 高代谢综合征 患者可表现为怕热多汗，皮肤、手掌、面、颈、腋下皮肤红润多汗。常有低热，严重时可出现高热。患者常有心动过速、心悸、胃纳明显亢进，但体重下降，疲乏无力。

2. 甲状腺肿 不少患者以甲状腺肿大为主诉，呈弥漫性、对称性肿大，质软，吞咽时上下移动。少数患者的甲状腺肿大不对称，或肿大不明显。

3. 眼征 眼征有以下几种：①睑裂增宽，上睑挛缩（少眨眼睛和凝视）。②Mobius 征：双眼看近物时，眼球辐辏不良（眼球内侧聚合困难或欠佳）。③von Graefe 征：眼向下看时，上眼睑因后缩而不能跟随眼球下落，出现白巩膜。④Joffroy 征：眼向上看时，前额皮肤不能皱起。⑤Stellwag 征：瞬目减少，炯炯发亮。

4. 神经系统 神经过敏，易于激动，烦躁多虑，失眠紧张，多言多动，有时思想不集中，但偶有神情淡漠、寡言抑郁者。

5. 心血管系统 心率快，心排血量增多，脉压加大，多数患者述说心悸、胸闷、气促，活动后加重，可出现各种期前收缩及心房纤颤等。

6. 消化系统 食欲亢进，但体重明显减轻为本病特征。腹泻，一般大便呈糊状。肝可稍大，肝功能可不正常，少数可有黄疸及维生素 B 族缺乏的症状。

7. 肌肉骨骼 甲亢性肌病、肌无力、肌萎缩、周期性瘫痪。

8. 生殖系统 女性月经减少或闭经，男性阳痿，偶有乳腺增生。

9. 造血系统 白细胞总数减少，周围血淋巴细胞比例增高，单核细胞增加，血容量增大。

（二）特殊临床表现

（1）甲亢危象：甲状腺功能亢进症在某些应激因素作用下，导致病情突然恶化，出现高热（39℃以上）、烦躁不安、大汗淋漓、恶心、呕吐、心房颤动等，严重者出现虚脱、休克、谵妄、昏迷等全身代谢功能严重紊乱，并危及患者生命安全。对甲亢患者应提高警惕，从预防着手，一旦发生危象，应立即采取综合措施进行抢救。

（2）甲亢性心脏病：心脏增大、严重心律失常、心力衰竭。

（3）淡漠型甲亢：神志淡漠、乏力、嗜睡、反应迟钝、明显消瘦。

（4）T_3 型甲亢、T_4 型甲亢。

（5）亚临床型甲亢：T_3、T_4 正常，TSH 降低。

（6）妊娠期甲亢：体重不随妊娠相应增加，四肢近端肌肉消瘦，休息时心率 > 100 次/分。

（7）胫前黏液性水肿。

（8）甲状腺功能正常的 Graves 眼病。

（9）甲亢性周期性瘫痪。

（三）实验室检查

1. 血清甲状腺激素测定 ①血清总甲状腺素（TT_4）：是判断甲状腺功能最基本的筛选指标。TT_4 受甲状腺结合球蛋白（TBG）结合蛋白量和结合力变化的影响，又受妊娠、雌激素、急性病毒性肝炎等的影响而升高。受雄激素、低蛋白血症、糖皮质激素等的影响而下降。②血清总三碘甲状腺原氨酸（TT_3）：亦受 TBG 影响。③血清游离甲状腺素（FT_4）、游离三碘甲状腺原氨酸（FT_3）：是诊断甲亢的首选指标，其中 FT_4 敏感性和特异性较高。

2. 促甲状腺激素测定（TSH） 是反映甲状腺功能的最敏感的指标。ICMA（免疫化学发光法）：第三代 TSH 测定法，灵敏度达到 0.001mU/L。取代 TRH 兴奋试验，是诊断亚临床型甲状腺功能亢进症和亚临床型甲状腺功能减退症的主要指标。

3. TRH 兴奋试验 正常人 TSH 水平较注射前升高 3 ~ 5 倍，高峰出现在 30min，并且持续 2 ~ 3h。静注 TRH 后 TSH 无升高则支持甲亢。

4. 甲状腺摄^{131}I 率 总摄取量增加，高峰前移。

5. T_3 抑制试验 鉴别甲状腺肿伴摄碘增高由甲亢或单纯性甲状腺肿所致。

6. 其他 促甲状腺激素受体抗体（TRAb）、甲状腺刺激抗体（TSAb）测定。

三、诊断

1. 检测甲状腺功能 确定有无甲状腺毒症：有高代谢症状、甲状腺肿等临床表现者，常规进行 TSH、FT_4 和 FT_3 检查。如果血中 TSH 水平降低或者测不到，伴有 FT_4 和（或）FT_3 升高，可诊断为甲状腺毒症。当发现 FT_4 升高反而 TSH 正常或升高时，应注意有垂体 TSH 腺瘤或甲状腺激素不敏感综合征的可能。

2. 病因诊断 甲状腺毒症的诊断确立后，应结合甲状腺自身抗体、甲状腺摄^{131}I 率、甲状腺超声、甲状腺核素扫描等检查具体分析其是否由甲亢引起及甲亢的原因。

3. GD 的诊断标准 如下所述。

（1）甲亢诊断成立。

（2）甲状腺呈弥漫性肿大或者无肿大。

（3）TRAb 和 TSAb 阳性。

（4）其他甲状腺自身抗体如 TPPAb、TGAb 阳性。

（5）浸润性突眼。

（6）胫前黏液性水肿。

具备前 2 项者诊断即可成立，其他 4 项进一步支持诊断确立。

四、治疗

（一）一般治疗

情绪不稳定、精神紧张者可服用一些镇静药，如地西泮、氯氮䓬等；心悸及心动过速者可用普萘洛尔、阿替洛尔等药；保证足够的休息；增加营养，包括糖类、蛋白质、脂肪和维生素等摄入量较正常人增加。

（二）甲亢的特征性治疗

1. 抗甲状腺药物 常用的抗甲状腺药物分为硫脲类和咪唑类两类。硫脲类包括甲硫氧嘧啶或丙硫氧嘧啶；咪唑类包括甲巯咪唑、卡比马唑。比较常用的是丙硫氧嘧啶和甲巯咪唑。

适应证：①病情轻、中度患者；甲状腺轻、中度肿大，较小的毒性弥漫性甲状腺肿。②年龄在 20 岁以下。③手术前或放射碘治疗前的准备。④甲状腺手术后复发且不能做放射性核素^{131}I 治疗。⑤作为放射性核素^{131}I 治疗的辅助治疗。

不良反应：①粒细胞减少：发生率约为 10%，治疗开始后 2 ~ 3 个月内，或 WBC $< 3 \times 10^9$/L 或中

性粒细胞 $< 1.5 \times 10^9/L$ 时应停药。②皮疹：发生率为 2% ~3% 。③胆汁淤积性黄疸、血管神经性水肿、中毒性肝炎、急性关节痛等较为罕见，如发生则须立即停药。

2. 甲状腺手术治疗　如下所述。

（1）适应证：①中、重度甲亢，长期服药无效，停药后复发或不能坚持长期服药者。②甲状腺很大，有压迫症状。③胸骨后甲状腺肿。④结节性甲状腺肿伴甲亢。⑤毒性甲状腺腺瘤。

（2）禁忌证：①较重或发展较快的浸润性突眼。②合并较重心、肝、肾疾病，不能耐受手术者。③妊娠前 3 个月和第 6 个月以后。④轻症可用药物治疗者。

3. 放射性核素^{131}I 治疗　如下所述。

（1）适应证：①毒性弥漫性中度甲状腺肿，年龄在 25 ~30 岁以上。②抗甲状腺药物治疗无效或过敏。③不愿手术或不宜手术，或手术后复发。④毒性甲状腺腺瘤。

（2）禁忌证：①妊娠、哺乳期。②25 岁以下。③严重心、肝、肾衰竭或活动性肺结核。④WBC $< 3 \times 10^9/L$ 或中性粒 $< 1.5 \times 10^9/L$。⑤重症浸润性突眼。⑥甲亢危象。⑦甲状腺不能摄碘。

（3）剂量：根据甲状腺组织重量和甲状腺^{131}I 摄取率计算。

（4）并发症：①甲状腺功能减退症：国内报告治疗后 1 年内的发生率 4.6% ~5.4% ，以后每年递增 1% ~2% 。②放射性甲状腺炎：7 ~10d 发生，严重者可给予阿司匹林或糖皮质激素治疗。

4. 其他药物治疗　如下所述。

（1）碘剂：应减少碘摄入，忌食含碘丰富的食物。复方碘化钠溶液仅用在术前、甲亢危象时。

（2）β - 受体阻滞药：作用机制是阻断甲状腺激素对心脏的兴奋作用；阻断外周组织 T_4 向 T_3 转化，主要在抗甲状腺药物初治期使用，可较快控制甲亢的临床症状。

5. 甲亢危象的治疗　如下所述。

（1）抑制甲状腺激素合成及外周组织中，T_4 转化为 T_3：首选丙硫氧嘧啶，首次剂量 600mg 口服，以后给予 250mg，每 6h 口服 1 次，待症状缓解后，或甲巯咪唑 60mg，继而同等剂量每日 3 次口服至病情好转，逐渐减为一般治疗剂量。

（2）抑制甲状腺激素释放：服丙硫氧嘧啶 1h 后再加用复方碘口服溶液 5 滴，每 8h 服 1 次，首次剂量为 30 ~60 滴，以后每 6 ~8h 服 5 ~10 滴，或碘化钠 1g 加入 10% 葡萄糖盐水溶液中静脉滴注 24h，以后视病情逐渐减量，一般使用 3 ~7d。每日 0.5 ~1.0g 静脉滴注，病情缓解后停用。

（3）降低周围组织对 TH 反应：选用 β 肾上腺素能受体阻断药，无心力衰竭者可给予普萘洛尔 30 ~50mg，6 ~8h 给药 1 次，或给予利舍平肌内注射。

（4）肾上腺皮质激素：氢化可的松 50 ~100mg 加入 5% ~10% 葡萄糖溶液静脉滴注，每 6 ~8h 滴注 1 次。

（5）对症处理：首先应去除诱因，其次高热者予物理或药物降温；缺氧者给予吸氧；监护心、肾功能；防治感染及各种并发症。

五、常见护理问题

（一）潜在并发症——甲亢危象

（1）保证病室环境安静。

（2）严格按规定的时间和剂量给予抢救药物。

（3）密切观察生命体征和意识状态并记录。

（4）昏迷者加强皮肤、口腔护理，定时翻身、以预防压疮、肺炎的发生。

（5）病情许可时，教育患者及家属感染、严重精神刺激、创伤等是诱发甲亢的重要因素，应加以避免；指导患者进行自我心理调节，增强应对能力；提醒家属或病友要理解患者现状，应多关心、爱护患者。

（二）营养失调（altered nutrition）——与基础代谢率增高，蛋白质分解加速有关

1. 饮食　高糖类、高蛋白、高维生素饮食，提供足够热量和营养以补充消耗，满足高代谢需要。

成人每日总热量应在 12 000 ~ 14 000kJ，约比正常人高 50%。蛋白质每日 1 ~ 2g/kg 体重，膳食中可以各种形式增加奶类、蛋类、瘦肉类等优质蛋白以纠正体内的负氮平衡。餐次以一日 6 餐或一日 3 餐中间辅以点心为宜。主食应足量。每日饮水 2 000 ~ 3 000mL，补偿因腹泻、大量出汗及呼吸加快引起的水分丢失，心脏病者除外，以防水肿和心力衰竭。忌食生冷食物，减少食物中粗纤维的摄入，调味清淡可改善排便次数增多等消化道症状。慎用卷心菜、花椰菜、甘蓝等致甲状腺肿的食物。

2. 药物护理　有效治疗可使体重增加，应指导患者按时按量规则服药，不可自行减量或停服。

3. 其他　定期监测体重、血 BUN 等。

（三）感知改变——与甲亢所致浸润性突眼有关

1. 指导患者保护眼睛　戴深色眼镜，减少光线和灰尘的刺激。睡前涂抗生素眼膏，眼睑不能闭合者覆盖纱布或眼罩，将角膜、结膜损伤、感染和溃疡的可能性降至最低限度。眼睛勿向上凝视，以免加剧眼球突出和诱发斜视。

2. 指导患者减轻眼部症状的方法　0.5% 甲基纤维素或 0.5% 氢化可的松溶液滴眼，可减轻眼睛局部刺激症状；高枕卧位和限制钠盐摄入可减轻球后水肿，改善眼部症状；每日做眼球运动以锻炼眼肌，改善眼肌功能。

3. 定期眼科角膜检查　以防角膜溃疡造成失明。

（四）个人应对无效——与甲亢所致精神神经系统兴奋性增高、性格与情绪改变有关

1. 解释情绪、行为改变的原因，提高对疾病认知水平　观察患者情绪变化，与患者及其亲属讨论行为改变的原因，使其理解敏感、急躁易怒等是甲亢临床表现的一部分，可因治疗而得到改善，以减轻患者因疾病而产生的压力，提高对疾病的认知水平。

2. 减少不良刺激，合理安排生活　保持环境安静和轻松的气氛，限制访视，避免外来刺激，满足患者基本生理及安全需要。忌饮酒、咖啡、浓茶，以减少环境和食物对患者的不良刺激。帮助患者合理安排作息时间，白天适当活动，避免精神紧张和注意力过度集中，保证夜间充足睡眠。

3. 帮助患者处理突发事件　以平和、耐心的态度对待患者，建立相互信任的关系。与患者共同探讨控制情绪和减轻压力的方法，指导和帮助患者处理突发事件。

六、健康教育

告诉患者有关甲亢的临床表现、诊断性试验、治疗、饮食原则及眼睛的防护方法。上衣宜宽松，严禁用手挤压甲状腺以免甲状腺受压后甲状腺激素分泌增多，加重病情。强调长期服用抗甲状腺药物的重要性，长期服用抗甲状腺药物者应每周查血常规 1 次。每日清晨卧床时自测脉搏，定期测量体重，脉搏减慢、体重增加是治疗有效的重要标志。每隔 1 ~ 2 个月门诊随访作甲状腺功能测定。出现高热、恶心、呕吐、大汗淋漓、腹痛、腹泻、体重锐减、突眼加重等症状提示可能发生甲亢危象应及时就诊。掌握上述自我监测和自我护理的方法，可有效地降低本病的复发率。

本病病程较长，多数经积极治疗后，预后良好，少数患者可自行缓解。心脏并发症可为永久性。放射性碘治疗、甲状腺手术治疗所致甲状腺功能减退症者需终身替代治疗。

（何丽芹）

第三节　甲状腺功能减退症

甲状腺功能减退症（hypothyroidism，简称甲减），是由各种原因导致的低甲状腺激素血症或甲状腺激素抵抗而引起的全身性低代谢综合征。按起病年龄分为三型，起病于胎儿或新生儿，称为呆小病；起病于儿童者，称为幼年性甲减；起病于成年，称为成年性甲减。前两者常伴有智力障碍。

一、病因

1. 原发性甲状腺功能减退　由于甲状腺腺体本身病变引起的甲减，占全部甲减的 95% 以上，且

90%以上原发性甲减是由自身免疫、甲状腺手术和甲亢^{131}I治疗所致。

2. **继发性甲状腺功能减退症**　由下丘脑和垂体病变引起的促甲状腺激素释放激素（TRH）或者促甲状腺激素（TSH）产生和分泌减少所致的甲减，垂体外照射、垂体大腺瘤、颅咽管瘤及产后大出血是其较常见的原因；其中由于下丘脑病变引起的甲减称为三发性甲减。

3. **甲状腺激素抵抗综合征**　由于甲状腺激素在外周组织实现生物效应障碍引起的综合征。

二、临床表现

1. **一般表现**　易疲劳、怕冷、体重增加、记忆力减退、反应迟钝、嗜睡、精神抑郁、便秘、月经不调、肌肉痉挛等。体检可见表情淡漠，面色苍白，皮肤干燥发凉、粗糙脱屑，颜面、眼睑和手皮肤水肿，声音嘶哑，毛发稀疏、眉毛外1/3脱落。由于高胡萝卜素血症，手脚皮肤呈姜黄色。

2. **肌肉与关节**　肌肉乏力，暂时性肌强直、痉挛、疼痛，嚼肌、胸锁乳突肌、股四头肌和手部肌肉可有进行性肌萎缩。腱反射的弛缓期特征性延长，超过350ms（正常为240~320ms），跟腱反射的半弛缓时间明显延长。

3. **心血管系统**　心肌黏液性水肿导致心肌收缩力损伤、心动过缓、心排血量下降。ECG显示低电压。由于心肌间质水肿、非特异性心肌纤维肿胀。左心室扩张和心包积液导致心脏增大，有学者称之为甲减性心脏病。冠心病在本病中高发。10%患者伴发高血压。

4. **血液系统**　由于下述四种原因发生贫血：①甲状腺激素缺乏引起血红蛋白合成障碍；②肠道吸收铁障碍引起铁缺乏；③肠道吸收叶酸障碍引起叶酸缺乏；④恶性贫血是与自身免疫性甲状腺炎伴发的器官特异性自身免疫病。

5. **消化系统**　厌食、腹胀、便秘，严重者出现麻痹性肠梗阻或黏液水肿性巨结肠。

6. **内分泌系统**　女性常有月经过多或闭经。长期严重的病例可导致垂体增生、蝶鞍增大。部分患者血清催乳素（PRI）水平增高，发生溢乳。原发性甲减伴特发性肾上腺皮质功能减退和1型糖尿病者，属自身免疫性多内分泌腺体综合征的一种。

7. **黏液性水肿昏迷**　本病的严重并发症，多在冬季寒冷时发病。诱因为严重的全身性疾病、甲状腺激素替代治疗中断、寒冷、手术、麻醉和使用镇静药等。临床表现为嗜睡、低体温（T<35℃）、呼吸徐缓、心动过缓、血压下降、四肢肌肉松弛、反射减弱或消失，甚至昏迷、休克、肾功能不全危及生命。

三、实验室检查

1. **血常规**　多为轻、中度正细胞正色素性贫血。

2. **生化检查**　血清三酰甘油、总胆固醇、LDLC增高，HDL-C降低，同型半胱氨酸增高，血清CK、LDH增高。

3. **甲状腺功能检查**　血清TSH增高、T_4、FT_4降低是诊断本病的必备指标。在严重病例血清T_3和FT_3减低。亚临床甲减仅有血清TSH增高，但是血清T_4或FT_4正常。

4. **TRH刺激试验**　主要用于原发性甲减与中枢性甲减的鉴别。静脉注射TRH后，血清TSH不增高者提示为垂体性甲减；延迟增高者为下丘脑性甲减；血清TSH在增高的基值上进一步增高，提示原发性甲减。

5. **X线检查**　可见心脏向两侧增大，可伴心包积液和胸腔积液，部分患者有蝶鞍增大。

四、治疗要点

1. **替代治疗**　左甲状腺素（L-T_4）治疗，治疗的目标是将血清TSH和甲状腺激素水平恢复到正常范围内，需要终身服药。治疗的剂量取决于患者的病情、年龄、体重和个体差异。补充甲状腺激素，重新建立下丘脑-垂体-甲状腺轴的平衡一般需要4~6周，所以治疗初期，每4~6周测定激素指标。然后根据检查结果调整L-T_4剂量，直到达到治疗的目标。治疗达标后，需要每6~12个月复查1次激素指标。

2. 对症治疗 有贫血者补充铁剂、维生素 B_{12}、叶酸等胃酸低者补充稀盐酸，并与 TH 合用疗效好。

3. 黏液水肿性昏迷的治疗

（1）补充甲状腺激素：首选 TH 静脉注射，直至患者症状改善，至患者清醒后改为口服。

（2）保温、供氧、保持呼吸道通畅，必要时行气管切开、机械通气等。

（3）氢化可的松 200～300mg/d 持续静滴，患者清醒后逐渐减量。

（4）根据需要补液，但是入水量不宜过多。

（5）控制感染，治疗原发病。

五、护理措施

（一）基础护理

1. 加强保暖 调节室温在 22～23℃，避免病床靠近门窗，以免患者受凉。适当地使体温升高，冬天外出时，戴手套，穿棉鞋，以免四肢暴露在冷空气中。

2. 活动与休息 鼓励患者进行适当的运动，如散步、慢跑等。

3. 饮食护理 饮食以高维生素、高蛋白、高热量为主。多进食水果、新鲜蔬菜和含碘丰富的食物如海带等。桥本甲状腺炎所致甲状腺功能减退者应避免摄取含碘食物，以免诱发严重黏液性水肿。不宜食生凉冰食物，注意食物与药物之间的关系，如服中药忌饮茶。

4. 心理护理 加强与患者沟通，语速适中，并观察患者反应，告诉患者本病可以用替代疗法达到较好的效果，树立患者配合治疗的信心。

5. 其他 建立正常的排便形态，养成规律、排便的习惯。

（二）专科护理

1. 观察病情 监测生命体征变化，观察精神、神志、语言状态、体重、乏力、动作、皮肤情况，注意胃肠道症状，如大便的次数、性状、量的改变，腹胀、腹痛等麻痹性肠梗阻的表现有无缓解等。

2. 用药护理 甲状腺制剂从小剂量开始，逐渐增加，注意用药的准确性。用药前后分别测脉搏、体重及水肿情况，以便观察药物疗效；用药后若有心悸、心律失常、胸痛、出汗、情绪不安等药物过量的症状时，要立即通知医师处理。

3. 对症护理 对于便秘患者，遵医嘱给予轻泻剂，指导患者每天定时排便，适当增加运动量，以促进排便。注意皮肤防护，及时清洗并用保护霜，防止皮肤干裂。适量运动，注意保护，防止外伤的发生。

4. 黏液性水肿昏迷的护理

（1）保持呼吸道通畅，吸氧，备好气管插管或气管切开设备。

（2）建立静脉通道，遵医嘱给予急救药物，如 L-T_3，氢化可的松静滴。

（3）监测生命体征和动脉血气分析的变化，观察神志，记录出入量。

（4）注意保暖，主要采用升高室温的方法，尽量不给予局部热敷，以防烫伤。

（三）健康教育

1. 用药指导 告诉患者终身坚持服药的重要性和必要性以及随意停药或变更药物剂量的危害；告知患者服用甲状腺激素过量的表现，提醒患者发现异常及时就诊；长期用甲状腺激素替代者每 6～12 个月到医院检测 1 次。

2. 日常生活指导 指导患者注意个人卫生，注意保暖，注意行动安全。防止便秘、感染和创伤。慎用催眠、镇静、止痛、麻醉等药物。

3. 自我观察 指导患者学会自我观察，一旦有黏液性水肿的表现，如低血压、体温低于 35℃、心动过缓，应及时就诊。

（姚会艳）

第四节 亚急性甲状腺炎

一、疾病概述

亚急性甲状腺炎（subacute thyroiditis）在临床上较为常见。多见于 20～50 岁成人，但也见于青年与老年，女性多见，3～4 倍于男性。

慢性淋巴细胞性甲状腺炎（chronic lymphocytic thyroiditis）又称桥本病（Hashimoto disease）或桥本甲状腺炎。目前认为本病与自身免疫有关，也称自身免疫性甲状腺炎。本病多见于中年妇女，有发展为甲状腺功能减退的趋势。

二、护理评估

（一）健康评估

1. 亚急性甲状腺炎　本病可能与病毒感染有关，起病前常有上呼吸道感染。发病时，患者血清中对某些病毒的抗体滴定度增高，包括流感病毒、柯萨奇病毒、腺病毒、腮腺炎病毒等。

2. 慢性淋巴细胞性甲状腺炎　目前认为本病病因与自身免疫有关。这方面的证据较多。本病患者血清中抗甲状腺抗体、包括甲状腺球蛋白抗体与甲状腺微粒体抗体常明显升高。甲状腺组织中有大量淋巴细胞与浆细胞浸润。本病可与其他自身免疫性疾病同时并存，如恶性贫血、舍格伦综合征、慢性活动性肝炎、系统性红斑狼疮等。本病患者的淋巴细胞在体外与甲状腺组织抗原接触后，可产生白细胞移动抑制因子。上述情况也可在 Graves 病与特发性黏液性水肿患者中见到，提示三者有共同的发病因素。因此，Graves 病、特发性黏液性水肿与本病统称为自身免疫性甲状腺病。自身免疫性甲状腺病也可发生于同一家族中。

（二）临床症状与评估

1. 亚急性甲状腺炎

（1）局部表现：早期出现的最具有特征性的表现是甲状腺部位的疼痛，可先从一叶开始，以后扩大或转移到另一叶，或者始终局限于一叶。疼痛常向颌下、耳后或颈部等处放射，咀嚼或吞咽时疼痛加重。根据病变侵犯的范围大小，检查时可发现甲状腺弥漫性肿大，可超过正常体积的 2～3 倍；或在一侧腺体内触及大小不等的结节，表面不规则，质地较硬，呈紧韧感，但区别于甲状腺癌的坚硬感；病变部位触痛明显，周围界限尚清楚；颈部淋巴结一般无肿大。到疾病恢复期，局部疼痛已消失，急性期出现的甲状腺结节如体积较小可自行消失，如结节较大，仍可触及，结节不规则、坚韧、表面不平，周围界限清楚，无触痛。有些患者病变轻微，甲状腺不肿大或仅有轻微肿大，也可无疼痛。

（2）全身表现：早期，起病急骤，可有咽痛、畏寒、发热、寒战、全身乏力、食欲不振等。如病变较广泛，甲状腺滤泡大量受损，甲状腺素释放入血，患者可出现甲状腺功能亢进的表现，如烦躁、心慌、心悸、多汗、怕热、易怒、手颤等。有些患者病变较轻，仅有轻度甲亢症状或无甲亢症状。随着病情的发展，甲状腺滤泡内甲状腺素释放、耗竭，甲状腺滤泡细胞又尚未完全修复，患者可出现甲状腺功能减退症状，如乏力、畏寒、精神差、易疲劳等。随着甲状腺滤泡细胞的修复及功能恢复，临床表现亦逐渐恢复正常。

2. 慢性淋巴细胞性甲状腺炎

（1）局部症状：本病起病缓慢，甲状腺肿为其突出的临床表现，一般呈中度弥漫性肿大，仍保持甲状腺外形，但两侧可不对称，质韧如橡皮，表面光滑，随吞咽移动。但有时也可呈结节状，质较硬。甲状腺局部一般无疼痛，但部分患者甲状腺肿大较快，偶可出现压迫症状，如呼吸或咽下困难等。

（2）全身症状：早期病例的甲状腺功能尚能维持在正常范围内，但血清 TSH 可增高，说明该时甲状腺储备功能已下降。随着疾病的发展，临床上可出现甲状腺功能减退或黏液性水肿的表现。本病但也有部分患者甲状腺不肿大、反而缩小，而其主要表现为甲状腺功能减退。慢性淋巴细胞性甲状腺炎也可出现一过性甲状腺毒症，少数患者可有突眼，但程度一般较轻。本病可与 Graves 病同时存在。

（三）辅助检查及评估

1. 亚急性甲状腺炎　早期血清 T_3、T_4 等可有一过性增高，红细胞沉降率明显增快，甲状腺摄碘率明显降低，血清甲状腺球蛋白也可增高；以后血清 T_3、T_4 降低，TSH 增高；随着疾病的好转，甲状腺摄碘率与血清 T_3、T_4 等均可恢复正常。

2. 慢性粒巴细胞性甲状腺炎

（1）血清甲状腺微粒体（过氧化物酶）抗体、血清甲状腺球蛋白抗体：明显增加，对本病有诊断意义。

（2）血清 TSH：可升高。

（3）甲状腺摄碘率：正常或增高。

（4）甲状腺扫描：呈均匀分布，也可分布不均或表现为"冷结节"。

（5）其他实验室检查：红细胞沉降率（ESR）可加速，血清蛋白电泳丙种球蛋白可增高。

（四）心理－社会评估

甲状腺炎患者由于甲状腺激素分泌增多、神经兴奋性增高，常表现为悲观、抑郁、恐惧，担心自己的疾病转化为甲亢；且本病易反复，有较长的服药史，容易失去战胜疾病的信心。

三、护理诊断

1. 疼痛　与甲状腺炎症有关。
2. 体温过高　与炎症性疾病引起有关。
3. 营养失调：低于机体需要量　与疾病有关。
4. 知识缺乏　与患者未接受或不充分接受相关疾病健康教育有关。
5. 焦虑　与疾病所致甲状腺肿大有关。

四、护理目标

（1）患者住院期间疼痛发生时能够及时采取有效的方法缓解。

（2）患者住院期间体温维持正常。

（3）患者住院期间体重不下降并维持在正常水平。

（4）患者住院期间能够复述对其进行健康教育的大多部分内容，能够说出、理解并能够执行，配合医疗护理有效。

（5）患者住院期间主诉焦虑有所缓解，对治疗有信心。

五、护理措施

（一）生活护理

嘱患者尽量卧床休息，减少活动，评估患者疼痛的程度、性质，可为患者提供舒适的环境，使其放松，教会患者自我缓解疼痛的方法如分散注意力等，必要时可遵医嘱给予止痛药缓解疼痛，注意观察用药后有无不良反应发生。

（二）病情观察

观察患者生命体征，主要是体温变化和心率变化。体温过高时采取物理降温，并按照高热患者护理措施进行护理，并注意监测降温后体温变化，嘱患者多饮水或其喜爱的饮料。

（三）饮食护理

嘱患者进食高热量、高蛋白质、高维生素并易于消化的食物，指导患者多摄入含钙丰富的食物，防止治疗期间药物不良反应引起的骨质疏松，同时对于消瘦的患者应每天监测体重。

（四）心理护理

多与患者接触、沟通，了解患者心理状况，鼓励患者说出不良情绪，给予开导，缓解患者焦虑情绪。

（五）用药护理

（1）亚急性甲状腺炎：轻症病例用阿司匹林、吲哚美辛等非甾体抗炎药以控制症状。阿司匹林0.5～1.0g，每日2～3次，口服，疗程一般在2周左右。症状较重者，可给予泼尼松20～40mg/d，分次口服，症状可迅速缓解，体温下降，疼痛消失，甲状腺结节也很快缩小或消失。用药1～2周后可逐渐减量，疗程一般为1～2个月，但停药后可复发，再次治疗仍有效。有甲状腺毒症者可给予普萘洛尔以控制症状。如甲状腺摄碘率已恢复正常，停药后一般不再复发。少数患者可出现一过性甲状腺功能减退；如症状明显，可适当补充甲状腺制剂。有明显感染者，应做有关治疗。

（2）慢性淋巴细胞性甲状腺炎：早期患者如甲状腺肿大不显著或症状不明显者，不一定予以治疗，可随访观察。但若已有甲状腺功能减退，即使仅有血清TSH增高（提示甲状腺功能已有一定不足）而症状不明显者，均应予以甲状腺制剂治疗。一般采用干甲状腺片或左旋甲状腺素（L－T$_4$），剂量视病情反应而定。宜从小剂量开始，干甲状腺片20mg/d，或L－T$_4$25～50μg/d，以后逐渐增加。维持剂量为干甲状腺片60～180mg/d，或L－T$_4$100～150μg/d，分次口服。部分患者用药后甲状腺可明显缩小。疗程视病情而定，有时需终身服用。

（3）伴有甲状腺功能亢进的患者，应予以抗甲状腺药物治疗，但剂量宜小，否则易出现甲状腺功能减退。一般不采用放射性碘或手术治疗，否则可出现严重黏液性水肿。

（4）糖皮质激素虽可使甲状腺缩小与抗甲状腺抗体滴定度降低，但具有一定不良反应，且停药后可复发，故一般不用。但如甲状腺迅速肿大或伴有疼痛、压迫症状者，可短期应用以较快缓解症状。每日泼尼松30mg，分次口服。以后逐渐递减，可用1～2个月。病情稳定后停药。

（5）如有明显压迫症状，经甲状腺制剂等药物治疗后甲状腺不缩小，或疑有甲状腺癌者，可考虑手术治疗，术后仍应继续补充甲状腺制剂。

用药期间注意观察患者使用激素治疗后有无不良反应的发生，注意患者的安全护理。

（六）健康教育

评估患者对疾病的知识掌握程度以及学习能力，根据患者具体情况制定合理的健康教育计划并有效实施，帮助患者获得战胜疾病的信心。

（姚会艳）

第五节　原发性醛固酮增多症

一、疾病概述

原发性醛固酮增多症（primary aldosteronism，简称原醛）为继发性高血压，主要由于肾上腺皮质腺瘤或增生使醛固酮分泌过多，导致钠、水潴留，体液容量扩张而抑制肾素－血管紧张素系统。临床表现有三组特征：高血压，神经肌肉功能异常，血钾过低。

原发性醛固酮增多症可分为醛固酮瘤、特发性醛固酮增多症及糖皮质激素可抑制性醛固酮增多症等。

二、护理评估

（一）健康史评估

护士在评估患者时应注意评估患者有无家族史，高血压、低血钾病史，如血压增高、乏力、肌肉麻痹、夜尿增多，严重时患者会出现周期性瘫痪等病史。

1. 醛固酮瘤　占原醛的80%~90%，少数患者可为多发腺瘤或双侧腺瘤。腺瘤成因不明，血浆醛固酮与血浆 ACTH 的昼夜节律呈平行关系。

2. 特发性醛固酮增多症　临床表现和生化改变与醛固酮瘤相似，可能与肾上腺球状带细胞对血管紧张素Ⅱ的敏感性增强，醛固酮刺激因子兴奋醛固酮分泌，血清素或组胺介导的醛固酮过度兴奋有关。

3. 糖皮质激素可抑制性醛固酮增多症　与遗传有关，有家族史者以常染色体显性遗传方式遗传。

（二）临床症状和评估

1. 高血压　为最早出现的症状。原因主要是大量醛固酮分泌引起钠潴留，使血浆容量增加，血管壁内钠离子浓度升高及增强血管对去甲肾上腺素的反应，从而引起高血压。可有不同程度的头痛、耳鸣、头晕。

2. 高尿钾、低血钾　原醛症患者因肾小管排钾过多，约80%~90%的患者有自发性低血钾（2.0~3.5mmol/L），也有部分患者血钾正常，但进高钠饮食或服用含利尿剂的降压药物后诱发低血钾。由于低钾血症，临床上可出现肌无力、软瘫、周期性瘫痪、心律失常、心电图出现 U 波或 ST 改变等；长期低血钾可致肾小管空泡变性，尿浓缩功能差，患者可有多尿伴口渴，尿比重偏低，且夜尿量大于日尿量，常继发泌尿系统感染，病情严重者可出现肾功能损害。

3. 其他　由于醛固酮增多，使肾小管对 Na^+ 离子的重吸收增强，而对 K^+ 及 H^+ 离子的排泄增加，还可产生细胞外液碱中毒；醛固酮增多使肾脏排 Ca^{2+}、Mg^{2+} 离子也增加，同时因碱中毒使游离钙减少，而使患者出现手足抽搐、肢端麻木等。

低血钾抑制胰岛素分泌，约半数患者可发生葡萄糖耐量低减，甚至可出现糖尿病。此外，原醛症患者虽有钠潴留，血容量增多，但由于有"钠逸脱"作用，而无水肿。

儿童期发病则影响其生长发育。

（三）辅助检查及其评估

1. 实验室检查　①血钾与尿钾：大多数患者血钾低于正常，一般在 2.0~3.0mmol/L，严重者更低，腺瘤者低血钾往往成持续性，增生者称波动性。尿钾增高，若血钾小于 3.5mmol/L、24 小时尿钾大于 25mmol/L，或同日血钾小于 3.0mmol/L 而 24 小时尿钾大于 20mmol/L，则有诊断意义。②血钠与尿钠：血钠一般为正常高限或轻度增高。尿钠每日排出量较摄入量为少或接近平衡。③碱血症：血 pH 可高达 7.6，提示代谢性碱中毒。④血镁：轻度降低。⑤尿常规：尿 pH 呈中性或碱性。

2. 醛固酮及其他类固醇测定

（1）醛固酮：①血浆醛固酮，明显增高；②尿醛固酮排出量高于正常。

（2）血浆 β-内啡肽测定：特发性醛固酮增多症患者血浆 β-内啡肽比腺瘤者及原发性高血压者均高。

（3）24 小时尿 17-羟皮质类固醇及 17-酮类固醇测定：一般均为正常，除非有癌肿引起的混合性皮质功能亢进可增高。

3. 肾素-血管紧张素Ⅱ测定　患者血管紧张素Ⅱ基础值可降至正常水平以下，且在注射利尿剂或直立体位后也不增高，为本病特征之一。这是由于醛固酮分泌增高、血容量扩张使肾素，血管紧张素系统活性降低所致，是与继发性醛固酮增多症的区别之处。

4. 特殊试验

（1）普食下钠、钾平衡试验：在普通饮食条件下（每日钠 160mmol、钾 60mmol）观察 1 周，可显示患者钾代谢呈负平衡，钠代谢正平衡，或近于平衡。在平衡试验期间，需记录血压，监测血钾、钠、二氧化碳结合力，尿钾、钠及血尿 pH 等，平衡期的检查结果作为对照，与以后的试验期（如低钠、高钠、螺内酯等）等进行比较。

（2）低钠试验：用以鉴别肾源性高血压伴低血钾。每日摄入钠 10~20mmol、钾 60mmol 共 1 周。本病患者在低钠条件下，到达肾远曲小管的钠明显减少，患者尿钾明显减少，血钾随之上升，如本试验历时 2 周以上则血钾上升和血压下降可更明显。肾脏病患者因不能有效地潴钠可出现失钠、脱水，即使在限制钠摄入的条件下，尿钠排泄仍不减少，尿钾排泄减少也不显著，血钾过低亦不易纠正。

（3）高钠试验：对病情轻、血钾降低不明显的疑似患者可做本试验。每日给钠 240mmol，钾 60mmol 一周，本症患者由于大量钠进入远曲小管进行钠、钾交换，使尿钾增多，血钾降低更明显，对血钾较低的患者不宜做此试验。

（4）螺内酯（安体舒通）试验：螺内酯可拮抗醛固酮对肾小管上皮的作用，每日 320～400mg，分 3～4 次口服，连续至少 1～2 周（可达 4～5 周），对比服药前后基础血压、血钾、钠、二氧化碳结合率，尿钾、钠、血、尿 pH，尿量等。如系本病患者，血钾可上升甚至接近正常、血压可下降、血二氧化碳结合力下降、尿钾减少、尿变为酸性，肌无力及麻木症状改善。肾病所致低血钾、高血压则螺内酯往往不起作用。

（5）氨苯蝶啶试验：此药有利钠保钾作用，每日 200mg，分 2～3 次口服，1 周以上，如能使血钾上升、血压下降者提示本病。对肾动脉狭窄及急进性高血压无效。

（四）心理－社会评估

患者由于疾病可致低血钾软瘫发作，因此应注意患者存在对疾病的恐惧发作、易紧张、无助感。

三、护理诊断

1. 潜在并发症：低血钾　与醛固酮增多所致的低血钾及失钾性肾病有关。
2. 有受伤的危险　与神经肌肉功能障碍有关。
3. 活动无耐力　与低血钾症引起的肌力下降、四肢麻痹抽搐及高血压有关。
4. 知识缺乏　与缺少对本病及相关检查的知识有关。

四、护理目标

（1）保持患者心情舒畅，嘱其避免紧张、激动的情绪变化。
（2）防止患者住院期间突发高血压引起的脑血管意外的发生。
（3）对于肌无力、软瘫的患者应加强巡视，加强生活护理和防护措施，以保证患者安全。
（4）使患者对本疾病有所了解，能更好地配合各项检查及治疗。
（5）使患者了解含钾高的水果及食物，了解监测出入量、体重、血钾、血压的重要性。

五、护理措施

（一）一般护理

为患者创造良好、安静、舒适、安全的病室环境，使患者能卧床安静休息，避免劳累。

（二）病情观察

监测血压及血钾变化，做好记录。保证随电解质平衡和酸碱平衡如果患者出现肌无力、呼吸困难、心律失常或神志变化，应立即通知医生迅速抢救。

（三）饮食护理

给予患者低盐饮食，减少水、钠潴留，鼓励患者多吃含钾高的水果及食物。

（四）心理护理

如为分泌醛固酮的肾上腺皮质腺瘤，手术切除后大多数患者临床及化验恢复正常，病情缓解达到治愈；少数病程长、有严重并发症的患者，高血压、低血钾的症状也可达到部分缓解。通过护理活动与患者建立良好的护患关系，使患者保持心情舒畅，避免紧张、激动的情绪变化。

（五）用药护理

对于双侧肾上腺皮质增生的，手术往往不够理想，因此近年来已主张药物治疗，可服用硝苯地平或螺内酯，或两者合用，但长期大量服用螺内酯可出现男性乳腺增生等不良反应。如为糖皮质激素可抑制性醛固酮增多症，则口服小剂量地塞米松治疗，但需长期终生服药。护士在对患者进行用药护理时，应帮助患者做好需要长期服药的思想准备，指导患者遵医嘱合理用药，并且观察患者用药后有无药物不良反应发生。

钙离子拮抗剂的使用为醛固酮的术前准备及双侧肾上腺皮质增生患者的长期治疗提供了新手段。口服硝苯地平对降低血压，改善症状有较好疗效，但必要时需遵医嘱给予适量补钾治疗。

（六）试验护理

醛固酮瘤的分泌受体位变化和肾素－血管紧张素Ⅱ变化影响较小，而和ACTH昼夜变化有关，正常人隔夜卧床，上午8时血浆醛固酮值约为 0.11~0.33nmol/L，如保持卧位到中午12时，血浆醛固酮低于上午时；8~12时取立位则血浆醛固酮高于上午，说明体位对醛固酮的分泌可产生影响。因此，护士在遵医嘱执行试验前，应向患者充分解释试验的目的、方法，指导患者如何进行配合。准时留取定时、定体位血标本。准确留取尿标本。对于进行卧立位醛固酮试验的患者，应在注射呋塞米后观察患者有无低血压，保证患者安全，如患者出现头晕、乏力、大汗等症状，及时发现，通知医生，立即停止试验，同时协助患者进食或进水。

（七）健康指导

（1）对手术患者进行术前和术后健康指导，向患者讲解手术治疗的必要性，术前应做的准备如服用药物控制血压，保证水、电解质平衡，补钾治疗，用药后的不良反应等。

（2）对长期服用药物治疗的患者，指导患者合理遵医嘱用药，定时随诊，监测肝、肾功能和电解质，对于长期服用激素治疗的患者注意讲解激素治疗的不良反应等。

（3）指导患者进行适当的功能锻炼，与患者一起制订活动计划。

（姚会艳）

第六节　糖尿病

糖尿病是由于多种原因引起的胰岛素分泌不足和（或）其作用缺陷而导致的一组以慢性血糖水平增高为特征的代谢性疾病。临床表现为代谢紊乱症候群，久病可引起多系统损害，导致眼、肾、神经、心脏、血管等组织器官的慢性进行性病变，引起功能缺陷及衰竭。重症或应激时可发生酮症酸中毒、高渗性昏迷等急性代谢紊乱。世界卫生组织将糖尿病分为1型糖尿病、2型糖尿病、其他特殊类型和妊娠期糖尿病四种。

一、护理措施

（一）一般护理

1. 适当运动　循序渐进并长期坚持，运动方式以有氧运动为宜，结合患者的爱好，老年人以散步为宜，不应超过心肺及关节的耐受能力。运动时间的计算：从吃第一口饭开始计时，以餐后 0.5~1h 开始为宜。肥胖患者可适当增加活动次数。

2. 明确饮食控制的重要性　计算标准体重，控制总热量，碳水化合物占50%~60%，蛋白质占15%~20%，脂肪占20%~25%。注意定时定量进餐，饮食搭配合理，热量分配一般为早、中、晚餐各占1/5，2/5，2/5 或 1/3，1/3，1/3。在血糖稳定的情况下，尽量供给营养全面的膳食。禁食甜食。多食含纤维素高的食物，保持大便通畅。

3. 注射胰岛素的护理　如下所述。

（1）贮存：备用胰岛素需置于 2~8℃ 冰箱存放。使用中的胰岛素笔芯放于30℃以下的室温中即可，有效期为4周，避免阳光直射。

（2）抽吸：抽吸胰岛素剂量必须准确，两种胰岛素合用时，先抽短效胰岛素，后抽中效或长效胰岛素，注射前充分混匀。注射预混胰岛素以前，要摇匀并避免剧烈振荡。

（3）注射部位：腹部以肚脐为中心直径 6cm 以外、上臂中外侧、大腿前外侧、臀大肌，其中腹部吸收最快。注意更换注射部位，两次注射之间应间隔 2cm 以上。

（4）消毒液：用体积分数 75% 酒精消毒，不宜用含碘的消毒剂。

（5）观察胰岛素不良反应：如低血糖反应、胰岛素过敏及注射部位皮下脂肪萎缩。

（6）注射胰岛素时应严格无菌操作，使用一次性注射器，防止感染。

4. 按时测体重　必要时记录出入量。如体重改变 >2kg，应报告医师。

5. 生活有规律　戒烟，限制饮酒。

6. 用药护理　使用口服降糖药物的患者，应向其说明服药的时间、方法等注意事项及药物的不良反应。

（二）症状护理

（1）皮肤护理：注意个人卫生，保持全身和局部清洁，加强口腔、皮肤和会阴部清洁，勤换内衣。诊疗操作应严格无菌技术，发生皮肤感染时不可随意用药。

（2）足部护理：注意保护足部，鞋子、袜口不宜过紧，保持趾间清洁、干燥，穿浅色袜子，每天检查足部有无外伤、鸡眼、水泡、趾甲异常，有无感觉及足背动脉搏动异常。剪趾甲时注意不要修剪过短。冬天注意足部保暖，避免长时间暴露于冷空气中。

（3）眼部病变的护理：出现视物模糊，应减少活动，加强日常生活的协助和安全护理。

（4）保持口腔清洁，预防上呼吸道感染，避免与肺炎、肺结核、感冒者接触。

（5）保持会阴部清洁、干燥，防止瘙痒和湿疹发生。需导尿时应严格无菌技术。

二、健康教育

（1）糖尿病为慢性终身性疾病，目前尚不能根治。患者要在饮食控制和运动治疗的基础上进行综合治疗，以减少或延迟并发症的发生和发展，提高生活质量。

（2）食物品种多样化，主食粗细粮搭配，副食荤素食搭配。避免进食浓缩的碳水化合物。避免食用动物内脏等高胆固醇食物。少喝或不喝稀饭，可用牛奶、豆浆等代替。

（3）运动能降低血糖，并可增强胰岛素的敏感性。运动时随身携带糖果，当出现低血糖症状时及时食用。身体不适时应暂停运动。

（4）遵医嘱使用降糖药物，指导所使用胰岛素的注射方法、作用时间及注意事项。

（5）每天检查足部皮肤，以早期发现病变。避免穿拖鞋、凉鞋、赤脚走路，禁用热水袋，以免因感觉迟钝而造成烫伤。

（6）指导患者正确掌握血糖监测的方法，了解糖尿病控制良好的标准。

（7）定期复查，一般每 3 个月复查糖化血红蛋白，以了解疾病控制情况，及时调整用药剂量。每年进行全身检查，以便尽早防治慢性并发症。

（姚会艳）

第十五章

神经系统疾病护理

第一节　神经系统常见症状的护理

一、头痛（headache）

头痛是临床常见的症状，一般泛指各种原因刺激颅内外的疼痛敏感结构而引起的头颅上半部即眉毛以上至枕下部这一范围内的疼痛。

（一）评估

1. 病因评估

（1）血管性头痛：包括偏头痛、脑血管病性头痛及高血压性头痛。

（2）颅内压变化性头痛：如腰椎穿刺后低颅压头痛、自发性颅内低压症、颅内压增高头痛及脑肿瘤引起头痛。

（3）颅内外感染性头痛：如脑炎、脑膜炎、颞动脉炎等。

（4）紧张性头痛：无固定部位。

（5）其他头痛：如癫痫性头痛、精神性头痛、五官及颈椎病变所致头痛，颅面神经痛等。

2. 症状评估　评估患者头痛的部位、性质、程度、规律、起始与持续时间，头痛发生的方式与经过，加重、减轻或激发头痛的因素，有无先兆以及伴随的症状体征。

（二）护理措施

（1）了解患者头痛是否与紧张、饥饿、精神压力、噪声、强光刺激、气候变化以及进食某些食物如巧克力、红酒等因素有关；是否因情绪紧张、咳嗽、大笑以及用力性动作而加剧；评估患者是否因长期反复头痛而出现恐惧、焦虑或忧郁心理。

（2）避免诱因：告知患者可能诱发或加重头痛的因素，如情绪紧张、进食某些食物与酒、月经来潮、用力性动作等；保持环境安静、舒适、光线柔和。

（3）选择减轻头痛的方法：如指导患者缓慢深呼吸，听轻音乐和行气功、生物反馈治疗，引导式想象，冷、热敷以及理疗、按摩、指压止痛法等。

（4）心理支持：长期反复发作的头痛，可使患者出现焦虑、紧张心理，要理解、同情患者的痛苦，耐心解释，适当诱导，解除其思想顾虑，训练身心放松，鼓励患者树立信心，积极配合治疗。

（5）用药护理：指导患者按医嘱服药，告知药物作用、不良反应，让患者了解药物依赖性或成瘾性的特点。如大量使用止痛剂、滥用麦角胺咖啡因可致药物依赖。

二、眩晕（vertigo）

眩晕是机体对于空间关系的定向感觉障碍或平衡障碍，是一种运动幻觉或运动错觉。

（一）评估

1. 病因评估

（1）前庭性眩晕（真性眩晕）：由前庭神经病变引起，表现为有运动幻觉的眩晕如旋转、移动、摇晃感。

（2）非前庭性眩晕（头晕）：常为头昏（诉说眼花、头重脚轻），并无外境或自身旋转的运动感。

2. 症状评估　评估患者眩晕发作的类型、频率、持续时间、有无诱因以及伴发症状，评估患者对疾病的认识程度，了解有无紧张、害怕心理以及受伤情况。

（二）护理措施

1. 预防受伤　发作时应尽量卧位，避免搬动；保持安静，不要惊慌，尽量少与患者说话，少探视；经常发作的患者，应避免重体力劳动，尽量勿单独外出，扭头或仰头动作不宜过急，幅度不要太大，防止诱发发作或跌伤；平时生活起居要有规律，坚持适当的体育锻炼和运动，注意劳逸结合。

2. 生活护理　发作时如出现呕吐，应及时清除呕吐物，防止误吸；眩晕严重时额部可放置冷毛巾或冰袋，以减轻症状；眩晕发作时消化能力减低，故应给予清淡易消化半流质饮食，同时还应协助做好进食、洗漱、大小便等护理，保持体位舒适。

3. 心理支持　鼓励患者保持心情愉快，情绪稳定，避免精神紧张和过度操劳。

三、意识障碍（disturbance of consciousness）

意识障碍是人体高级神经活动异常的一种临床表现。是指人体对外界环境刺激缺乏反应的一种精神状态。

（一）评估

1. 病因评估

（1）中枢神经系统感染性疾病：如脑膜炎、脑炎、脓肿。

（2）脑血管疾病：如脑出血、脑梗死、蛛网膜下隙出血。

（3）颅脑外伤：如脑震荡、脑挫裂伤、硬膜外血肿、硬膜下血肿。

（4）颅内肿瘤：如垂体腺瘤、颅咽管瘤。

（5）中毒：如乙醇、一氧化碳中毒。

（6）重要脏器系统疾病：如肝性脑病、肺性脑病、尿毒症、心肌梗死、休克、重症感染等。

（7）其他：如癫痫、晕厥、中暑等。

2. 症状评估　意识障碍程度根据患者睁眼、言语、肢体运动情况制定的GCS（Glasgow's comascale）分级计分法（表15－1）。

表15－1　GCS昏迷分级计分法

睁眼反应	计分	言语反应	计分	运动反应	计分
自动睁眼	4	回答正确	5	按吩咐动作	6
呼唤睁眼	3	回答有错误	4	刺痛定位	5
刺痛睁眼	2	回答含糊不清	3	刺痛躲避	4
不睁眼	1	只能发音	2	刺痛屈肢（去皮质）	3
		不能言语	1	刺痛时过伸（去脑强直）	2
				肢体不动	1

（1）以觉醒度改变为主的意识障碍：包括嗜睡、昏迷、浅昏迷、深昏迷。

（2）以意识内容改变为主的意识障碍：包括意识模糊和谵妄状态。

（3）特殊类型的意识障碍

1）去皮层综合征：患者对外界刺激无反应，无自发性言语及有目的动作，能无意识地睁眼闭眼或吞咽动作，瞳孔光反射和角膜反射存在。

2）无动性缄默症：又称睁眼昏迷。患者可以注视检查者和周围的人，貌似觉醒，但缄默不语，不能活动。四肢肌张力低，腱反射消失，肌肉松弛，大小便失禁，无病理征。对任何刺激无意识反应，睡眠觉醒周期存在。

（二）护理措施

1. 严密监测　记录患者意识、瞳孔、生命体征的变化，观察有无恶心、呕吐及呕吐物的性状与量，及时报告医生，并配合采取相应抢救措施。

2. 体位　患者取侧卧或平卧头侧位，以利于分泌物引流；意识障碍伴有窒息、严重出血、休克或脑疝者不宜搬动患者，以免造成呼吸心搏骤停；颅内高压无禁忌患者，给予抬高床头15°~30°，以利于颅内静脉回流，减轻脑水肿；休克患者采取头低足高位，以保证脑的血液供应。定时翻身及改变头部位置，防止压疮形成。肢体瘫痪者，协助并指导家属进行肢体按摩和被动运动，并保持肢体功能位置，防止足下垂、肌肉萎缩及关节僵直，一般被动运动及按摩肢体2~3次/天，15~30分/次。

3. 加强呼吸道管理　意识障碍时，呼吸中枢处于抑制状态，呼吸反射及呼吸道纤毛运动减弱，使分泌物积聚。应保持呼吸道通畅及时给予氧气吸入，以减少、预防呼吸道并发症，保证脑的血液供应。应及时去除义齿，吸除口鼻分泌物、痰液或呕吐物，以免进入呼吸道造成梗阻或肺炎发生。吸痰尽可能彻底、动作轻柔、方法正确，防止损伤气管黏膜并使吸痰有效；舌根后坠患者使用口咽通气管、托起下颌或以舌钳拉出舌前端。深度昏迷患者应尽早行气管切开，必要时行机械通气并加强呼吸机应用的护理。

4. 做好生活护理　卧气垫床，保持床单位整洁、干燥，减少皮肤的机械性刺激，洗脸、擦浴1次/天，每次翻身时按摩骨突部并予以拍背；注意口腔卫生，口腔护理2~3次/天；眼睑闭合不全患者，以0.25%氯霉素眼药水滴患眼3次/天，四环素膏涂眼每晚1次，并用眼罩遮盖患眼，必要时行上下眼睑缝合术。防止压疮、口腔感染、暴露性角膜炎发生。

5. 营养供给　给予高维生素、高热量饮食，补充足够的水分；遵医嘱静脉补充营养的同时，给予鼻饲流质饮食者，不可经口喂饮食，以免发生窒息、吸入性肺炎等意外，鼻饲饮食应严格遵守操作规程，喂食6~7次/天，每次量不超过200mL，对于胃液反流的患者，每次喂食量减少，并注意抬高床头30°~60°，喂食时和喂食后30min内尽量避免给患者翻身、吸痰，防止食物反流。

6. 监测水、电解质、维持酸碱平衡　意识障碍尤其是昏迷患者遵医嘱输液，并及时抽血查电解质，防止因电解质平衡紊乱而加重病情；必要时准确记录24h出入液量，预防消化道出血和脑疝的发生。

7. 大小便护理　保持大小便通畅，保持外阴部皮肤清洁，预防尿路感染，便秘时以开塞露或肥皂水低压灌肠，不可高压大量液体灌肠，以免反射性引起颅内压增高而加重病情。腹泻时，用烧伤湿润膏或氧化锌软膏保护肛周，防止肛周及会阴部糜烂。小便失禁、潴留而留置导尿管时，严格无菌操作，以0.1%碘伏消毒尿道口2次/天，女性患者会阴部抹洗2次/天。

8. 安全护理　伴有抽搐、躁动、谵妄、精神错乱患者，应加强保护措施，使用床栏，必要时作适当的约束，防止坠床；指导患者家属关心体贴患者，预防患者伤人或自伤、外出；及时修剪患者指甲、防止抓伤。慎用热水袋，防止烫伤。

四、言语障碍（dysphasia）

言语障碍分为构音障碍（dysarthria）和失语症（aphasia）。构音障碍患者表达的内容与语法正常，也能理解他人的语言；失语症患者理解形成和表达语言的能力受损。

（一）评估

1. 病因评估

（1）构音障碍：是因神经肌肉的器质性损害所致口语（说话）动作控制失常而产生的语言障碍。

（2）失语症：是患者理解形成和表达语言的能力受损，而并非由于感觉障碍或肌力下降。是脑部病变所致语言功能的丧失或障碍。

2. 症状评估

（1）构音障碍：构音障碍为发音含糊不清而用词正确，是一种纯言语障碍，表现为发声困难，发音不清，声音、音调及语速异常。可分为：迟缓性构音障碍、痉挛性构音障碍、运动过少性构音障碍、运动过多性构音障碍、运动失调性构音障碍、混合性构音障碍。

（2）Broca 失语：又称运动性失语或表达性失语，口语表达障碍为其突出的临床特点。患者不能说话，或者只能讲一两个简单的字，且不流畅，常用错字，自己也知道；对别人的语言能理解；对书写的词语、句子也能理解，但读出来有困难，也不能流利地朗诗、唱歌。多伴有上肢的轻瘫。

（3）Wernicke 失语：又称感觉性失语或感受性失语。口语理解严重障碍为其突出特点。患者发音清晰、语言流畅，但内容不正确，如将"帽子"说成"袜子"；无听力障碍，却不能理解别人和自己所说的话。在用词方面有错误，严重时说出的话，别人完全听不懂。多同时出现视野缺损。

（4）传导性失语（conduction aphasia，CA）：复述不成比例受损为其最大特点。患者口语清晰，能自发讲出语意完整、语法结构正确的句子，且听理解正常；但不能复述出在自发谈话时较易说出的词、句子或以错语复述，多为语音错语，如将"铅笔"说成"先北"，自发谈话常因找词困难并有较多的语音错语出现犹豫、中断。命名及朗读中出现明显的语音错语，伴不同程度的书写障碍。

（5）命名性失语（anomic aphasia，AA）：命名性失语又称遗忘性失语。患者不能说出物件的名称及人名，但可说该物件的用途及如何使用，当别人提示物件的名称时，他能辨别是否正确。

（6）完全性失语（global aphasia，GA）：又称混合性失语。其特点是所有语言功能均有明显障碍。

（7）失写症（agraphia）：失写是不能书写。患者无手部肌肉瘫痪，但不能书写或者写出的句子常有遗漏错误，却仍保存抄写能力。

（8）失读症（alexia）：患者尽管无失明，但由于对视觉性符号丧失认识能力，故不识文字、语句、图画。

（二）护理措施

1. 护理评估　了解患者言语障碍的类型、程度，注意有无言语交流方面的困难，能否进行自发性谈话、命名及复述，有无音调、速度及韵律的改变；是否语言含糊不清、发音不准或错语；能否理解他人语言等；评估患者的心理状态、精神状态及行为表现，观察有无孤独、烦躁及悲观情绪；观察患者有无面部表情改变、流涎或口腔滞留食物等。

2. 心理支持　耐心向患者及家属解释不能说话或说话吐词不清的原因，体贴、关心、尊重患者，避免挫伤患者自尊心的言行；鼓励患者克服害羞心理，大声说话，当患者进行尝试和获得成功时给予肯定和表扬；鼓励家属、朋友多与患者交谈，并耐心、缓慢、清楚地逐个问题解释，直至患者理解、满意；营造一种和谐的亲情氛围和轻松、安静的语言学习环境。

3. 康复训练　由患者及参与语言康复训练的医护人员共同制定语言康复计划，让患者、家属理解康复目标，既要考虑到患者要达到的主观要求，又要兼顾康复效果的客观可能性；遵循由少到多、由易到难、由简单到复杂的原则，根据病情轻重及患者的情绪状态，选择适当的训练方法，循序渐进地进行训练。避免训练的复杂化、多样化，避免患者产生疲劳感、注意力不集中、厌烦或失望情绪，使其能体会到成功的乐趣。原则上是轻症者以直接改善其功能为目标，而重症者则重点放在活化其残存功能或进行试验性治疗。

（1）对于 Broca 失语者，训练重点为口语表达。

（2）对于 Wernicke 失语者，训练重点为听理解、会话、复述。

（3）对于传导性失语者，重点训练听写、复述。

（4）对于命名性失语者，重点训练口语命名，文字称呼等。

（5）失读、失写者，可将日常用语、短语、短句或词、字写在卡片上，让其反复朗读、背诵和（或）抄写、默写。

（6）对于构音障碍的患者，训练越早，效果越好，训练重点为构音器官运动功能训练和构音训练。

（7）根据患者的情况，还可选择一些实用性的非语言交流，如手势的运用，利用符号、图画、交流画板等，也可利用电脑、电话等训练患者实用交流能力。语言的康复训练是一个由少到多，由易到难，由简单到复杂的过程，训练中应根据患者病情及情绪状态，循序渐进地进行训练。一般正确回答率约80%时即可进入下一组训练课题，使其既有成功感，又有求知欲，而不至于产生厌烦和失望情绪。

五、感觉障碍（sensory disturbance）

感觉障碍是指机体对各种形式（痛、温、触、压、位置、震动等）的刺激无感知、感知减退或异常的综合征。

（一）评估

1. 病因评估

（1）抑制性感觉障碍：指感觉缺失或感觉减退，是由于感觉传导通路被破坏或功能被抑制所致。

（2）刺激性感觉障碍：表现为感觉过敏、感觉过度、感觉倒错、感觉异常和疼痛，是因为感觉传导通路受到刺激或兴奋性增高所致。

2. 症状评估

（1）抑制性症状：感觉缺失或感觉减退。

（2）感觉过敏（hyperesthesia）：轻微刺激引起强烈的感觉。

（3）感觉过度（hyperpathia）：感觉的刺激阈增高，反应剧烈，时间延长。

（4）感觉异常（paresthesia）：没有任何外界刺激而出现的感觉。

（5）感觉倒错（dysesthesia）：热觉刺激引起冷觉感，非疼痛刺激而出现疼痛感。

（6）疼痛（pain）：疼痛为临床上最常见的症状。

（二）护理措施

1. 护理评估　了解患者感觉障碍的部位、类型及性质；注意有无认知、情感或意识行为方面的异常，是否疲劳或注意力不集中；观察患者的全身情况及伴随症状，注意相应区域的皮肤颜色、毛发分布，有无烫伤、外伤及皮疹、出汗情况；评估患者是否因感觉异常而烦闷、忧虑，甚至失眠。

2. 生活护理　保持床单整洁、干燥、无渣屑，防止感觉障碍的身体部位受压或机械性刺激；避免高温或过冷刺激，慎用热水袋或冰袋，防止烫伤或冻伤，肢体保暖需用热水袋时，水温不宜超过50℃；对感觉过敏的患者尽量避免不必要的刺激。

3. 感觉训练　每日用温水擦洗感觉障碍的身体部位，以促进血液循环和刺激感觉恢复；同时可进行肢体的拍打、被动运动、按摩、理疗、针灸和各种冷、热、电的刺激。被动活动关节时，反复适当挤压关节、牵拉肌肉、韧带，让患者注视患肢并认真体会其位置、方向及运动感觉。让患者闭目寻找停滞在不同位置的患肢的不同部位，多次重复直至找准，这些方法可以促进患者本体感觉的恢复。

4. 心理护理　感觉障碍常使患者缺乏正确的判断而产生紧张、恐惧心理或烦躁情绪，严重影响患者的运动能力和兴趣，应关心、体贴患者，主动协助日常生活活动；多与患者沟通，取得患者信任，使其正确面对，积极配合治疗和训练。

六、运动障碍（motor disturbance）

运动障碍可分为瘫痪（paralysis）、僵硬（stiff）、不随意运动（involuntary movement）和共济失调（ataxia）等。

（一）评估

1. 病因评估

（1）瘫痪（paralysis）：肢体因肌力下降而出现运动障碍称为瘫痪。临床根据瘫痪程度分为完全性瘫痪（肌力完全丧失而不能运动）和不完全性瘫痪（保存部分运动的能力）；根据瘫痪的不同分布分为单瘫、偏瘫、截瘫、四肢瘫、交叉性瘫痪和局限性瘫痪等。

（2）僵硬（stiff）：指肌张力增加所致的肌肉僵硬、活动受限或不能活动的一组综合征，包括痉挛、僵直、强直等不同的临床表现。可由中枢神经、周围神经、肌肉及神经肌肉接头的病变所引起。

（3）不随意运动（involuntary movement）：由锥体外系统病变引起的不随意志控制的无规律、无目的的面、舌、肢体、躯干等骨骼肌的不自主活动。临床上可分为震颤、舞蹈、手足徐动、扭转痉挛、投掷动作等。所有不随意运动的症状随睡眠而消失。

（4）共济失调（ataxia）：有本体感觉、前庭和小脑系统病变引起的机体维持平衡和访调不能所产生的临床综合征。根据病变部位可分为：感觉性共济失调、前庭性共济失调、小脑性共济失调和大脑性共济失调。

2. 症状评估

（1）肌肉容积（muscle bulk）：肌肉的外形、体积、有无萎缩、肥大及其部位、范围和分布。

（2）肌张力（muscular tension）：肌张力是肌肉在静止松弛状态下的紧张度。

（3）肌力（muscle force）：肌力是受试者主动运动时肌肉产生的收缩力（表15-2）。

表15-2　肌力分级

分级	临床表现
0级	肌肉无任何收缩（完全瘫痪）
1级	肌肉可轻微收缩，但不能产生动作（不能活动关节）
2级	肌肉收缩可引起关节活动，但不能抵抗地心引力，即不能抬起
3级	肢体能抵抗重力离开床面，但不能抵抗阻力
4级	肢体能做抗阻力动作，但未达正常
5级	正常肌力

（4）共济运动（coordination movement）和不自主运动（involuntary movement）：观察不自主运动的形式、部位、规律和过程，以及与休息、活动、情绪、睡眠和气温的关系。

（5）姿势（posture）和步态（gait）：观察卧、坐、立和行走的姿势，注意起步、抬足、落足、步幅、步基、方向、节律、停步和协调动作的情况。

（二）护理措施

1. 护理评估　了解患者起病的缓急，运动障碍的性质、分布、程度及伴发症状；检查四肢的营养、肌力、肌张力情况，注意有无损伤、发热、抽搐或疼痛；了解步行的模式、速度、节律、步幅以及是否需要支持；评估患者是否因肢体运动障碍而产生急躁、焦虑情绪或悲观、抑郁心理。

2. 心理支持　给患者提供有关疾病、治疗及预后的可靠信息；鼓励患者正确对待疾病，消除忧郁、恐惧心理或悲观情绪，摆脱对他人的依赖心理；关心、尊重患者，多与患者交谈，鼓励患者表达自己的感受，指导克服焦躁、悲观情绪，适应患者角色的转变；避免任何刺激和伤害患者自尊的言行，尤其在喂饭、帮助患者洗漱和处理大小便时不应流露出厌烦情绪；营造一种舒适的休养环境和亲情氛围。正确对待康复训练过程中患者所出现的诸如注意力不集中，缺乏主动性，情感活动难以自制等现象，鼓励患者克服困难，增强自我照顾能力与自信心。

3. 生活护理　保持床单位整洁、干燥、无渣屑，减少对皮肤的机械性刺激。指导和协助患者洗漱、进食、如厕、穿脱衣服及个人卫生，帮助患者翻身和保持床单清洁，满足患者基本生活需要；患者需要在床上大、小便时，为其提供方便的条件、隐蔽的环境和充足的时间；指导患者学会配合和使用便器，便盆置入和取出时要注意动作轻柔，勿拖动和用力过猛。每天全身温水擦拭1~2次，促进肢体血液循环、增进睡眠。鼓励患者摄取充足的水分和均衡的饮食，养成定时排便的习惯，保持大、小便通畅；注意口腔卫生，增进舒适感。

4. 安全护理　运动障碍的患者要防止跌倒，确保安全。床铺要有护栏；走廊、厕所要装扶手；地面要保持平整干燥，防湿、防滑，去除门槛；呼叫器应置于床头患者随手可及处；运动场所要宽敞、明亮，没有障碍物阻挡；患者鞋最好使用防滑软橡胶底鞋，穿棉布衣服，衣着应宽松；患者在行走时不要在其身旁擦过或在其面前穿过，同时避免突然呼唤患者，以免分散其注意力；上肢肌力下降的患者不要自行打开水或用热水瓶倒水，防止烫伤；步态不稳或步态不稳者，选用三角手杖等合适的辅助具，并有人陪伴，防止受伤。

5. 康复护理　与患者、家属共同制定康复训练计划，并及时评价和修改；告知患者及家属，早期康复锻炼的重要性，指导患者急性期床上的患肢体位摆放、翻身、床上的上下移动；协助和督促患者早期床上的桥式主动运动、Bobath 握手（十字交叉握手），床旁坐起及下床进行日常生活动作的主动训练；鼓励患者使用健侧肢体从事自我照顾的活动，并协助患肢进行主动或被动运动；教会家属协助患者锻炼的方法与注意事项，使患者保持正确的运动模式；指导和教会患者使用自助具；必要时选择理疗、针灸、按摩等辅助治疗。

（1）重视患侧刺激：通常患侧的体表感觉、视觉和听觉减少，有必要加强刺激，以对抗疾病所引起的感觉丧失。房间的布置应尽可能地使患侧在白天自然地接受更多的刺激。如床头柜、电视机应置于患侧；所有护理工作如帮助患者洗漱、进食、测血压、脉搏等都应在患侧进行；家属与患者交谈时也应握住患侧手，引导偏瘫患者头转向患侧，以免忽略患侧身体和患侧空间；避免手的损伤，尽量不在患肢静脉输液；慎用热水瓶、热水袋等热敷。

（2）正确变换体位：正确的体位摆放可以减轻患肢的痉挛、水肿、增加舒适感。

1）床上卧位：床应放平，床头不宜过高，尽量避免半卧位，仰卧时身体与床边保持平衡，而不是斜卧。

2）定时翻身：翻身主要是躯干的旋转，它能刺激全身的反应与活动，是抑制痉挛和减少患侧受压最具治疗意义的活动。患侧卧位是所有体位中最重要的体位，应给予正确引导（如指导患者肩关节向前伸展并外旋，肘关节伸展，前臂旋前，手掌向上放在最高处，患腿伸展、膝关节轻度屈曲等）；仰卧位因为受颈牵张性反射和迷路反射的影响，异常反射活动增强，应尽可能少用。不同的体位均应备数个不同大小和形状的软枕以支持。

3）避免不舒适体位：避免被褥过重或太紧，如患手应张开，手中不应放任何东西，以避免让手处于抗重力的体位，也不应在足部放置坚硬的物体以试图避免足屈畸形，硬物压在足底部可增加不必要的伸肌模式的反射活动。

4）鼓励患者尽早坐起来：坐位时其上肢始终放置于前面桌子上，可在臂下垫一软枕以帮助上举；坐轮椅活动时，应在轮椅上放一桌板，保证手不悬垂在一边。

（3）指导选择性运动：选择性运动有助于缓解痉挛和改善已形成的异常运动模式，教会患者正常的运动方法。

1）十指交叉握手的自我辅助运动（Bobath 握手）：可教会患者如何放松上肢和肩胛的痉挛，并保持关节的被动上举，可避免手的僵硬收缩，同时也使躯干活动受到刺激，对称性运动和负重得到改善。应鼓励患者每日多次练习，即使静脉输液，也应小心地继续上举其患肢，以充分保持肩关节无痛范围的活动。

2）桥式运动（选择性伸髋）：训练用患腿负重，仰卧时抬高和放下臀部，为患者行走做准备，还可以防止患者在行走中的膝关节锁住（膝过伸位）。

3）垫上活动：垫上活动可通过运动肢体近端而减轻远端痉挛，在偏瘫患者治疗过程中起着重要作用。垫上活动包括坐在垫上、侧坐、直腿坐、翻身、俯卧、俯跪、单跪及单腿跪站立等活动。患者可在垫上自由活动，而不必担心跌倒。垫上活动应针对患者的康复过程的难点有选择性、有针对性进行锻炼，并做到循序渐进。

七、颅内压增高（intracranial hypertension）

颅内压增高定义：颅内容物（脑组织、脑脊液和血液）对颅腔所产生的压力即为颅内压。当颅腔内任何一种内容物体积增加或颅内占位性病变时，其增加的体积超过颅内压的调节能力（通常认为不超过颅腔体积的10%）将导致颅内压增高，患者出现颅内压增高表现。颅内压增高即颅内容物体积超过了颅腔可代偿的容量而引起的临床病理综合征。正常人平卧时颅内压力为70～180mmH$_2$O。颅内压增高患者表现为剧烈头痛、呕吐、视盘水肿及生命体征改变。

（一）评估

1. 病因评估

（1）颅内容物量或体积增加：颅内容物量或体积增加时引起颅内压增高是最常见的原因。包括脑水肿、颅内占位性病变、脑脊液生成增多或回流障碍、颅内血流量增多。

（2）颅内容积缩小、改变容积与压力关系：小脑扁桃体下疝畸形、中脑导水管狭窄等使脑脊液循环受阻，严重凹陷性骨折、颅底凹陷、颅骨异常增生等使颅腔体积缩小。

2. 症状评估

（1）意识和瞳孔的变化：往往早于生命体征的变化。若患者由意识清楚转为出现嗜睡或意识蒙眬，或出现意识障碍加重，提示有颅高压或脑疝的可能。如瞳孔大小不等对光反射迟钝，或瞳孔中等散大对光反射迟钝，提示颅高压严重，特别是一侧瞳孔进行性散大，对光反射迟钝，是脑疝早期症状。

（2）患者由于颅内压增高，均有不同程度头痛及呕吐症状，对于头痛剧烈，颈项疼痛强直，呕吐频繁者尤应密切观察意识、瞳孔变化。

（3）生命体征是判断病情变化的重要证据之一

1）呼吸：不规则的呼吸类型是颅内压增高的特征，临床上常见的如潮式呼吸、毕奥式呼吸、抽泣样呼吸及双式呼吸等。

2）血压和脉搏：血压进行性升高，脉搏慢而有力，常是颅内压增高所致，但当血压到一定程度仍不能保证脑组织血液供应时，便迅速下降，脉搏变得不规则，细弱而快。

（二）护理措施

（1）密切观察患者意识、瞳孔变化、生命体征变化、头痛、呕吐、视盘水肿变化及有无焦虑、悲观、抑郁心理。发现变化立即报告医生，并配合作相应处理。

（2）让患者绝对卧床休息并抬高床头15°～30°，以利颅内静脉回流，减轻脑水肿，同时避免头部扭转，以利于颅内血液和脑脊液引流。

（3）耐心倾听患者主诉，做好细致的心理安抚。鼓励和安慰患者，清除紧张和恐惧心理，说明疾病性质，解除思想顾虑。

（4）保持病室安静，避免噪音，保持室内空气新鲜流通减少各种不良刺激，避免情绪激动、屏气、剧烈咳嗽、癫痫发作等使颅内压进一步升高的诱因；便秘者给予润滑通便或低压灌肠，禁用高压及大量盐水灌肠。

（5）颅内压增高患者常伴有呕吐，出现水电解质失调，因呕吐剧烈而影响进食，导致营养不良。意识障碍患者应暂禁食。意识清楚的患者，饮食应以清淡、易消化、营养丰富为原则，如奶类、鱼类、核桃等。患者清醒后可给予健脾养心、安神的食物如莲子、大枣、百合、桂圆肉等。忌食辛辣、油腻、荤腥之物，应多吃青菜、水果。

（6）充足输氧，保持呼吸道通畅：充足给氧可以改善脑缺氧，并可使脑血管收缩，降低脑血流量。如呕吐应注意头侧向一边，严防呕吐物误吸入呼吸道而引起窒息。

当患者意识障碍，呼吸深慢，咳嗽吞咽反射减弱，易导致呼吸道梗死，呼吸骤停，应及时清除呼吸道分泌物，高流量输氧，必要时置口咽通气管或气管插管开放气管解除呼吸道梗阻。吸痰是解除呼吸道梗阻、抢救颅内压增高的重要措施，吸痰前予以吸入高浓度氧气，防止缺氧，吸痰应彻底、有效，吸尽气管深部痰液，以维持 SaO$_2$。

（7）高热、尿崩、呕吐等患者，应密切注意水、电解质平衡，准确记录24h 出入液量，监测血生化指标，及时处理低钠低氯血症，并适当增加补液，否则将影响脑灌注和脑部血液供应。

（8）脱水降颅内压：遵医嘱以20%甘露醇125～250mL 快速静脉滴注，必要时2～3次/天，以减少脑组织中的水分，从而缩小脑体积，降低颅内压。同时可配合使用利尿脱水剂，如呋塞米 20～40mg 静脉推注。应用激素稳定细胞膜，可减轻脑水肿，降低颅内压，同时应用抗生素及制酸剂，预防感染和应激性溃疡。

（9）配合医生行脑室穿刺外引流：通过放出脑脊液，降低颅内压。

（常艳丽）

第二节 癫痫

癫痫，又称为痫性发作综合征，是一组无明确原因的，以反复发作性活动为特征的大脑的慢性疾病。一次痫性发作是大脑内异常的，突然的过度放电。癫痫发作可能引起骨骼肌运动功能、感觉、内脏自主神经功能、行为，或意识等的暂时的障碍。意识丧失和抽搐是痫性发作的最常见的临床表现。

一、病因及发病机理

（一）病因

按病因癫痫可分为原发性（特发性）癫痫和继发性（症状性）癫痫两大类。原发性癫痫是指没有明确病因的癫痫，在儿童比较常见，据认为遗传因素起重要作用。而任何能引起大脑激惹，不管是直接还是间接地改变了神经元周围的生物化学环境的情况，都可能促使症状性癫痫的发作。

对于成人和老年人，诱发癫痫的主要原因有以下几点：①颅脑外伤（挫裂伤，撕裂伤，硬膜外，硬膜下或脑血肿）。②中枢神经系统感染（如脑膜炎、脑炎、脑脓肿）。③脑肿瘤。④脑血管疾病（脑卒中、蛛网膜下隙出血、脑动静脉畸形、脑动脉瘤）。⑤中毒（内源性的或外源性的）。⑥代谢性疾病（如水电解质紊乱、低血糖、高钾血症）。⑦内科疾病（如尿毒症、阿-斯综合征、肝性脑病、甲状旁腺机能减退、胰岛细胞瘤、系统性红斑狼疮等）。⑧高热。⑨抗癫痫药物过量或突然停药。

另外，还有一些情况会导致癫痫发作：酗酒、致癫痫药物如戊四唑（米特拉唑）、无机物如铅；电解质紊乱，如低钠血症、维生素缺乏；糖尿病和其他代谢紊乱；以及怀孕和月经引起的内分泌失调。

（二）发病机制

癫痫的痫性发作的确切机制还不完全清楚。据认为是某种触发机制导致突然的异常放电，扰乱了大脑的正常神经传导系统。如果这种异常放电播散到整个大脑，就发生癫痫大发作；如果异常放电局限于局部，就发生部分性发作。

1. 癫痫性活动的触发　大多数癫痫发作起源于大脑内一些高度敏感和高反应的不稳定神经元，痫形发作时，这些神经元反复、规则地发生冲动。虽然尚未确定痫性活动的确切的启动因素，但有人提出了以下几种可能的理论：由于细胞膜通透性或膜两侧离子分布的改变；由于神经胶质疤痕，或大脑皮层或丘脑区的抑制性活动的降低而使神经元兴奋性改变；以及刺激性和抑制性神经递质（如 Ach 和 GABA）的分布不均衡。

所有患者其癫痫发作都有一个阈值，当超出这个阈值时癫痫就会发作。在一些人中，发病阈值异常的低，导致患者发病危险增加；另一些人则是由于病理过程改变了癫痫阈值而发生癫痫。这种能够触发癫痫发作的神经元被称作癫痫病灶。

2. 癫痫性活动的播散　异常的神经放电固定在局部时，引起部分发作或局灶性癫痫；若异常的神经放电播散到整个大脑，则可引发全身的癫痫大发作。

在癫痫发作时，大脑新陈代谢明显增加，来自大脑的葡萄糖和氧气大量消耗产生 ATP。只要氧化血红蛋白、血糖水平和心脏功能正常，那么大脑皮层的血液流动就能满足大脑新陈代谢增加的需求；如果大脑皮层的血液流动不能满足这种需求，脑细胞衰竭和结构破坏。

3. 癫痫性活动的终止　癫痫发作时神经细胞膜发生超级化，这可能是由电压门控钠泵引起的。持续超级化使神经细胞停止点燃，大脑表面电位受抑制，痫性活动终止。

二、分类

传统上癫痫分为大发作、小发作、精神运动性发作（颞叶癫痫）、和局灶运动发作（杰克逊发作）。随着科技的进步，逐渐明确癫痫的神经病学表现不适合这些分类。基于临床和发作时的 EEG 表现，1981 年国际抗癫痫联盟将癫痫发作分为部分性发作、全身发作、不能分类的癫痫发作三大类。每一种大类又被细分为几种小类。

痫性发作的国际分类：

1. 部分性发作（局部起始的发作）　如下所述。

（1）单纯部分性发作（不伴意识障碍）

1）运动性发作。

2）体觉或特殊感觉性发作。

3）自主神经性发作。

4）精神性发作。

（2）复杂部分性发作（伴有意识障碍）

1）先有单纯部分性发作，继有意识障碍。

2）开始即有意识障碍（仅有意识障碍或伴有自动症）。

（3）部分性发作继发为全面性发作。

2. 全面性发作（两侧对称性发作，发作起始时无局部症状）　如下所述。

（1）失神发作。

（2）肌阵挛发作。

（3）阵挛性发作。

（4）强直性发作。

（5）强直－阵挛发作（GTCS）。

（6）无张力性发作。

三、护理评估

（一）健康史

完整的病史应包括出生和生长发育史、家族史、主要的疾病和外伤史。除了单纯的部分性发作外，大多数情况下患者本人很难表达，还需要向目击者了解整个发作过程，包括：当时的诱发因素、先兆、发作时间、频率和发作后的状态，尤其发作时的姿态、面色、声音，有无肢体抽搐和其大致的顺序，有无怪异行为和精神失常等最为重要。了解发作时有无意识丧失对判断全面性强直－阵挛发作是关键性的，间接的依据是咬舌、尿失禁，可能发生的跌伤和醒后的头痛、肌痛等。还需要了解目前和以往的治疗记录。

（二）临床表现

任何年龄均可发病，但最常在幼年和 65 岁以后的老年起病。各种类型的癫痫表现各异。同一类型的癫痫，绝大多数人的症状相似，但也有人表现出各种类型的症状。

1. 部分性/局灶性发作　癫痫性发作的起始部位在对侧大脑皮层的某个区域。有些患者发作前可有一些先兆。

（1）单纯部分性发作：常局限于一侧大脑半球的一个小的区域，因此不导致意识丧失。可分为四个亚型：运动性发作、体觉性发作、自主神经发作和精神性发作。典型的运动性发作表现为病灶对侧局部肢体的抽搐，大多见于一侧口角、眼睑、手指或足趾，也可涉及整个一侧面部和一个肢体的远端。如果发作自一处开始后，按大脑皮质运动区的分布顺序缓慢地移动，例如自一侧拇指沿手指、腕部、肘部、肩部扩展，称为 Jackson 癫痫。如部分运动性发作后遗留短暂（24～48h）的肢体瘫痪，称为 Todd

瘫痪。体觉性发作常为肢体的麻木感和针刺感，多发生在口角、舌部、手指和足趾；特殊感觉性发作表现为各种幻觉，包括视觉性、听觉性、嗅觉性和眩晕性发作，如幻视闪光、幻听嗡嗡声、幻嗅焦臭味以及旋转感、漂浮感和下沉感等。几乎全部特殊感觉性发作都是复杂部分性或 GTCS 的先兆或最早症状。自主神经发作如心动过速、潮红、低血压等。精神性发作起始于颞叶，症状包括各种类型的遗忘症、情感异常、错觉、幻觉等，可单独发作，但常为复杂部分性发作的先兆，有时为继发的 GTCS 的先兆。

（2）复杂部分性发作：主要特征是发作起始时出现各种精神症状和特殊感觉症状，常有一些无目的的动作，如反复地搓手、嘴唇嚅动、发声或吞咽动作，随后出现意识障碍和遗忘症。发作后患者可小睡几分钟，不能意识到自己曾有过癫痫发作。由于大多数为颞叶病变引起，故又称为颞叶癫痫，常有先兆，如幻嗅或突然的情绪激动。

（3）部分性发作继发 GTCS：起始于一侧大脑的某一小的区域然后扩散到两个半球和深部结构。最初可表现为复杂部分性发作，然后发展成全身性的抽搐，躯体强直和肢体抖动。

2. 全面性发作　全面性发作涉及双侧大脑半球及深部结构，如丘脑、基底节和脑干上部，因此意识障碍是常见的。失神发作和强直 - 痉挛发作是最常见的，尤其是儿童。全面性发作中的肌阵挛发作、强直性发作和无张力性发作常发生于幼年时期，通常与遗传、产伤或代谢性脑病有关。

（1）强直 - 阵挛发作（GTCS）：在原发性癫痫中也称大发作，以全身抽搐和意识障碍为特征。其发作经过可分为三期：

1）强直期：突发意识丧失，全身骨骼肌持续收缩、眼球上窜、喉肌痉挛，发出叫声。口部先强直后突闭，可咬破舌头。颈部和躯干先屈曲后反张，上肢自上举、后旋转为内收、前旋，下肢自屈曲转为伸直。常持续 10~20s 后转入阵挛期。

2）阵挛期：不同肌群强直和松弛交替出现，由肢端延及全身。阵挛频率逐渐减慢，松弛期逐渐延长，持续 30~60s。最后一次强直痉挛后抽搐停止，进入惊厥后期。以上两期都出现心率增快，血压升高，汗、唾液和支气管分泌物增多，瞳孔散大等自主神经征象。瞳孔对光反射及深浅反射消失，病理征出现以及呼吸暂停、缺氧导致皮肤发绀。

3）惊厥后期：抽搐发作后患者表现为肌肉松弛，呼吸平稳，对刺激反应迟钝，意识逐渐恢复。待清醒后，患者常感到头痛、肌肉痛、全身疲乏，对抽搐全无记忆，不少患者发作后可能还要继续睡几个小时。

（2）失神发作：意识短暂丧失，持续约 3~15 秒，无先兆和局部症状，发作和停止均突然，每日可发作数次至数百次不等。患者可突然停止当时的活动，呼之不应，两眼瞪视不动，手中持物可坠落；事后立即清醒，并继续原先的活动，对发作无记忆。

（3）肌阵挛发作：为突然、快速、短暂的肌肉收缩，累及全身，也可局限于面部、躯干或肢体。

（4）阵挛性发作：为全身重复性阵挛发作，恢复较 GTCS 快。

（5）强直性发作：全身强直性肌痉挛，肢体伸直，头、眼偏向一侧，常伴有自主神经症状，如苍白、潮红、瞳孔散大等。躯干的强直性发作可造成角弓反张。

（6）无张力性发作：部分肌肉或全身肌肉的张力突然降低，造成颈垂、张口、肢体下垂或全身跌倒。

3. 癫痫持续状态　若在短期内频繁发作，以致发作间隙期内患者持续昏迷，称为癫痫持续状态。各种类型的癫痫性发作均可发展为癫痫持续状态。通常由于癫痫发作未经及时治疗或治疗不彻底，或是突然停用抗惊厥药物所引起的。癫痫持续状态可危及生命，尤其全面性强直 - 阵挛发作引发的癫痫持续状态是最危险的，因为可导致通气障碍、缺氧、心律失常、高热和酸中毒，足以致命，需要立即处理。

（三）辅助检查

（1）血常规、生化和免疫等检查等有助于查找全身性疾病的病因。

（2）脑电图等是最有效的检查项目，结合临床表现对异常放电的起始部位和发作类型做出判断，并指导合理治疗和评价疗效。

（3）CT 和 MRI 扫描等可以识别异常的脑组织结构，如肿瘤、囊肿和卒中等。

（4）神经科体检应该包括反射、肌力和肌张力、感觉功能、步态、姿势、协调和平衡功能。还应对患者的思维、判断力和记忆力做出评估。

（四）社会－心理评估

长期以来，癫痫被视为一种难以启齿、很不光彩而被人们歧视的疾病，人们对癫痫患者比对脑瘫或精神病患者更歧视、更偏见。癫痫患者对癫痫发作的认识很大程度上取决于他的文化程度和教育程度，但绝大多数患者常受到周围环境的影响而产生羞耻感，他们会竭力隐藏病情和服药情况，尽量减少来自外界的嘲笑和歧视。特别是一些难治性癫痫的患者，发作长期得不到有效控制而产生悲观失望心理，对生活失去信心和向往，有的因此有自杀的企图。

癫痫常于幼年起病，有智能减退或伴有癫痫性格，病儿在校学习中有攻击行为、思想涣散、焦虑烦躁、注意力分散等，可造成学习困难。癫痫患者的就业也会受到一定的限制，用人单位对癫痫患者存有偏见、歧视或顾虑，怕给企业增加经济负担等，也可能由于患者接受教育水平低下或缺乏工作技能、经验所致，因此工作不稳定，失业率高。另外，家人为患者的诊治到处奔波而影响正常的工作，或需要投入专职看护费用和医疗费用等，给患者本身及其家庭成员造成直接的或间接的经济负担和压力。癫痫患者的婚姻也面临许多问题，有调查证明癫痫患者的结婚率较低，而离婚率却较正常人高。

因此，在评估癫痫患者的社会心理情况时，应了解患者对癫痫发作的认识程度、是否有隐藏病情和服药的情况，是否感到外界的压力，了解其学习、工作、娱乐和婚姻家庭生活的安排，家庭成员的态度，是否有经济负担等。

四、护理诊断及医护合作性问题

1. 有受伤的危险　与癫痫发作时意识突然丧失或判断力受损有关。
2. 营养不足　与抽搐时体力消耗过多有关。
3. 相关知识缺乏　与患者对疾病的性质、药物治疗以及疾病对生活、学习、工作的影响等的认识或信息来源缺乏有关。

五、计划与实施

通过药物和手术治疗手段减少癫痫发作，采取积极有效的护理措施达到：避免患者在癫痫发作时受伤；保证足够的营养摄入；患者能了解有关疾病的性质、药物治疗方法和不良反应，以及对日常生活和工作的影响；表现出良好的依从性和适应能力。

（一）药物治疗的护理

超过60%的癫痫患者可通过药物治疗减少癫痫发作，但是多数患者服药期间可有严重的不良反应，有些患者依从性差，不能按照医嘱进行治疗。单剂药物治疗能够减低药物的不良反应避免药物间的相互作用。此外，单剂治疗价格低，许多抗惊厥药为肝酶诱导剂，可减低伴随用药的血药浓度，因此需要增加伴随用药的剂量。

抗癫痫药物的选择要根据癫痫的类型和特定的癫痫综合征，可能是由于不同的病理生理机制。根据作用机制抗惊厥药可分为5大类：①钠通道激活阻滞剂。②γ氨基丁酸增强剂。③谷氨酸调节剂。④T－钙通道阻滞剂。⑤碳脱水酶抑制剂。有些抗惊厥药有多重作用机制（如拉莫三嗪、托吡酯、丙戊酸盐），有些药物只知道一种作用机制（苯妥英钠、卡马西平、乙琥胺）。根据癫痫类型选择最佳疗效的一线药物是非常重要的，并用滴定方法达到最佳血药浓度。

护理人员应及时准确地给药以维持治疗的血液浓度达到最大的疗效。护理人员应指导患者避免将药物和食物同服以产生相互作用而影响吸收，观察药物的不良反应。常见的不良反应包括：乏力、眩晕和体重增加，严重的有抑郁、皮肤潮红和不协调，说话困难和极度乏力。和患者讨论抗癫痫药物的不良反应是很重要的。

GTCS的癫痫持续状态是神经科的急症，必须积极地给予恰当的治疗以防止大脑不可逆损伤，甚至因缺氧、心律失常和乳酸性酸中毒而导致死亡。护理人员应立即通知医生并积极保持通畅的气道。根据患者的状况给予吸氧。医生治疗癫痫持续状态的药物包括静脉注射地西泮、苯妥英钠、苯巴比妥或三者联合应用以使发作得到控制。地西泮和苯巴比妥静脉给药时可进一步引起呼吸抑制；苯妥英钠的静注速度不能超过 50mg/min，否则会引起心律失常。

（二）外科治疗的护理

有些癫痫患者由于不能耐受抗癫痫药物的不良反应，或者达不到满意的控制效果，可考虑进行外科手术治疗。当痫性发作起源于大脑的侧面（颞叶）或前面（额叶）时，通常可以进行手术治疗；而如果痫性发作有多个起源灶，或者起源于有重要功能的脑区，则很少考虑进行手术治疗。手术治疗最理想的适应证为癫痫放电自大脑皮层，可为手术所及而切除后不会产生严重功能缺陷的区域。术中，外科医生将切开头皮移去一片头骨。应用脑电图记录大脑活动，手术切除引起癫痫发作的大脑部分。手术后，多数患者还需继续服药物以预防癫痫发作。

（三）其他护理措施

对于各类癫痫发作时，护理人员必须仔细观察患者发作时的情况并及时记录以下情况：发作时间，躯体受累的部位，发作的过程，运动的类型或特点，眼球的背离，眼球震颤，瞳孔大小改变，发作过程中患者的状况，以及发作后患者的状况。

1. 防止损伤的护理措施　全身性强直 - 阵挛发作时常因强直 - 阵挛而出现舌、面部、肢体抓伤、瘀血和擦伤。无张力性癫痫发作时也常有面部和颈部受伤。癫痫性发作时避免躯体受伤，扶持患者卧倒，防止跌伤或伤人。立即解开衣领、衣扣和腰带，迅速将缠有纱布的压舌板或小布卷置于患者一侧上、下臼齿间，以防咬伤舌和面颊部。有假牙者必须取出。不可强行按压或用约束带捆扎抽搐的肢体以免造成骨折，可用枕头或其他柔软物保护大关节不至碰撞床栏等硬物，在背后垫一卷衣被之类的软物可以防止椎骨骨折。将患者的头部侧向一边，及时吸出呼吸道分泌物和呕吐物并给予吸氧，以减少呼吸道阻塞和改善缺氧。必要时配合行气管切开术或用人工呼吸机辅助呼吸。禁止口腔测温，应测腋温或肛温。少数患者在抽搐停止、意识恢复过程中有短时间的兴奋躁动，应防止自伤或伤人。

2. 饮食护理　评估患者的营养状况和营养需求。当癫痫发作时不能强行喂食，应用鼻饲。每日供给 8.4 ~ 16.8kJ（2 000 ~ 3 000kcal）热量，饮水量不超过 1 500mL。

3. 提供与疾病和治疗相关的知识　为患者提供足够的知识，对于提高药物治疗的依从性非常重要。患者能够理解药物治疗的目的和治疗的药物将有利于治疗方案的实施。通常患者需要很长的治疗期限，因此对患者的教育必须持续不断强化，教育内容还应包括生活习惯的改变以适应疾病所致的变化。

（四）健康教育

护理人员应制订全面详细的健康教育计划以帮助患者及其家属面对此病。健康教育计划需针对患者的情况进行全面的评估以确定患者的需求。教育计划需根据心理、生理、社会和职业以及所用药物的特性而定。

护理人员应提供详细的疾病和药物治疗的相关知识，不良反应的体征，患者必须明白每天按医嘱服药的必要性。

由于癫痫发作是慢性病症，不能完全治愈，因此患者必须理解疾病的相关知识、诱发因素和改变生活习惯的必要性。突然停药可致癫痫持续状态。癫痫发作时可有意识丧失，外出时随身携带癫痫诊疗卡，万一发作可得到及时的救助。

给家属提供建议，安排好患者的学习，选择可从事的职业和工作，但禁止参加带有危险的活动，如登高、游泳、驾驶以及在炉火或高压电机旁作业等。定期去医院随访。

六、护理评价

护理癫痫患者的目标是使患者：①发作时躯体受伤的危险减小甚至不受伤，无坠床、舌咬伤、窒息等发生。②摄入足够的营养。③对疾病的性质、治疗药物的方案和不良反应以及疾病影响生活、学习、工作的知识了解，能自觉坚持服药，学会调适心态平衡。

（常艳丽）

第三节　脑梗死

脑梗死（cerebral infarction，CI）又称缺血性脑卒中（cerebral ischemic stroke），包括脑血栓形成、腔隙性脑梗死和脑栓塞等，是指因各种原因导致脑部血液供应障碍，缺血、缺氧所致的局限性脑组织的缺血性坏死或软化。临床上最常见的有脑血栓形成、脑栓塞和腔隙性梗死。

脑血栓形成（cerebral thrombosis，CT）是脑梗死最常见的类型，约占全部脑梗死的60%，是在各种原因引起的血管壁病变基础上，脑动脉主干或分支动脉管腔狭窄、闭塞或血栓形成，引起脑局部血流减少或供应中断，使脑组织缺血、缺氧性坏死，出现局灶性神经系统症状和体征。

脑栓塞（cerebral embolism）是由各种栓子（血流中异常的固体、液体、气体）沿血液循环进入脑动脉，引起急性血流中断而出现相应供血区脑组织缺血、坏死及脑功能障碍。只要产生栓子的病原不消除，脑栓塞就有复发的可能。2/3的复发发生在第1次发病后的1年之内。脑栓塞急性期病死率与脑血栓形成大致接近，死因多为严重脑水肿引起的脑疝、肺炎和心力衰竭等。有10%～20%在10d内发生第2次栓塞，再发时病死率更高。约2/3患者留有偏瘫、失语、癫痫发作等不同程度的神经功能缺损。

腔隙性梗死是指大脑半球或脑干深部的小穿通动脉，在长期高血压基础上，血管壁发生病变，最终管腔闭塞，导致缺血性微梗死，缺血、坏死和液化的脑组织由吞噬细胞移走形成空腔，主要累及脑的深部白质、基底节、丘脑和脑桥等部位，形成腔隙性梗死灶。

一、病因与发病机制

（一）脑血栓形成

（1）脑动脉粥样硬化：是脑血栓形成最常见的病因，它多与主动脉弓、冠状动脉、肾动脉及其他外周动脉粥样硬化同时发生。但脑动脉硬化的严重程度并不与其他部位血管硬化完全一致。高血压常与脑动脉硬化并存、两者相互影响，使病变加重。高脂血症、糖尿病等则往往加速脑动脉硬化的进展。

（2）脑动脉炎：如钩端螺旋体感染引起的脑动脉炎。

（3）胶原系统疾病、先天性血管畸形、巨细胞动脉炎、肿瘤、真性红细胞增多症、血液高凝状态等。

（4）颈动脉粥样硬化的斑块脱落引起的栓塞称为血栓－栓塞：在颅内血管壁病变的基础上，如动脉内膜损害破裂或形成溃疡，在睡眠、失水、心力衰竭、心律失常等情况时，出现血压下降、血流缓慢，胆固醇易于沉积在内膜下层，引起血管壁脂肪透明变性、纤维增生、动脉变硬、纤曲、管壁厚薄不匀、血小板及纤维素等血液中有形成分黏附、聚集、沉着、形成血栓。血栓逐渐扩大，使动脉管腔变狭窄，最终引起动脉完全闭塞。缺血区脑组织因血管闭塞的快慢、部位及侧支循环能提供代偿的程度，而出现不同范围、不同程度的梗死。

脑部任何血管都可发生血栓形成，但以颈内动脉、大脑中动脉多见。血栓形成后，血流受阻或完全中断，若侧支循环不能代偿供血，受累血管供应区的脑组织则缺血、水肿、坏死。经数周后坏死的脑组织被吸收，胶质纤维增生或瘢痕形成，大病灶可形成中风囊。

（二）脑栓塞

脑栓塞的栓子来源可分为心源性、非心源性、来源不明性三大类。

1. 心源性　为脑栓塞最常见的原因。在发生脑栓塞的患者中约一半以上为风湿性心脏病二尖瓣狭窄并发心房颤动。在风湿性心脏病患者中有14%～48%的患者发生脑栓塞。细菌性心内膜炎心瓣膜上的炎性赘生物易脱落，心肌梗死或心肌病时心内膜病变形成的附壁血栓脱落，均可成为栓子。心脏黏液瘤、二尖瓣脱垂及心脏手术、心导管检查等也可形成栓子。

2. 非心源性 主动脉弓及其发出的大血管动脉粥样硬化斑块与附着物及肺静脉血栓脱落，也是脑栓塞的重要原因。其他如肺部感染、败血症引起的感染性脓栓；长骨骨折的脂肪栓子；寄生虫虫卵栓子；癌性栓子；胸腔手术、人工气胸、气腹以及潜水员或高空飞行员所发生的减压病时的气体栓子；异物栓子等均可引起脑栓塞。

3. 来源不明性 有些脑栓塞虽经现代先进设备、方法进行仔细检查仍未能找到栓子的来源。

（三）腔隙性梗死

主要病因为高血压导致小动脉及微小动脉壁脂质透明变性，管腔闭塞产生腔隙性病变。有资料认为舒张压增高对于多发性腔隙性梗死的形成更为重要。病变血管多为 $100 \sim 200 \mu m$ 的深穿支，如豆纹动脉、丘脑穿通动脉及基底动脉中央支，多为终末动脉，侧支循环差。

二、临床表现

（一）脑血栓形成

（1）本病好发于中老年人，多见于 $50 \sim 60$ 岁以上的动脉硬化者，且多伴有高血压、冠心病或糖尿病；年轻发病者以各种原因的脑动脉炎为多见；男性稍多于女性。

（2）通常患者可有某些未引起注意的前驱症状，如头晕、头痛等；部分患者发病前曾有 TIA 史。

（3）多数患者在安静休息时发病，不少患者在睡眠中发生，次晨被发现不能说话，一侧肢体瘫痪。病情多在几小时或几天内发展达到高峰，也可为症状进行性加重或波动。多数患者意识清楚，少数患者可有不同程度的意识障碍，持续时间较短。神经系统体征主要决定于脑血管闭塞的部位及梗死的范围，常见为局灶性神经功能缺损的表现如失语、偏瘫、偏身感觉障碍等。

（4）临床分型：根据起病形式可分为以下几种。

1）可逆性缺血性神经功能缺损：此型患者的症状和体征持续时间超过 24h，但在 $1 \sim 3$ 周完全恢复，不留任何后遗症。可能是缺血未导致不可逆的神经细胞损害，侧支循环迅速而充分地代偿，发生的血栓不牢固，伴发的血管痉挛及时解除等。

2）完全型：起病 6h 内病情达高峰，为完全性偏瘫，病情重，甚至出现昏迷，多见于血栓 - 栓塞。

3）进展型：局灶性脑缺血症状逐渐进展，阶梯式加重，可持续 6h 至数日。临床症状因血栓形成的部位不同而出现相应动脉支配区的神经功能障碍。可出现对侧偏瘫、偏身感觉障碍、失语等，严重者可引起颅内压增高、昏迷、死亡。

4）缓慢进展型：患者症状在起病 2 周以后仍逐渐发展。多见于颈内动脉颅外段血栓形成，但颅内动脉逆行性血栓形成亦可见。多与全身或局部因素所致的脑灌流减少有关。此型病例应与颅内肿瘤、硬膜下血肿相鉴别。

（二）脑栓塞

1. 任何年龄均可发病 风湿性心脏病引起者以中青年为多，冠心病及大动脉病变引起者以中老年居多。

2. 通常发病无明显诱因 安静与活动时均可发病，以活动中发病多见。起病急骤是本病的主要特征。在数秒钟或很短的时间内症状发展至高峰。多属完全性脑卒中，个别患者可在数天内呈阶梯式进行性恶化，为反复栓塞所致。

3. 常见的临床症状 局限性抽搐、偏盲、偏瘫、偏身感觉障碍、失语等，意识障碍常较轻且很快恢复。严重者可突起昏迷、全身抽搐，可因脑水肿或颅内压增高，继发脑疝而死亡。

（三）腔隙性梗死

多见于中老年，男性多于女性，半数以上的患者有高血压病史，突然或逐渐起病，出现偏瘫或偏身感觉障碍等局灶症状。通常症状较轻、体征单一、预后较好，一般无头痛、颅高压和意识障碍，许多患者并不出现临床症状而由头颅影像学检查发现。

腔隙状态是本病反复发作引起多发性腔隙性梗死，累及双侧皮质脊髓束和皮质脑干束，出现严重精神障碍、认知功能下降、假性延髓性麻痹、双侧锥体束征、类帕金森综合征和尿便失禁等。

三、实验室检查

1. 血液检查　血常规、血生化（包括血脂、血糖、肾功能、电解质）血流动力学、凝血功能。

2. 影像学检查　如下所述。

（1）CT检查：是最常用的检查，发病当天多无改变，但可除外脑出血，24h以后脑梗死区出现低密度灶。脑干和小脑梗死CT多显示不佳。

（2）MRI检查：可以早期显示缺血组织的大小、部位，甚至可以显示皮质下、脑干和小脑的小梗死灶。

（3）血管造影CTA、MRA、DSA：可以发现血管狭窄、闭塞及其他血管病变，如动脉炎、脑底异常血管网、动脉瘤和动静脉畸形等。可以为脑卒中的血管内治疗提供依据。其中DSA是脑血管病变检查的金标准，缺点为有创，费用高，技术要求条件高。

3. TCD　对判断颅内外血管狭窄或闭塞、血管痉挛、侧支循环建立程度有帮助，还可用于溶栓监测。

4. 放射性核素检查　可显示有无脑局部的血流灌注异常。

5. 心电图检查　作为确定心肌梗死和心律失常的依据。超声心电图检查可证实是否存在心源性栓子，颈动脉超声检查可评价颈动脉管腔狭窄程度及动脉硬化斑块情况，对证实颈动脉源性栓塞有一定意义。

四、治疗要点

脑梗死患者一般应在卒中单元中接受治疗，由多科医师、护士和治疗师参与，实施治疗、护理康复一体化的原则，以最大限度地提高治疗效果和改善预后。

1. 一般治疗　主要为对症治疗，包括维持生命体征和处理并发症。主要针对以下情况进行处理：

（1）血压：缺血性脑卒中急性期血压升高通常不需特殊处理，除非收缩压>220mmHg或舒张压>120mmHg及平均动脉压>130mmHg。如果出现持续性的低血压，需首先补充血容量和增加心排血量，如上述措施无效，必要时可应用升压药。

（2）吸氧和通气支持：轻症、无低氧血症的患者无须常规吸氧，对脑干卒中和大面积梗死等病情危重或有气道受累者，需要气道支持和辅助通气。

（3）血糖：脑卒中急性期高血糖较常见，可以是原有糖尿病的表现或应激反应，当超过11.1mmol/L时应予以胰岛素治疗，将血糖控制在8.3mmol/L以下。

（4）脑水肿：多见于大面积梗死，脑水肿通常于发病后3~5d达高峰。治疗目标是降低颅内压、维持足够脑灌注和预防脑疝发生。可应用20%甘露醇125~250mL/次静点，6~8h 1次；对心、肾功能不全者可改用呋塞米20~40mg静脉注射，6~8h 1次；可酌情同时应用甘油果糖250~500mL/次静点，1~2/d；还可用七叶皂苷钠和白蛋白辅助治疗。

（5）感染：脑组织患者（尤其存在意识障碍者）急性期容易发生呼吸道、泌尿系感染等，是导致病情加重的重要原因。患者采用适当体位，经常翻身叩背及防止误吸是预防肺炎的重要措施，肺炎的治疗主要包括呼吸支持（如氧疗）和抗生素治疗；尿路感染主要继发于尿失禁和留置导尿，尽可能避免插管和留置导尿，间歇导尿和酸化尿液可减少尿路感染，一旦发生应及时根据细菌培养和药敏试验应用敏感抗生素。

（6）上消化道出血：高龄和重症脑卒中患者急性期容易发生应激性溃疡，建议常规应用静脉抗溃疡药（H$_2$受体拮抗药）；对已发生消化道出血者，应进行冰盐水洗胃、局部应用止血药（如口服或鼻饲云南白药、凝血酶等）；出血量多引起休克，必要时需要输注新鲜全血或红细胞成分输血。

（7）发热：由于下丘脑体温调节中枢受损、并发感染或吸收热、脱水引起，可增加患者死亡率及致残率。对中枢性发热患者应以物理降温为主，必要时予以人工亚冬眠。

（8）深静脉血栓形成：高龄、严重瘫痪和心房纤颤均增加深静脉血栓形成的危险性，也增加了发生肺栓塞的风险。应鼓励患者尽早活动，下肢抬高，避免下肢静脉输液（尤其是瘫痪侧）。对有发生血栓形成风险的患者可预防性药物治疗，首选低分子肝素 4 000U 皮下注射，1～2 次/天。对发生近端深静脉血栓形成、抗凝治疗症状无缓解者应给予溶栓治疗。

（9）水电解质平衡紊乱：脑卒中时由于神经内分泌功能紊乱、进食减少、呕吐及脱水治疗常并发水电解质紊乱，主要包括低钾血症、低钠血症和高钠血症。应对患者常规进行水电解质监测并及时加以纠正，纠正低钠血症和高钠血症均不宜过快，防止脑桥中央髓鞘溶解和加重脑水肿。

（10）心脏损伤：脑卒中合并的心脏损伤是脑心综合征的表现之一，主要包括急性心肌缺血、心肌梗死、心律失常及心力衰竭。脑卒中急性期应密切观察心脏情况并及时治疗。慎用增加心脏负担的药物，注意输液速度及输液量，对高龄患者或原有心脏病者甘露醇用量减半或改用其他脱水药，积极处理心肌缺血、心肌梗死、心律失常或心功能衰竭等心脏损伤。

（11）癫痫：如有癫痫发作或癫痫持续状态时可给予相应处理。脑卒中 2 周后如发生癫痫，应长期抗癫痫治疗。

2. 特殊治疗　包括早期溶栓治疗、抗血小板治疗、抗凝治疗、血管内治疗、细胞保护治疗和外科治疗等。

（1）早期溶栓：脑血栓形成发生后，尽快恢复脑缺血区的血液供应是急性期的主要治疗原则。早期溶栓是指发病后 6h 内采用溶栓治疗使血管再通，可减轻脑水肿，缩小梗死灶，恢复梗死区血液灌流，减轻神经元损伤，挽救缺血半暗带。

1）重组组织型纤溶酶原激活剂（rt-PA）：可与血栓中纤维蛋白结合成复合体，后者与纤溶酶原有高度亲和力，使之转变为纤溶酶，以溶解新鲜的纤维蛋白，故 rt-PA 只引起局部溶栓，而不产生全身溶栓状态。其半衰期为 3～5min，剂量为 0.9mg/kg（最大剂量 90mg），先静脉滴注 10%（1min），其余剂量连续静滴，60min 滴完。

2）尿激酶：是目前国内应用最多的溶栓药，可渗入血栓内，同时激活血栓内和循环中的纤溶酶原，故可起到局部溶栓作用，并使全身处于溶栓状态。其半衰期为 10～16min。用 100 万～150 万 U，溶于生理盐水 100～200mL 中，持续静脉滴注 30min。

3）链激酶：它先与纤溶酶原结合成复合体，再将纤溶酶原转变为纤溶酶，半衰期为 10～18min，常用量 10 万～50 万 U。

（2）抗血小板治疗：常用抗血小板聚集剂包括阿司匹林和氯吡格雷。未行溶栓治疗的急性脑梗死患者应在 48h 内服用阿司匹林，但一般不在溶栓后 24h 内应用阿司匹林，以免增加出血风险。一般认为氯吡格雷的疗效优于阿司匹林，可口服 75mg/d。

（3）抗凝治疗：主要包括肝素、低分子肝素和华法林。一般不推荐急性缺血性脑卒中后急性期应用抗凝药来预防脑卒中复发、阻止病情恶化或改善预后。但对于长期卧床，特别是并发高凝状态有形成深静脉血栓和肺栓塞的趋势者，可以用低分子肝素预防治疗。对于心房纤颤者可以应用华法林治疗。

（4）脑保护治疗：包括自由基清除药、阿片受体阻滞药、电压门控性钙通道阻断药、兴奋性氨基酸受体阻断药和镁离子等，可通过降低脑代谢、干预缺血引发细胞毒性机制减轻缺血性脑损伤。

（5）血管内治疗：包括经皮腔内血管成形术和血管内支架置入术等。对于颈动脉狭窄 >70%，而神经功能缺损与之相关者，可根据患者情况考虑行相应的血管内介入治疗。

（6）外科治疗：对于有或无症状、单侧重度颈动脉狭窄 >70%，或经药物治疗无效者可以考虑进行颈动脉内膜切除术，但不推荐在发病 24h 进行。幕上大面积脑梗死伴严重脑水肿、占位效应和脑疝形成征象者，可行去骨瓣减压术；小脑梗死使脑干受压导致病情恶化时，可行抽吸梗死小脑组织和颅后窝减压术。

（7）其他药物治疗：降纤治疗可选用巴曲酶，使用中注意出血并发症。

（8）中医药治疗：丹参、川芎嗪、葛根素、银杏叶制剂等可降低血小板聚集、抗凝、改善脑血流、降低血液黏度。

（9）康复治疗：应早期进行，并遵循个体化原则，制定短期和长期治疗计划，分阶段、因地制宜地选择治疗方法，对患者进行针对性体能和技能训练，降低致残率，增进神经功能恢复，提高生活质量。

五、护理措施

（一）基础护理

保持床单位清洁、干燥、平整；患者需在床上大小便时为其提供隐蔽、方便的环境，指导患者学会和配合使用便器；协助定时翻身、叩背；每天温水擦浴 1~2 次，大小便失禁者及时擦洗，保持会阴部清洁；鼓励患者摄取充足的水分和均衡的饮食，饮水呛咳或吞咽困难者遵医嘱予鼻饲；保持口腔清洁，鼻饲或生活不能自理者协助口腔护理；养成定时排便的习惯，便秘者可适当运动或按摩下腹部，必要时遵医嘱使用缓泻药；协助患者洗漱、进食、沐浴和穿脱衣服等。

患者卧床时上好床栏，走廊、厕所要装扶手，可便患者坐起、扶行；地面保持平整，防湿、防滑；呼吸器和经常使用的物品置于床头患者伸手可及处；患者穿防滑软底鞋，衣着宽松；步态不稳或步态不稳者有专人陪伴，选用三角手杖等辅助工具。

告知患者不要自行使用热水瓶或用热水袋取暖。

（二）疾病护理

观察意识、瞳孔、生命体征的变化；观察有无头痛、眩晕、恶心、呕吐等症状以及偏瘫、失语等神经系统体征的变化；观察有无癫痫发作，记录发作的部位、形式、持续时间；观察有无呕血或黑粪。

正确摆放患者的良肢位，并协助体位变换以抑制患侧痉挛；加强患侧刺激以减轻患侧忽视：所有护理工作及操作均在患者患侧进行，床头柜置于患侧，与患者交谈时在患者患侧进行，引导患者将头转向患侧；根据病情指导患者进行床上运动训练：如 Bobath 握手、桥式运动、关节被动运动、坐起训练；恢复期可指导患者进行转移动作训练、坐位训练、站立训练、步行训练、平衡共济训练、日常生活活动训练等；患者吞咽困难，不能进食时遵医嘱鼻饲流食，并做好胃管的护理；饮水呛咳的患者选择半流或糊状食物，进食时保持坐位或半坐位，进餐时避免分散患者注意力；如果患者出现呛咳、误吸或呕吐，立即让患者取头侧位，及时清除口鼻分泌物和呕吐物，预防窒息和吸入性肺炎。

失语或构音障碍的患者应鼓励其采取不同方式向医护人员或家属表达自己的需要，可借助卡片、笔、本、图片、表情或手势等进行简单有效的交流；运动性失语者尽量提一些简单的问题让患者回答"是""否"或点头、摇头表示，与患者交流时语速要慢；感觉性失语的患者与其交流时应减少外来干扰，避免患者精神分散；听力障碍的患者可利用实物或图片与其交流；对于有一定文化，无书写障碍的患者可用文字书写法进行交流；护士可以配合语言治疗师指导患者进行语言训练。

加强用药护理：使用溶栓抗凝药物时应严格把握药物剂量，密切观察意识和血压变化，定期进行神经功能评估，监测出凝血时间、凝血酶原时间，观察有无皮肤及消化道出血倾向，有无头痛、急性血压升高、恶心、呕吐和颅内出血的症状；有无栓子脱落引起的小栓塞，如肠系膜上动脉栓塞可引起腹痛，下肢静脉栓塞可出现皮肤肿胀、发红及肢体疼痛、功能障碍等；使用钙通道阻滞药如尼莫地平时，因能产生明显的扩血管作用，可导致患者头部胀痛、颜面部发红、血压降低等，应监测血压变化，控制输液滴速，一般小于每分钟 30 滴，告知患者和家属不要随意自行调节输液速度；使用低分子右旋糖酐时应密切观察有无发热、皮疹甚至过敏性休克的发生。

大脑左前半球受损可以导致抑郁，加之由于沟通障碍，肢体功能恢复的过程长，日常生活依赖他人照顾，如果缺少家庭和社会支持，患者可能产生焦虑或抑郁，而焦虑和抑郁情绪阻碍了患者的有效康复，从而严重影响患者的生活质量。因此应重视对精神情绪变化的监控，提高对抑郁、焦虑状态的认识，及时发现患者的心理问题，进行针对性心理治疗（解释、安慰、鼓励、保证等），以消除患者思想顾虑，稳定情绪，增强战胜疾病的信心。

（三）健康指导

1. 疾病知识和康复指导　指导患者和家属了解本病的基本病因、主要危险因素和危害，告知本病的早期症状和就诊时机，掌握本病的康复治疗知识与自我护理方法，帮助分析和消除不利于疾病康复的因素，落实康复计划；鼓励患者树立信心，克服急于求成心理，循序渐进，坚持锻炼，增强自我照顾的能力；鼓励家属关心体贴患者，给予精神支持和生活照顾，但要避免养成患者的依赖心理。

2. 合理饮食　进食高蛋白、低盐低脂、低热量的清淡饮食，多吃新鲜蔬菜、水果、谷类、鱼类和豆类，戒烟、限酒。

3. 日常生活指导　适当运动，如慢跑、散步等，每天 30min 以上，合理休息和娱乐；日常生活不要依赖他人，尽量做力所能及的家务；患者起床、坐起或低头系鞋带等体位变换时动作宜缓慢，转头不宜过猛过急，洗澡时间不宜过长，平时外出时有人陪伴，防止跌倒；气候变化时注意保暖，防止感冒。

4. 预防复发　遵医嘱正确服用降压、降糖和降脂药物；定期门诊检查，了解血压、血糖、血脂和心功能情况，预防并发症和脑卒中复发。当患者出现头晕、头痛、一侧肢体麻木无力、讲话吐词不清或进食呛咳、发热、外伤时应及时就诊。

（常艳丽）

第四节　帕金森病

帕金森病（Parkinson disease，PD）又称震颤麻痹（paralysis agitans），是一种中老年常见的神经系统变性疾病，以黑质多巴胺能神经元变性缺失和路易小体形成病理特性，以静止性震颤、运动迟缓、肌强直和姿势步态异常为临床特征。本病起病缓慢，逐渐进展。男性稍多于女性。65 岁以上的老年人群患病率为 2%。目前，我国帕金森病患者人数已超过 200 万。高血压脑动脉硬化、脑炎、外伤、中毒、基底核附近肿瘤以及吩噻嗪类药物等所产生的震颤、强直等症状，称为帕金森综合征。

一、病因

本病的病因未明，目前认为 PD 非单因素引起，可能为多因素共同参与所致，可能与下列因素有关。

1. 年龄老化　本病 40 岁以前极少发病，主要发生于 50 岁以上的中老年人，60 岁以上发病明显增多，提示年龄老化与发病有关。实际上，只有当黑质多巴胺能神经元数目减少 50% 以上，纹状体多巴胺递质含量减少 80% 以上，临床才会出现帕金森病的运动障碍症状。正常神经系统老化并不会达到这一水平，故年龄老化只是帕金森病发病的一个促发因素。

2. 环境因素　流行病学调查显示，长期接触环境中与吡啶类衍生物 1 - 甲基 - 4 - 苯基 1，2，3，6 - 四氢吡啶（MPTP）分子结构类似的杀虫剂、除草剂或某些工业化学品等可能是 PD 发病的危险因素。MPTP 本身并无毒性，但在脑内经 B 型单胺氧化酶（MAO - B）的作用转变成有毒性的甲基苯基吡啶离子（MPP +），后者被多巴胺转运载体选择性摄入黑质多巴胺能神经元内，抑制线粒体呼吸链复合物 I 型的活性，抑制细胞的能量代谢，从而导致细胞死亡。故 PD 的发病与工业、农业毒素有关。

3. 遗传因素　本病在一些家族中呈聚集现象，有报道 10% 左右的 PD 患者有家族史，包括常染色体显性遗传或常染色体隐性遗传。目前分子遗传学的研究证明导致 PD 发病的重要致病基因有：PARK1、PARK2、PARK5、PARK7 等。

二、发病机制

1. 神经递质的平衡受到破坏　多巴胺和乙酰胆碱是纹状体内两种重要的神经递质，功能互相拮抗，维持二者之间的平衡对于基底节环路活动起着重要的调节作用。脑内多巴胺递质主要是黑质 - 纹状体通路。帕金森病时由于黑质多巴胺能神经元变性、缺失，纹状体多巴胺含量显著降低（超过 80%），造成乙酰胆碱系统功能相对亢进，导致肌张力增高、运动减少等临床表现。

2. 发病机制　导致黑质多巴胺能神经元变性死亡的确切发病机制目前尚不完全清楚，但已知氧化应激、线粒体功能缺陷、蛋白错误折叠和聚集、胶质细胞增生和炎性反应等在黑质多巴胺能神经元变性死亡中起着重要作用。

三、临床表现

1. 静止性震颤　常为本病的首发症状。多自一侧上肢远端开始，表现为规律性手指屈曲和拇指对掌运动，类似"搓丸样"动作。具有静止时明显、精神紧张时加重，做随意动作时减轻，睡眠时消失等特征。震颤可逐渐扩展至四肢，但上肢通常比下肢明显，下颌、口、唇、舌及头部受累较晚。少数患者无震颤，尤其是发病年龄在 70 岁以上者。

2. 肌强直　本病肌强直系锥体外系性肌张力增高，即伸肌和屈肌的张力同时增高。当腕、肘关节被动运动时，检查者感受到的阻力增高是均匀一致的，称为"铅管样肌强直"。如患者合并有震颤，则在伸屈肢体时可感到在均匀阻力上出现断续的停顿，如同齿轮转动一样，称为"齿轮样肌强直"。另外，有一种具有早期诊断价值的体征称为"路标现象"，即嘱患者将双肘关节立于桌面上，使前臂和桌面呈垂直位置，双臂及腕部肌肉放松，正常人腕关节和前臂成 90°角，而 PD 患者由于腕部肌肉强直而使腕关节呈伸直位置，很像铁路上竖立的路标。

3. 运动迟缓　患者可表现多种动作的减慢、随意运动减少，尤其以开始动作时为明显。如坐下时不能起立，起床、翻身、解系纽扣或鞋带、穿鞋、穿衣、洗脸、刷牙等日常活动均发生困难。有书写时字越写越小的倾向，称为"写字过小征"。面部表情肌少动，表现为面部无表情、不眨眼、双眼凝视，称为"面具脸"。

4. 姿势步态异常　由于颈肌、躯干肌强直而使患者站立时呈特殊屈曲体态，表现头前倾、躯干俯屈、肘关节屈曲、腕关节伸直、前臂内收、髋、膝关节略弯曲等。步态异常最为突出，表现为走路拖步，迈步时身体前倾，行走时步距缩短，上肢协同摆动的联合动作较少或消失。"慌张步态"是帕金森患者特有的体征，表现为行走时起步困难，一迈步时即以极小的步伐前冲，越走越快，不能立刻停下脚步。

5. 其他症状　①口、咽和腭肌运动障碍表现为：讲话缓慢、语调低、吐字不清、流涎和吞咽困难等；②自主神经紊乱表现为：顽固性便秘、夜间大量出汗、直立性低血压；③精神症状表现为：抑郁症、幻觉、思维迟钝等；④疾病晚期可出现智力衰退现象。

四、实验室检查

1. 生化检测　采用高效液相色谱（HPLC）可检测到脑脊液和尿中高香草酸（HVA）含量降低。

2. 基因诊断　采用 DNA 印记技术、PCR、DNA 序列分析等可能发现基因突变。

3. 功能显像诊断　采用 PET 或 SPECT 进行特定的放射性核素检测，可显示脑内多巴胺转运体（DAT）功能显著降低，多巴胺递质合成减少以及 D2 型多巴胺受体活性早期超敏、晚期低敏等，对早期诊断、鉴别诊断及监测病情有一定价值。

五、治疗要点

（一）药物治疗

目前，药物治疗是 PD 最主要的治疗方法。通过维持纹状体内的乙酰胆碱和多巴胺两种神经递质的平衡，使临床症状得以改善。患者需长期或终身服药，遵循从小剂量开始，缓慢递增的原则，尽量以较小的剂量取得较满意的疗效。

1. 抗胆碱药　对震颤和肌强直有效，对运动迟缓疗效较差。适用震颤突出且年龄较轻的患者。常用药物有：苯海索（安坦）、甲磺酸苯扎托品等。合并有青光眼和前列腺肥大者禁用。

2. 金刚烷胺　能促进神经末梢释放多巴胺，并阻止其再吸收。能改善震颤、肌强直、运动迟缓等症状，适用于轻症患者，可单独使用，但维持时间短，常与左旋多巴等药合用。癫痫患者慎用。

3. 多巴胺替代治疗 可补充黑质纹状体内多巴胺的不足，是 PD 最重要的治疗方法。由于多巴胺不能透过血－脑屏障，常用左旋多巴替代治疗，可增强疗效和减少外周反应，主要复方左旋多巴制剂药物有：美多巴（由左旋多巴 200mg 和苄丝肼 50mg 组成）及息宁（由左旋多巴 200mg 和卡比多巴 20mg 组成）。

4. 多巴胺受体激动剂 通过直接刺激突触后膜多巴胺受体而发挥作用，已逐渐成为治疗 PD 的另一大类重要药物。主要药物有：溴隐亭、吡贝地尔（泰舒达）、普拉克索等。

5. 单胺氧化酶 B（MAO－B）抑制药 可阻止多巴胺降解，增加脑内多巴胺含量。主要药物有：司来吉米。精神病患者慎用，不宜与氟西汀合用。

6. 儿茶酚－氧位－甲基转移酶抑制药（COMTI） 通过抑制左旋多巴在外周代谢，维持左旋多巴血浆浓度的稳定，加速通过血－脑屏障，增加脑内纹状体多巴胺的含量。该药单独使用无效，需与美多巴或息宁等合用方可增强疗效，减少症状波动反应。主要药物有：托卡朋（答是美）和恩托卡朋（柯丹）。

（二）外科治疗

适用于药物治疗无效或不良反应严重患者。手术治疗可改善症状，但术后仍需继续服药，故不能作为首选治疗方法。目前开展的手术有：苍白球毁损术、丘脑毁损术、脑深部电刺激术等。

（三）细胞移植治疗及基因治疗

目前尚处在动物实验阶段，是在探索中具有广阔前景的治疗方法。

（四）康复治疗

对改善 PD 症状有一定作用，通过进行语言、进食、肢体运动等训练和指导，改善患者生活质量，减少并发症发生。

六、护理措施

（一）基础护理

1. 皮肤护理 ①预防压疮：注意保持床铺清洁、平整、干燥，协助翻身，避免长时间坐位；②促进舒适：出汗多患者，穿柔软、宽松的棉布衣裤，协助勤换衣服、被褥，勤洗澡。

2. 提供生活方便 ①注意床的高度适中，方便患者上下床，两边有床栏保护；②呼叫器、茶杯、纸巾、便器、手杖等放于患者伸手可触及处，方便取用；③室内或走道配备扶手等辅助设施。

3. 饮食护理 给予高热量、高维生素、高纤维素、低盐、低脂、适量优质蛋白质的易消化饮食。

4. 心理护理 PD 患者常常有自卑、焦虑、忧郁、恐惧甚至绝望心理。①应细心观察患者的心理反应，鼓励患者表达并注意倾听其心理感受；②与患者讨论身体健康状况改变所造成的影响，及时给予正确的信息和引导；③鼓励患者尽量维持过去的兴趣和爱好，帮助培养和寻找新的简单易做的嗜好；④鼓励患者多与人交往并指导家属关心体贴患者，以创造良好的亲情和人际关系氛围。

（二）疾病护理

1. 对症护理 如下所述。

（1）运动护理：目的在于防止和推迟关节僵直和肢体挛缩，克服运动障碍的不良影响。①尽量参与各种形式的活动，如散步、太极拳等，注意保持身体和各关节的活动强度和最大活动范围。②有目的、有计划地锻炼，鼓励患者自主活动及做力所能及的事情，尽可能减少对他人的依赖，如患者起坐有困难，应每天做完一般运动后反复练习起坐动作。③注意头颈部直立姿势，预防畸形。④有起步困难和步行时突然僵住不动者，指导其思想放松，目视前方，双臂自然摆动，脚抬高，足跟先着地，家属不要强行拖曳；感到脚沾地时，可先向后退一步，再往前走，比直接向前容易。⑤过度震颤者，可坐在有扶手的椅子上，手抓住椅臂，控制震颤。⑥有显著运动障碍而卧床不起者，应帮助患者采取舒适体位，被动活动，按摩四肢肌肉，注意动作轻柔，避免造成疼痛和骨折。

（2）安全护理：①防烫伤和烧伤，如对上肢震颤未能控制、日常生活动作笨拙的患者，应避免患者自行使用液化气和自行从开水瓶倒水,让患者使用带有大把手且不易打碎的不锈钢饭碗、水杯和汤勺等;②防自伤、自杀、走失、伤人等意外发生,如患者有幻觉、错觉、忧郁、欣快等精神症状或意识模糊、智能障碍,应专人陪护;严格交接班制度,禁止患者自行使用锐利器械和危险品;按时服药,送服到口等。

2. 并发症护理 PD 常需要长期或终身服药,做好用药指导及护理可有效预防并发症发生。

(1)根据患者的年龄、症状类型、严重程度、就业情况、药物价格和经济承受能力等选择药物。

(2)注意药物疗效观察:服药过程中要仔细观察震颤、肌强直和其他运动功能、语言功能的改善程度、观察患者起坐的速度、步行的姿势、讲话的音调与流利程度、写字、梳头、扣纽扣、系鞋带以及进食动作,以确定药物疗效。

(3)药物不良反应的观察及处理

1)胃肠道反应:如服用复方多巴制剂、多巴胺受体激动药等常可出现食欲减退、恶心、呕吐、腹痛、便秘等不适。在吃药前吃一点面包、饼干等面食或者服用多潘立酮对抗,可有效缓解胃肠道反应。

2)体位性低血压:抗 PD 药物几乎都能导致体位性低血压。注意起床或由坐位起立时动作缓慢,遵医嘱减少服药剂量或改用影响血压较小的药物。

3)精神、神经系统症状:多数抗 PD 药物可出现兴奋、失眠、幻觉、错觉、妄想等不良反应,应注意观察,做好安全护理并遵医嘱对症处理、调整药物剂量或种类。

4)开-关现象:是长期服用复方左旋多巴制剂后出现的不良反应。指患者突然出现症状加重,全身僵硬,寸步难行,但未进行任何治疗,症状数分钟后又突然消失的现象。此现象可在患者日常生活的任何时间和状态下发生,与服药时间和剂量无关。可能是由多巴胺受体的功能失调引起。在每天保持总药量不变的前提下,通过减少每次剂量、增加服药次数或适当加用多巴胺受体激动剂,减少左旋多巴用量,可以减少该现象发生。

5)剂末现象:又称疗效减退。指每次服药后作用时间逐渐缩短,表现为症状有规律性的波动,即刚服药后不久症状最轻,几小时后症状逐渐加重,直到下一顿药服下后症状才又减轻。与有效血药浓度有关,可以预知,增加每天总剂量并增加服用次数可以预防。

6)异动症:是长期左旋多巴治疗中常见的不良反应。表现舞蹈症或手足徐动样不自主运动,如肢体的舞动、躯干的摇摆、下颌的运动、做各种姿势和痉挛样活动等。一般在服药后 1~2h 或清晨服药前出现。减少左旋多巴单次剂量或睡前服用多巴胺受体激动剂可缓解症状。

(三)健康指导

1. 预防便秘 应指导患者多食含纤维素多、新鲜的蔬菜、水果,多喝水,指导腹部按摩,促进肠蠕动,每日养成定时排便的习惯以促进排便。如有顽固性便秘,可遵医嘱使用果导、番泻叶等缓泻剂或给予开塞露塞肛、灌肠、人工排便等。

2. 服药指导 ①左旋多巴:一般每天三餐前 1h 的空腹状态下服用,可以保证药物充分的吸收,并发挥最大效果。每天服药的时间应该相对固定,要尽量避免忽早忽晚,甚至漏服、多服的不规则用药方式。美多巴和息宁两种药物不能同时服用,以避免左旋多巴过量。避免在每次吃药前,进食高蛋白食物,如牛奶、豆浆、鱼类、肉类,更不能用牛奶、豆浆替代开水服药(蛋白质在肠道内分解成氨基酸,妨碍左旋多巴的吸收,影响疗效)。可以在服药起药物疗效后,适当补充蛋白质食物。②金刚烷胺:不能与酒同时服用;对于失眠者,建议早、中各服 1 片,尽量避免晚上睡前服用,以免影响睡眠。③单胺氧化酶 B 型(MAO-B)抑制药:早、中餐后服用可避免恶心和失眠。④儿茶酚氧位-甲基转移酶抑制药:部分患者尿液可变成深黄色或橙色,与药物的代谢产物本身颜色有关,对健康无害。⑤抗胆碱药:槟榔是拟胆碱能食物,可降低该药疗效,应避免食用。

3. 照顾者指导 ①应关心体贴患者,协助进食、服药和日常生活的照顾;②督促患者遵医嘱正确服药,防止错服和漏服,细心观察,积极预防并发症和及时识别病情变化,及时就诊;③患者外出有专人陪伴,如患者有精神、智能障碍,可在患者衣服口袋放置写有患者姓名、住址、联系电话的"安全卡片",或佩带手腕识别牌、以防走失。

(常艳丽)

第五节　多发性神经病

多发性神经病（polyneuropathy）又称末梢神经病，以往也称为周围神经炎、末梢神经炎。是不同病因引起的，表现为四肢远端对称性的或非对称性的运动、感觉以及自主神经功能障碍性疾病。

一、病因与发病机制

1. 感染　如下所述。

（1）周围神经的直接感染：如麻风、带状疱疹。

（2）伴发或继发于各种急性和慢性感染：如流行性感冒、麻疹、水痘、腮腺炎、猩红热、传染性单核细胞增多症、钩端螺旋体、疟疾、布氏杆菌病、AIDS病等。

（3）细菌分泌的毒素对周围神经有特殊的亲和力：如白喉、破伤风、菌痢等。

2. 代谢及内分泌障碍　糖尿病、尿毒症、血卟啉病、淀粉样变性、痛风、甲状腺功能减退、肢端肥大症，各种原因引起的恶病质。

3. 营养障碍　B族维生素缺乏，慢性酒精中毒、妊娠、胃肠道的慢性疾病及手术后。

4. 化学因素　药物、化学品、重金属。

5. 感染后或变态反应　吉兰-巴雷综合征、血清注射或疫苗接种后、注射神经节苷脂等。

6. 结缔组织疾病　如红斑狼疮、结节性多动脉炎、硬皮病、巨细胞性动脉炎、类风湿关节炎、结节病、干燥综合征等。

7. 遗传　遗传性共济失调性周围神经病、进行性肥大性多发性神经病、遗传性感觉性神经根神经病等。

8. 其他　原因不明、癌瘤性、动脉粥样硬化性、慢性、进行性、复发性或多发性神经病。

多发性神经病的病理改变主要是周围神经的节段性脱髓鞘和轴突变性或两者兼有，少数病例可伴有神经肌肉连接点的改变。

二、临床表现

1. 感觉障碍　受累肢体远端感觉异常，如针刺、蚁走、烧灼感、触痛等。与此同时或稍后出现肢体远端对称性深浅感觉减退或缺失，呈或长或短的手套袜子样分布。

2. 运动障碍　肢体远端对称性无力，轻重不等，可有轻瘫甚至全瘫。肌张力低下，腱反射减弱或消失。肌肉萎缩，在上肢以骨间肌、蚓状肌、鱼际肌；下肢以胫前肌、腓骨肌明显。可出现垂腕与垂足。后期可出现肌肉萎缩、肢体挛缩及畸形。

3. 自主神经障碍　肢体末端皮肤对称性菲薄、光亮或脱屑、变冷、苍白或青紫、汗多或无汗、指（趾）甲粗糙、松脆，甚至溃烂。

上述症状通常同时出现，呈四肢远端对称性分布，由远端向近段扩展。

三、实验室检查

1. 实验室检查　除个别患者可有脑脊液蛋白含量轻度增高外，一般均正常。

2. 肌电图　可见神经源性改变，不同神经传导速度检查可见不同程度的传导阻滞。

3. 神经组织活检　可有不同程度的髓鞘脱失或轴突变性。

四、治疗要点

1. 病因治疗　根据不同病因采取不同的方法。如铅中毒应立即脱离中毒环境、阻止毒物继续进入体内，及时应用特殊解毒剂治疗。异烟肼中毒除立即停药，加大输液量、利尿、通便外，大剂量维生素B_6的应用，具有重要的治疗意义。乙醇中毒者，禁酒是治疗的关键，并应用大剂量维生素B_1肌内注射。糖尿病性者应调整控制糖尿病的药物用量、严格控制病情发展。结缔组织疾病及变态反应性可应用皮质类固醇治疗。因营养缺乏及代谢障碍或感染所致者，应积极治疗原发疾病。

2. 一般治疗　急性期应卧床休息。各种原因引起的多发性神经炎，均应早期足量地应用维生素 B_1、维生素 B_2、维生素 B_6、维生素 B_{12} 及维生素 C 等。尚可根据情况选用 ATP、辅酶 A、地巴唑、肌苷等药物。疼痛剧烈者可选用止痛药、卡马西平、苯妥英钠或阿米替林。

五、护理措施

（一）基础护理

1. 生活护理　如下所述。

（1）评估患者的生活自理能力，满足患者的生活所需，给予进食、穿衣、洗漱、大小便及个人卫生等生活上照顾。

（2）做好口腔护理，以增进患者舒适感。

（3）做好皮肤护理，勤换衣服、被褥，勤洗澡，保持皮肤清洁，指导涂抹防裂油膏，预防压疮发生。

2. 饮食护理　如下所述。

（1）戒烟、戒酒。

（2）给予高热量、高维生素、清淡易消化饮食，多吃新鲜水果、蔬菜，补充 B 族维生素。

3. 环境护理　如下所述。

（1）床铺要有保护性床栏，防止患者坠床。

（2）走廊厕所要装有扶手，以方便患者起坐、扶行。

（3）地面要保持平整干燥，去除门槛，防潮湿。

4. 心理护理　如下所述。

（1）给患者提供有关疾病、治疗及预后的可靠信息。

（2）关心、尊重患者，多与患者交谈，鼓励患者表达自己的感受，指导患者克服焦虑、悲观情绪，适应患者角色。

（3）鼓励患者正确对待康复过程中遇到的困难，增强患者自我照顾能力与自信心。

（二）疾病护理

（1）指导患者进行肢体的主动和被动运动，并辅以针灸、理疗、按摩，防止肌肉萎缩和关节挛缩，促进知觉恢复。

（2）鼓励患者在能够承受的活动范围内坚持日常生活活动锻炼，并为其提供宽敞的活动环境和必要的辅助设施。

（3）避免高温或过冷刺激：谨慎使用热水袋或冰袋，防止烫伤或冻伤。

（三）健康指导

1. 疾病知识指导　告知患者及家属疾病相关知识与自我护理方法，帮助患者分析寻找病因和不利于恢复的因素，指导患者保持平衡心态，积极治疗原发疾病。

2. 合理饮食　多吃富含 B 族维生素的食物，如绿叶蔬菜、新鲜水果、大豆、谷类、蛋、瘦肉、肝等，戒烟酒，保证营养均衡。

3. 自我护理指导　生活有规律，经常适当运动和肢体功能锻炼，注意防止跌倒、坠床和烫伤。每晚睡前用温水泡脚，以促进血液循环和感觉恢复，增进睡眠。糖尿病周围神经病者应特别注意保护足部，预防糖尿病足。

4. 就诊指导　定期门诊复查，当感觉和运动障碍症状加重或出现外伤、感染、尿潴留或尿失禁时立即就诊。

（孙洪巧）

参考文献

[1] 申文江，朱广迎．临床医疗护理常规．北京：中国医药科技出版社，2013．
[2] 屈红，秦爱玲，杜明娟．专科护理常规．北京：科学出版社，2016．
[3] 潘瑞红．专科护理技术操作规范．武汉：华中科技大学出版社，2016．
[4] 唐英姿，左右清．外科护理．上海：上海第二军医大学出版社，2016．
[5] 沈翠珍．内科护理．北京：中国中医药出版社，2016．
[6] 孟共林，李兵，金立军．内科护理学．北京：北京大学医学出版社，2016．
[7] 陆一春，刘海燕．内科护理学．北京：科学出版社，2016．
[8] 王骏，万晓燕，许燕玲．内科护理学．大连：大连理工大学出版社，2016．
[9] 游桂英，方进博．心血管内科护理手册．北京：科学出版社，2015．
[10] 赵爱萍，吴冬洁，张凤芹．心内科临床护理．北京：军事医学科学出版社，2015．
[11] 李娟．临床内科护理学．西安：西安交通大学出版社，2014．
[12] 翁素贞，叶志霞，皮红英．外科护理．上海：复旦大学出版社，2016．
[13] 刘梦清，余尚昆．外科护理学．北京：科学出版社，2016．
[14] 徐燕，周兰姝．现代护理学．北京：人民军医出版社，2015．
[15] 姜安丽．新编护理学基础．第2版．北京：人民卫生出版社，2013．
[16] 李小寒．基础护理学．第5版．北京：人民卫生出版社，2012．
[17] 尤黎明，吴瑛．内科护理学．北京：人民卫生出版社，2006．
[18] 黄人健，李秀华．现代护理学高级教程．北京：人民军医出版社，2014．
[19] 王爱平．现代临床护理学．北京：人民卫生出版社，2015．
[20] 唐少兰，杨建芬．外科护理．北京：科学出版社，2015．
[21] 黄素梅，张燕京．外科护理学．北京：中国医药科技出版社，2013．
[22] 李淑迦，应岚．临床护理常规．北京：中国医药科技出版社，2013．
[23] 李建民，孙玉倩．外科护理学．北京：清华大学出版社，2014．
[24] 尹安春，史铁英．内科疾病临床护理路径．北京：人民卫生出版社，2014．
[25] 史淑杰．神经系统疾病护理指南．北京：人民卫生出版社，2013．
[26] 于为民．肾内科疾病诊疗路径．北京：军事医学科学出版社，2014．
[27] 蔡金辉．肾内科临床护理思维与实践．北京：人民卫生出版社，2013．．
[28] 张静芬，周琦．儿科护理学．北京：科学出版社，2016．
[29] 武君颖，王玉玲．儿科护理．北京：科学出版社，2016．
[30] 陈玉瑛．儿科护理学．北京：科学出版社，2015．
[31] 胡莹．儿科护理学实训指导．杭州：浙江大学出版社，2012．
[32] 张敏．儿科护理技术实训．北京：人民军医出版社，2012．
[33] 范玲．儿童护理学实践与学习指导．北京：人民卫生出版社，2012．
[34] 崔焱．儿科护理学（第2版）．北京：人民卫生出版社，2012．
[35] 马宁生．儿科护理学（第2版）．上海：同济大学出版社，2012．
[36] 陶红．儿科护理查房．上海：上海科学技术出版社，2011．